염증과 면역 이야기

생활습관의학 서적 시리즈

염증과 면역 이야기

발행일	2017년 11월 10일

지은이	송 현 곤		
펴낸이	손 형 국		
펴낸곳	(주)북랩		
편집인	선일영	편집	이종무, 권혁신, 최예은
디자인	이현수, 김민하, 한수희, 김윤주	제작	박기성, 황동현, 구성우
마케팅	김회란, 박진관, 김한결		
출판등록	2004. 12. 1(제2012-000051호)		
주소	서울시 금천구 가산디지털 1로 168, 우림라이온스밸리 B동 B113, 114호		
홈페이지	www.book.co.kr		
전화번호	(02)2026-5777	팩스	(02)2026-5747

ISBN	979-11-5987-841-1 03510 (종이책)	979-11-5987-842-8 05510 (전자책)	

이 도서의 국립중앙도서관 출판예정도서목록(CIP)은 서지정보유통지원시스템 홈페이지(http://seoji.
nl.go.kr)와 국가자료공동목록시스템(http://www.nl.go.kr/kolisnet)에서 이용하실 수 있습니다.
(CIP제어번호: CIP2017029021)

(주)북랩 성공출판의 파트너

북랩 홈페이지와 패밀리 사이트에서 다양한 출판 솔루션을 만나 보세요!

홈페이지 book.co.kr • **블로그** blog.naver.com/essaybook • **원고모집** book@book.co.kr

생 활 습 관 의 학 서 적 시 리 즈

염증과
면역 이야기

송현곤 **지음**

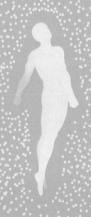

11년 전, 운명적으로 자연적 치유법에 첫발을 디뎠던
치과의사 송현곤, 그가 의학의 기초를 다시 쓴다.

백혈구의 일종인 과립구가 병의 원인이다!
증가된 과립구를 조절하는 생활법으로
만성병의 치료가 가능하다.

북랩 **book** Lab

염증과 면역에 대한 놀랍고도 진보된 설명

건강장수는 모든 인간의 꿈이다. 인생의 축복을 누리려면 우리는 각종 질병으로부터 해방되어야 한다.

먹고 사는 문제가 어느 정도 해결된 오늘날 우리 현대인들이 건강하게, 그리고 오래 산다는 것은 모두의 염원이지만 죽을 때까지 만족할 만한 건강한 상태를 유지한다는 것은 생각만큼 쉽지 않다.

건강에 대해 우리 몸은 세 가지 상태-건강과 질병, 그리고 그 사이의 불건강하지만 치료받을 정도는 아닌 어정쩡한 상태-미병, 즉 반건강의 상태가 존재한다. 실제로 현대인들은 완벽한 건강상태인 경우는 극히 드물고 대부분 질병상태나 미병 상태가 대부분이다. 특히 나이가 먹어 갈수록 노화와 면역력 저하로 인해 질병과 미병의 비율이 점점 더 증가하게 된다는 것이 문제이다.

더욱이 우리 사회는 이미 고령화 사회에 접어들었으며 시간이 갈수록 점점 노인 인구가 많아져 2030년에는 초고령 사회에 이르게 된다고 한다. 이러한 초고령 사회에서는 만성병, 즉 암, 고혈압, 당뇨, 치주염, 관절염, 심장질환, 염증성 장중후군 등의 증가가 필연적인데 이러한 만성병은 잘못된 생활습관에서 기인한 생활습관질환으로 예방적 관리가 무엇보다 중요하다.

실제로 의사가 진료하는 질병 중 70%에 이르는 질병이 현재의 생활습관과 관련된 요인들을 가지고 있는 것으로 알려져 있다. 그래서 21세기를 사는 우리로서는 질병과 건강에 대한 새로운 접근방식이 필요한 것이다.

염증은 인체의 방어기전 중에서 가장 중요한 역할을 한다. 우리 몸에서 염증이 생기는 원인은 인체에 가해진 손상의 요인을 제거하고 조직의 재생을 준비하는 데 있다. 아이러니컬하게도 우리가 부정적으로만 생각하는 염증이란 게 우리 몸의 정상적인 치유과정의 일부로 염증반응이 일어나지 않는다면 우리는 결코 살아갈 수 없는 것이다.

다행히도 내 몸 안에는 타고난 '자연치유력'이 있다. 우리 모두는 병을 낫게 하는 힘을 태어날 때부터 아예 가지고 나온다. 히포크라테스는 말했다. "사람의 몸에는 자신을 치유하는 자연의 힘이 갖추어져 있어 웬만한 병은 저절로 낫게 되어 있다." 여기서 자연의 힘이란 바로 면역력이다. 진정한 의사는 내 몸 안에 있다는 말도 있다. 자연치유력은 자신이 치유될 수 있는 힘이다. 그러므로 자신의 건강에 관심을 갖고 스스로 배우고 관리해야 한다는 인식의 변화가 필요하다. 이제 내 안에서 건강이 회복될 수 있도록 긍정적으로 자기의 생각을 바꾸고 잘못된 생활습관을 개선하도록 하자.

이런 시대적 요구 속에서 송현곤 원장의 〈염증과 면역 이야기〉는 우리들에게 많은 것을 시사해준다. 실제로 질병으로부터 자유로워지려면 질병과 건강에 대한 우리의 가치관이 바뀌어야 한다. 평생을 건강에 대해 연구하고 의사생활을 해온 건강관리 전문가의 입장에서 송현곤 원장의 저서는 현대인에게 질병과 건강에 대한 새로운 패러다임을 제시하고 있다고 믿어 의심치 않는다.

의학박사 / 전 서울대 건강증진센터 교수

박기눈

CONTENTS

1장 서론

2장 염증의 공통된 특징

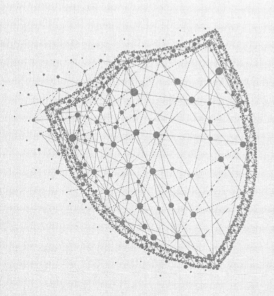

3장 면역에 대한 지식

나는 2017년 현재 44살이다. 어릴 때부터 몸이 유독 약했다. 피부염을 중심으로 각종 염증에 시달리며 근근이 살았었다. 생업에 대한 방편과 몸에 대한 궁금증에 의학계열인 치대를 진학하여 치과의사가 되었다. 그 후 의료업을 하며 살았지만, 건강관리에 대한 뾰족한 대책을 수립할 수는 없었고 건강해질 수 없었다.

결혼을 하여 아이를 둘 낳았지만, 아이들도 나를 닮아 몸이 약할까 걱정이었다. 중병은 아니더라도 몸이 약하다는 것은 한 개인의 생존 문제이다. 자식들까지 영향을 미친다. 첫째 아이도 감기약을 잘 소화하질 못했다. 토하거나 배가 아파하며 더욱 힘들어했다. 감기는 잘 낫지 않았고, 폐렴으로 발전하였다. 오랜 기간이 지나 병원의 도움으로 겨우 치료되었지만, 아이도 나처럼 마르고 약하게 되어 힘든 인생이 살 것이라는 생각이 들었다. 다시 고열 증상이 발생하였다. 특단의 대책이 필요했다.

'의사와 약이 없던 옛날에도 독감은 있었고 인간은 살아남았다. 약을 먹지 않고도 나을 수 있는 길이 있을 것이다.', '많은 열을 계속 내자면 많은 에너지가 필요할 것이다. 약으로 해소하지 않더라도 이 열은 언젠가는 끝날 가능성이 높다. 열이 떨어지도록 도우며 끝까지 한 번 기다려보자.' 그렇게 학교에서 배운 의학 지식과 과학을 총동원한 첫 모험을 감행

했던 게 벌써 11년 전이다. 지금 아이들은 건강하게 자라 아빠보다 큰 키와 건장한 몸무게로 고등학생과 중학생이 되어 있다.

약한 몸의 나는 7년 전, 마흔의 나이에 가까워질 무렵 건강의 큰 위기를 맞게 되었다. 치료가 불가능한 병에 걸리게 된 것이다. 피부의 흉측한 염증인 한선염이 생겨 몇 달이 지나도 낫지 않았다. 죽을 정도로 위험한 병은 아니었으나 일을 그만두어야 할 정도로 괴로운 염증이었다. 이 과정은 이전에 출간한 책[1]의 서두에 소개한 적이 있다. 사상체질과 음식조절의 도움으로 호전되었지만, 그 염증은 몇 년 후 다시 문제가 되었고 다른 수단들이 또 필요하게 되었다. 그리하여 지금은 건강의 확고한 기반 위에 올라서게 되었다. 나는 과학적 의학을 배운 양의사임에도 불구하고 이런 과정들을 겪으며 운명적으로 자연적 치유법에 발을 디디게 되었다.

그런데 필자의 접근법은 대체의학 중 유명한 것들을 방향성 없이 따르는 것이 아니었다. 나와 가족의 건강 문제를 해결하기 위해 의학과 과학 지식을 궁리한 끝에 방법을 찾았고 적용하여 효과를 보았다. 또 다른 문제가 나타나면 다시 궁리를 하였다. 과학적 원리에 따라 문제가 나타날 때마다 창의적으로 해결하였고, 그 결과로 지식들을 차곡차곡 쌓게 되었다. 그런 과정을 통해 필자의 난치병의 원리를 설명하고, 사상체질과 음식조절의 의미를 과학적으로 해석한 것이 첫 번째 책이었다. 그렇게 연구하며 걸어온 삶이 어느덧 5년이 넘었다.

아이들의 급성 염증에 이어 만성 염증까지 직접 겪으며 과학적으로 사

---

1 송현곤, 생로병사 신비의 메커니즘, 청어람M&B, 2014.

고한 끝에, 복잡하기만 하던 전체 염증의 체계를 잡을 수 있었다. 또 한의학에서 힌트를 얻고 혈구세포에 대한 논문을 뒤져 연구한 끝에 병의 원인을 밝힐 수 있었다. 그 결과를 바탕으로 생활과 음식의 바른 방법을 찾았고 만성병들을 치료할 수 있는 길을 열게 되었다. 믿기 힘들겠지만 암도 더 이상 문제가 아니다. 의학에 대한 다른 접근 방법이 그동안 해결 불가능하던 많은 병들을 치료할 수 있는 새로운 방법을 알려준 것이다.

필자가 지금 하고 있는 일은 찾아낸 과학적 원리와 방법들을 이야기로 설명하는 것이다. 이를 통해 독자들은 몸에 있는 병을 스스로 진단하고 치료하고 예방할 수 있을 것이다. 이번 책, 『염증과 면역 이야기』는 병과 치유를 이해하는 데 기본이 되는 사실들로 염증과 면역의 실체를 제대로 다루고 있는 책이다.

지구상의 인구가 폭발적으로 증가하면서 환자 수도 급증하고 있다. 병원의 공급이 늘었어도 증가된 환자를 따라잡기는 역부족이다. 치료 가능한 질병들이 치료되면서 치료가 어려운 난치병 환자들도 증가하고 있다. 간에 발생된 종양으로 5번 이상 수술대에 오른 환자를 본 적이 있다. 병원을 아무리 지어도 수술을 기다리는 환자가 줄지 않는 것은 병의 재발도 잦아 다시 병원을 찾는 탓도 있다. '나이 들면 모은 재산의 대부분을 병원에서 쓰고 죽는다.'고 할 정도로 사회 경제적 비용이 매우 큰 실정이다.

많은 병원들이 환자들을 치료하고는 있지만, 환자가 줄지 않는 것은 몸에 병이 발생하는, 근본적인 원인을 회복시키지 못하고 있기 때문이다. 많은 환자들은 늙어서 그렇다거나 몸이 약하게 태어나서 평생 약하게 살아야 한다고 믿으며 자신의 불행한 삶을 그대로 받아들이고 있다.

현재 지카, 에볼라 바이러스가 전 세계에 큰 위협으로 급부상하고 있는 것처럼, 많은 사람들이 우려하는 것이 바로 전염병의 위험성이다. 혹자는 장차 세계에서 1,000만 명의 사람이 죽는다면 그것은 전쟁이 아니라 전염병 때문일 거라고 말한다. 자연으로부터 격리된 인간은 면역력에 문제가 생기고 새로 유행하는 바이러스성 전염병에 목숨을 잃을 위험이 커졌다.

이런 상황에서 우선적으로 우리에게 필요한 것은 각자의 건강을 지키는 방법이다. 면역을 얻어야 하는데 면역에 대해 아는 지식이 너무나도 부족한 실정이다. 백신을 통해 모든 면역력을 가질 수 있다면 좋을 것이다. 그러나 병의 진화속도에 비해 백신의 개발은 늘 늦을 수밖에 없다. 백신으로 해결하지 못하는 만성병은 또 어떻게 할 것인가. 과연 면역에 대한 진실은 무엇일까.

『염증과 면역 이야기』는 염증에 대한 장대한 스토리를 기본으로 면역에 이르기까지 명쾌하게 설명하고 있다. 그동안 우리가 상상조차 할 수 없었던 진실들이 지금부터 여러분의 눈앞에 펼쳐질 것이다.

2017년 11월

송현곤

inflammation

immunity

1장

서론

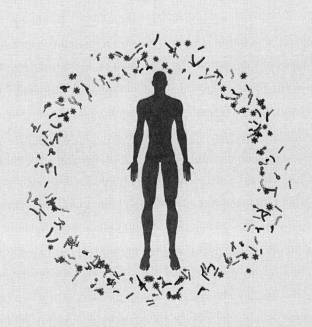

건강을 위한 활동들의
의학적 근거가 필요하다

최근 운동을 하는 사람들이 많아졌다. 아침저녁 혹은 주말을 이용해 걷기와 달리기, 자전거, 에어로빅, 수영 등 각종 스포츠에 열심이다. 뿐만 아니라, 요가, 필라테스, 각종 댄스, 마사지도 운동과 비슷한 신체활동이다. 한의원에서는 침, 뜸과 같은 시술을 하며 양의원에서도 온열요법 같은 물리 치료, 재활 치료, 도수 치료에 이르기까지 많은 치료적 시술이 존재한다. 또 목욕탕, 사우나가 존재하고 다양한 종류의 찜질방이 존재한다. 열탕과 온탕은 따뜻한 물에 몸의 반이나 전체를 담그는 것이고 이와 반대되는 냉탕이 있다. 찜질방과 한증막은 탕보다는 훨씬 높은 온도의 공기를 통해 몸에 열을 가한다. 이것과는 조금 다르지만, 종교적이든 아니든 간에, 명상, 호흡법과 기도 및 수도 생활을 하는 사람들도 있다.

이런 식의 다양한 대체요법들이 건강에 도움이 되고 환자들의 병 치유에 도움이 된다고 믿어지고 있다. 또한, 운동과 같은 신체적 활동과 함께 건강에 좋은 음식들을 먹는 사람들이 많다. 사실 이런 것들에도 의학적 근거가 필요한데 지금까지는 그렇지 못했다. 경험적으로 좋은 효과를 보인 것이 사실이지만 운동과 좋은 음식에도 불구하고 병을 회복하지 못한 사람들도 있다. 자연으로 돌아가 깊은 산속에서 생활하며 병든 몸을 관리하는 사람들도 있지만 매번 모든 사람에게 동일한 결과를 나타내지는 못한다는 한계가 있다. 왜 그럴까. 단순하게, 병이 심하고 독특하기 때문이었다는 것이 지금까지의 생각이었다. 차이에 대한 별다른 이유가 존재할 거라 생각하지 않았고 그냥 유행과 전통, 건강 상식들에 따라 그렇게 할 뿐이었다.

이런 것들에도 언젠가는 통합적으로 이해할 수 있게 체계화되어야 하고 의학적 관련성이 밝혀져야 한다. 최근에 점점 밝혀지고 있는 과립구(granulocyte)[2]라는 염증세포에 대한 사실들이 중요하다. 대부분의 병에서 체내 과립구가 증가하기 때문에, 단순히 이 과립구를 줄이면 병이 나을 수도 있다. 위의 건강을 위한 다양한 활동들은 결국 과립구를 줄이는 방법과 관계가 있었다. 또 만성질환(만성적인 염증성 질환들과 각종 암들을 포괄하는 의미로 염증성 질환에는 자가면역질환까지 포함한다)들은 단계를 거치지 않고 단번에 죽음에까지 이를 수는 없다. 따라서 병의 진행, 즉 악화와 완화의 과정을 이해하게 된다면 완전히 새로운 길이 열릴 수도 있다. 이것은 난치병과 암에 대한 내과적(수술적이지 않은) 접근법이자 예방적 접근법이다.

암조직(일반인은 '조직'을 '덩어리'라고 생각하면 이해가 쉬울 것이다)의 성장도

---

2   290쪽 '사진 1' 참조.

달리 보면 신체 일부에서 살이 찌는 것으로 에너지가 필요하다. 혈구세포인 과립구의 증가도 에너지가 공급되지 못하면 불가능하다. 우리가 먹은 음식을 통한 에너지가 정상조직과 병조직에 모두 공급되는 것이 문제다. 몸에 좋은 것들을 먹고 운동을 열심히 하여도 병조직을 키우는 데 사용되면 아무 의미가 없다. 그런데 몸의 에너지 관계를 이해하고 이를 다룰 수 있는 해법이 존재한다. 그동안 감히 생각되지 못했던 새로운 길이 존재하고 있는 것이다.

본격적으로 염증에 대한 이야기에 들어가기에 앞서, 생명에 대한 기초 지식을 쌓기 위해 생명과학에서 중요한 철학자인 베르그송에 대해 생각해 보고자 한다.

베르그송의
『창조적 진화』

현재의 실험적 의학연구가 각광받기 전인 20세기 초, 베르그송은 그에게 노벨상을 안겨 준 유명한 책, 『창조적 진화』에서 생명에 관해 많은 이야기를 하였다. 세포의 구조를 보며 "다양한 이질적인 부분들이 유기적으로 관계를 맺으며 통일된 전체를 이루고 있는 모습"이라고 하였으며 **"생명의 지속은 자기 안의 이질성을 능동적으로 통합하는 것"**이라고 하였다. 생명체를 다양한 이질적인 부분이 합쳐져 통일성을 가진 모습으로 본 것은 진화에 대한 창의적 해석이며 2장에서 자세히 소개될, **'이질적인 과립구'**의 특성을 이해하게 하는 것이다. 생명을 지속하기 위해서 이질성을 능동적으로 통합한다고 말한 것은 마치 염증과 면역의 상관관계를 암시하는 듯하다. 뒤에 소개될 염증을 통해 면역을 달성하게 되는 과정을 알게 된다면 해로운 작용으로 쉽게 비춰지는 이질적인 염증 현상의 정당성을 이해할 수 있을 것이다. 우리는 염증이 왜 생기느냐고 물을 수 없으며 그것은 필요한 것이어서 그 과정을 통하지 않고서는 생명력의 기초가 되는 면역력을 획득하지 못하는 것이다.

그는 음식에 대해서도 참 중요한 이야기를 하고 있다. "동물들이 음식을 먹으면 그 영양소들을 이용해 하는 두 가지 일은 에너지를 비축하는 일과 사용하는 일이다. 에너지는 음식을 통해 얻은 영양분으로 만드는데 영양분을 사용하는 것은 일종의 폭발에 비유할 수 있다."

먼저 두 가지 일에 대해 생각해 보자. 우리는 영양소의 소화에 대해서 이해하고는 있지만 음식으로 먹는 것이 어떻게 얼마만큼 흘러가는지는 지금까지 매우 모호한 부분이었다. 이것은 먹은 에너지의 주된 사용처와 그 비율에 관한 이야기다. 그가 이야기한, 비축하는 것과 사용하는 것은 가장 큰 비중을 차지하는 두 가지를 말한 것이다. 나는 보통 이렇게 설명한다. 우리가 먹은 것은 주로 살이 찌거나 아니면 과립구의 활력에너지로 사용된다. 비축하는 것은 살이 찌는 것이고 사용하는 것은 활동하는 것이니 이 둘은 각각 동일하다고 할 수 있다.

이 한 문장의 의미를 제대로 이해하기 위해 다시 한 번 천천히 생각해 보자. 성장기가 아닌 성인의 경우를 생각해 보면, 우리 인간은 몸이라는 정해진 형체 안에서 살고 있다. 다양한 세포들이 주기적으로 죽고 새로 만들어지기는 하지만 재활용될 수 있는 영양소도 많으므로 추가되는 에너지는 작은 부분이며 대체로 일정할 것이다. 우리가 죽으면 생명은 떠나고 그 형체가 남듯이 그 몸은 정해져 있는 것이고 일정하다. 따라서 **큰 에너지(영양소)가 들어가는 곳은 첫째, 살이 쪄서 몸 자체가 커지는 것과 둘째, 그 몸에 활기를 불어 넣는 것이 된다.** 이 사실을 알고 나면 우리는 먹은 에너지에 대한 큰 흐름을 이야기할 수 있게 된다.

아무리 먹어도 살이 찌지 않는 사람이 있다. 이런 사람은 하루 세끼로 먹은 에너지의 대부분을 많이 움직이며 활력으로 쓰는 사람이다. 우리는 마른 사람들도 상당량의 식사를 하는 것을 목격하곤 한다. 음식이 뱃속에 들어갔을 때, 소화하지 않고 버리기는 쉽지 않기 때문에 그 많은 에너지를 처리하는 것은 중요한 문제가 된다. 그 에너지는 살이 찌거나 활동으로 대부분 사용되어야 하는데 살이 찌지 않는 사람은 활동으로 다 소모시켜야 하므로 에너지의 처리에 어려움이 생긴다. 그런데 대다수의 사람은 무한정 계속 살이 찌지는 않고 언젠가는 살이 더 이상 찌지 않는 균형 상태에 도달하게 된다. 결론은 대부분의 사람은 영양소 처리에 어려움이 생길 수 있고 살의 에너지 완충작용이 건강에 도움이 되게 되는 것이다. **형체인 몸에 활기를 불어 넣는 것이** 잠시 뒤 2장에서 주로 다루어질 **과립구의 역할이다.** 영양소가 과다할 때 과립구를 더 만들게 되어 활력이 지나치게 증가될 수도 있는 것이다. 과립구의 비정상적 증가는 염증 발생과도 밀접한 관계가 있다. 이런 식으로 음식은 염증 발생에 영향을 미치게 된다.

한 가지 생각하지 않은 것은 저장된 에너지를 빼내 쓰는 경우이다. 먹은 에너지 외에, 저장된 에너지를 활력으로 쓸 수도 있지만 이는 배가 고파지고 힘이 빠지는 상황과 관계있다. 그러므로 저장된 에너지(가용에너지)를 빼내 활력으로 쓰는 것은 오래 갈 수가 없고 그 전에 뭔가를 다시 먹어 보충하게 된다. 고로, 이 경우는 적은 부분으로 볼 수 있다. 우리는 먼저 큰 흐름을 고려할 필요가 있다(저장된 에너지 부분에 대해서는 여기까지만 이해하도록 하자. 기본적인 상황에서 먼저 하나의 진실을 찾을 필요가 있다).

지금까지 우리는 먹은 에너지와 저장된 에너지를 뒤죽박죽으로 생각하였다. 그러나 생체는 살이 찔 때와 살이 빠질 때의 상황이 구분되어 있다. **살이 찔 때**(건강한 사람들에게 살이 찌는 것의 대부분은 요요현상, 즉 도달했던 몸무게를 회복하는 것이다. 회복을 넘어 새로운 살을 개척하는 것은 간의 합성 능력치가 높은 사람에게 나타난다)**는 충분히 먹어 에너지가 남을 때이고 빠질 때는 조금 먹고 활동할 때이다.** 사실 물 이외에 전혀 안 먹으면 살이 많이 빠지기 전에 쓰러지게 된다. 쓰러지면 움직일 수 없다. 그러나 적게나마 먹으면 다시 움직일 수 있고 먹은 양에 비해 에너지 소모가 더 많으면 살이 빠지게 된다. 또 관찰에 의하면 에너지를 활력으로 쓸 때(교감신경 작동)는 살로 저장하지 않고 살이 찌며 저장하는 상황은 반드시 쉬며 느긋하거나 잠들었을 때(부교감신경 작동)라는 점이다. 원리까지 관심 있는 독자에게는 중요한 내용이니 기억하도록 하자.

베르그송은 아직 많은 이들에게 생소한 이름이다. 필자가 베르그송을 알게 된 것도 오래되지는 않았으며, 연구가 어느 정도 진행된 후였다. 이미 과립구의 특성과 생명체의 특성에 대한 아웃라인을 잡은 이후였던 것이다. 그의 단순한 글 한 줄에, 제대로 알고 보면 이렇게 깊은 뜻이 담겨 있는 것이다. 그래서 후에 그 글을 본 필자는 경이로울 수밖에 없었다.

영양분을 폭발물에 비유한 것은 더욱 놀랍다. 모든 영양소의 기본은 포도당(glucose)이다. 이 포도당을 이용해 몸에 활기, 즉 신체의 활력을 만드는 근본 원리가 빠른 산화, 산화의 속도를 올리는 것이기 때문이다. 폭발은 타는 것, 빠른 산화 등과 유의어이다. 폭발이란 표현은 과장된 측면이 있지만 100년 전임을 감안한다면 이해할 수 있고 미시적으로 봤을 때 가능한 표현이다(전문적으로 말해, 활성산소를 생성하는 respiratory burst 현상은 사실상 폭발 현상의 일종이다). 이 역할은 과립구가 담당한다. **과립구는 에너지를 폭발적으로 사용하도록 하여 신체의 활력을 만들어 내는 원인이다.** 과립구는 작은 세포이며 많은 수의 과립구들이 몸의 구석구석까지 퍼져 있다. 과립구와 그 주변에서 일어나는 일을 미시적으로 바라볼 때는 하나하나가 작은 폭발이지만 종합적으로 바라보면 팔이 빠르게 움직이거나, 다리 혹은 입이 빠르게 움직이는 것과 같이, 활력을 발휘하는 상황이 되는 것이다. 고로, 영양소(포도당)를 활용하는 원리는 폭발이며 그 일을 과립구가 돌아다니며 하는 것으로 정리할 수 있다.

유기적인
생명체

생명체를 생각하기 이전에 먼저 생명에 대해 생각해 보자. 생명은 활력과 비슷하게 쓰이는 경우도 있지만 사실 다르다.

우리가 살고 있는 우주는 질서와 혼돈(무질서)의 두 가지 원리로 이루어져 있다. 질서는 코스모스이고 무질서는 카오스이다. 생명이 있는 인간은 형체를 유지하지만 죽으면 몸은 분해되고 만다. 이렇게 물질세계는 원래 시간이 지날수록 무질서해지는 특성이 있다(이것이 열역학 제2법칙이다). **생명은 이러한 무질서함을 추구하는 물질세계에서 질서(코스모스)를 추구하는 원동력**이 된다. 이렇게, 생명은 질서와 관련이 있다. 물질세계에 질서를 부여한다는 것이 그 첫 번째 특성이라면 두 번째 특성은 **생명은 흘러가는 것**이다. 생명만이 새로운 생명을 낳듯이 **새로운 생명은 반드시 이전 생명에서 비롯될 수 있다.** 우리가 사는 것은 생명의 흐름의 일부로 생각할 수 있다. 고로 생명은 질서의 흐름이다.

생명력은 보통 활력을 통해 느낄 수 있다. 그러나 활력이 없다고 생명이 없는 것은 아니다. 우리 몸의 활력현상이란 과립구가 만들어 내는 것으로써 산소의 몸에서 반산소의 과립구가 서로 경쟁하면서 발생하는 것이다. 산소적인 몸이 있더라도 산소를 싫어하는 자극원이 존재하지 않는다면 활기를 띨 수 없다. 달리 말하면 활력은 고등 유기체 안에서 내적 경쟁의 산물이다. 생명이 없었다면 이 경쟁상황은 유지될 수 없을 것이다. 서로 공존할 수 없는 반대되는 것이 생명이라는 질서의 힘에 의해 대립 상황으로 유지되는 것이다. 이 균형이 깨어지는 것은 죽음을 의미한다.

생물(인간)은 부분들이 합쳐진 기계이면서도, 재생되기도 하고 쓰면 쓸수록 그 부분이 발달하는 유기체이다. 유기체는 서로 연결되어 부분들이 교류하며 가장 작은 단위인 세포는 소멸과 재생을 반복한다. 식사량이 많으면 위는 점점 늘어나고 위에 공급되는 혈관들도 굵어질 것이다. 신체의 일부가 발달하는 것은 유기체적 특성이다. 그러나 동시에 기계적 속성도 지니기 때문에 큰 일부가 손상되면 복원 불가능할 수도 있다. 인간의 장기(심장, 간과 같은)는 완전히 손상되면 새로 만들지 못한다. 장기들이나, 팔, 다리의 근육은 많이 쓰면 발달하고 피부는 늘어난다.

생명체는 우리 인간이 이해하기 쉽도록 만들어진 것은 아니다. 오히려 생명체는 그 원리대로 생겨 있는데 인간이 생각의 편견과 한계를 넘어야 그 사실을 있는 그대로 이해하게 될 것이다. 암에는 수술할 수 있는 것과 수술할 수 없는 것이 있다. 간에 있는 종양도 경계가 구분되는 것과 구분되지 않는 것이 있다. 경계가 구분되어져 있어 수술할 수 있는 것은 부품으로 나눌 수 있는 기계적 특성이다. 그 부품만 빼내면 된다. 그러나 인간의 몸은 유기적이어서 암조직과 몸을 구분하기 힘든 경우도 있다. 암을 떼다가는 생명이 떨어질지도 모른다.

닭이 먼저인지 달걀이 먼저인지, 우리는 객관적으로 이해할 수 없다. 닭의 뱃속에서 달걀이 생기는 이치와 달걀이 부화하여 닭이 되는 이치를 아무리 분석적으로 낱낱이 알아낸다 하여도 닭과 달걀의 전후는 설명할 수 없다. 이 관계는 알을 낳던 어떤 생물이 점점 닭이 되어가는, 닭의 진화와 관계있다. 진화의 시간은 인간이 사는 생애에 비해 엄청나게 긴 시간이 요구된다. 생명진화의 흐름에 무한에 가까운 시간을 대입하여 직관적으로 연결시켜야 비로소 이해가 될 것이다. 생명체를 들여다보면 이런 관계에 놓인 것이 너무도 많다. 즉 **닭과 달걀의 관계처럼 전후를 알 수 없는 것도 생명의 특성이다.**

핵심정리 ▶ 생명체의 특성

1) 흩어지려 하는 물질에 체계적 질서를 부여하는 존재이다.
2) 새로운 생명은 이전 생명체에서 비롯된다.
3) 닭과 달걀의 관계처럼 전후를 알 수 없다.

단것과
충치의 관계

단것이 충치를 만드는 것인지, 충치가 단것을 먹도록 만드는 것인지의 문제도 그렇다. 사람들은 단것을 많이 먹었기 때문에 충치가 생겼다고 쉽게 생각하지만 사실은 좀 다르다. '많이'라는 말이 상대적인 기준이기도 하고 단것을 제법 먹어도 건강한 사람은 충치가 잘 생기지 않기 때문이다. 치과병원에서 환자를 진찰하다 보면 이런 말을 많이 한다. 평소보다 아이가 단것에 유독 집착을 보이고 많이 먹으면 입안에 충치가 있다고 생각하면 된다고. 이는 사실이다. 입안의 충치 균들은 범위를 확장하기 위해서 단것을 필요로 한다. 이런 상황에서, 우리는 본능적으로 단것이 먹고 싶게 되는 것이고 단것을 먹었을 때 맛있게 느껴진다. 이런 본능은 무의식의 영역이어서 자신도 모르는 사이 영향을 받게 된다. '세균 조종'이라는 말이 있다. 입안에 있는 충치 균이 사람으로 하여금 단것을 먹고 싶도록 만드는 것도 그 예이다. 장내 세균, 즉 미생물이 숙주로서 개체의 행동에 영향을 끼치는 세균 조종은 실재하고 있다. 세균 조종은 한 생명체 안에 있는 다른 자율적 생명체가 무의식적으로 영향을 끼치는 것이다.

그렇다면 우리의 **위대한 의식, 즉 '알아차림과 깨달음'**은 어떻게 해야 할까. 입안에서 최초의 충치가 생겨나는 순간은 매우 짧지만 충치가 존재하는 기간은 상대적으로 매우 길다. 그러므로 단것이 너무 맛있을 때는 충치의 존재를 의심하면 되는 것이다. 다른 원인에 의해 단것을 원하는 경우도 있기 때문에 일단 충치의 존재를 확인하는 것이 좋다. 이런 식으로 우리가 생각하던 기존 방식과 다른 방식으로 바라보는 것이 훨씬 가치 있고 진실에 가깝다. 그것은 생명체의 특성에 기인한다. 단것이 충치를 낳고 충치가 단것을 필요로 하는 것은 닭과 달걀처럼 서로 전후를 따지기 어렵다.

한 사례로, 한 학생(남, 14세)이 학교 단체 검진에서 충치가 발견되어 평소 다니던 치과에 일 년 만에 검진을 받으러 왔다. 검사 결과 두개의 치아에 중정도의 충치가 있었고, 3~4개의 치아들도 충치가 빠르게 진행될 것으로 예상되는 위험한 상태였다. 이를 보호자에게 설명했다.

"충치가 있을 때는 단것에 유독 집착을 보입니다. 아이들이 유독 단것을 많이 먹는 경우에는 입안에 충치가 있지 않나 의심해 보아야 합니다."

"아 그래요? 단것을 먹어서 충치가 생기는 것이 아니라 반대로 봐야 한다구요?"

"네, 그렇습니다. 단것을 억제할 수 없을 때는 충치 균이 활동적인 상태일 가능성이 높습니다."

"선생님, 그렇다면 충치는 왜 생기는 거죠?"

우문 같지만, 실제로 많은 사람들이 이와 같은 질문을 하며, 이는 당연한 물음이다.

"그건 스트레스와 관련이 많습니다. 중학교에 들어가 학습에 대한 스트레스를 많이 받았을 수 있습니다. 사람이든 동물이든 스트레스에 짓눌리면 몸을 망가뜨리는 행동을 하게 됩니다. 이것은 스트레스가 생명성과 면역력에 손상을 주기 때문입니다. 또, 스트레스를 받으면 자기 관리에 소홀하게 됩니다. 아무렇게나 막 먹고 사는 것도 자신을 망가뜨리는 행동입니다. 스트레스가 풀린다는 이유로 아무거나 먹고 자주 먹고 양치를 잘 안 하면서도 스스로 인지하지 못합니다. 그러다 보면 충치가 심해질 수 있습니다."

"스트레스에 대처하는 가장 좋은 방법은 자녀와의 대화입니다. 대화를 하다 보면 이해받고 스트레스가 풀리게 되니까요. 학교와 학원을 오가며 힘들게 공부해야 하는 것이 현실입니다. 학생들이 이동 중에 초콜릿 같은 음식을 간식으로 자주 먹는 것도 문제입니다. 요즘은 공부해야 할 분량도 많고 학생들에게 여러 가지 무리한 활동까지 요구하고 있습니다. 무엇보다 공부를 어떻게 효율적으로 해야 할지 자주 생각해 보아야 합니다. 실질적으로 알아 가는 공부에 시간을 투자하고 학습 노동을 최대한 줄여 여가시간을 만들어야 합니다. 학교생활도 요령입니다. 모든 것을 다 원칙대로 하다 보면 놀 시간도, 잠 잘 시간도 사라져 인간다운 삶에서 멀어지게 됩니다. 이런 요인이 스트레스를 가중하는 요인이니 자녀들과 상의하며 함께 풀어 나가는 지혜가 필요합니다."

충치와 스트레스에 대해 좀 더 생각해 보자. 살아가면서 우리가 불가항력적으로 받게 되는 스트레스는 우리 몸의 생명성을 훼손한다. 스트레스는 우리가 존재할 수 있는 힘을 잃게 만든다. 그것은 뭔가 물질을 소모함으로써 해소될 수 있다. 따라서 치아를 망가뜨리게 되는 것이다. 세균의 도움에 힘입어 치아를 망가뜨리지만 순간적으로 스트레스를 해소할 수 있게 된다. 따라서 우리는 충치가 갑자기 많이 생겼을 때 그 사람에게 주어진 스트레스 상황도 생각해 보아야 한다. 부모의 억지스런 삶이 아이에게 강요되고 있지는 않은지 생각하고 늘 삶의 행복감이 괴로움보다 더 많을 수 있도록 잘 관리해야 한다. 치아처럼 무언가 잃고, 잃어버린 곳에는 아쉬움이 남지만 그것을 통해 인간은 지혜를 얻게 되고 새로운 생명과 삶이 시작될 수 있다.

인간은 동물과 달리 생각, 즉 사고가 발달하여 스트레스를 받게 되었다. 하지만 우리가 가진 위대한 의식은 바른 길을 찾아내기도 한다. 자신의 잘못과 외부요인을 구분하고 그 가운데 발생한 인지과정(생각)의 오류를 정리하는 식으로, 우리는 무의식의 영역에 의식의 빛을 비출 수 있다. 무의식적으로 단것을 먹고 계속 먹으며 희열을 느끼는 자신의 모습을 인식하고 뭔가 잘못 되었음을 깨닫는다면(의식한다면, 의식은 곧 앎이고 깨달음이다) 비록 치과에 못 간다 하더라도 충치는 저절로 멈출 수도 있다.

자연주의
의학

자연주의 출산에 대한 이야기를 듣게 되었다. 그 근거에 대해서 증명된 것은 아니지만 선진국에서 상당한 신뢰를 얻고 있었다. 자연주의 출산은 '여자는 스스로 아이를 낳을 수 있는 능력이 있고 아이는 배 밖으로 나올 수 있는 능력을 가지고 있다'는 생각 혹은 믿음에서 비롯된 것이다. 우리나라의 경우 제왕절개의 비율도 높고 대부분의 출산이 병원에서 이루어진다. 그러나 선진국의 경우 집에서 낳는 비율이 우리나라에 비해 높고, 특히 네덜란드는 40%에 이른다고 한다. 특별히 출산에 문제가 있어 산모나 아이의 건강이 위험할 경우에만 병원의 도움을 받는 것이다.

자연주의 출산의 핵심은 기다림이라고 한다. 보통 우리는 아이가 나올 때까지 기다리지 못한다. 병원에서 자연분만을 하더라도 여러 가지 약품을 사용하는 것이 보통이다. 산통이 오래가면 힘들어하는 산모를 돕기 위해 의사는 촉진제를 주사하고 무통마취를 실시하는 경우가 적지 않다. 자연주의 출산에서는 이런 행위가 좋지 않다고 보는 것이다. 종합하면 자연주의 출산은 어떤 약품이나 외부의 도움 없이 때가 이를 때까지 기다리는 것이다. 탯줄도 자르지 않는다고 한다. 배출된 태반은 아이와 연결된 채로 나흘이 넘도록 옆에다 그냥 둔다. 이렇게 하면 자연스럽게 모든 것이 정리된다고 한다. 그 의미를 정확히 이해할 수는 없지만 서두르는 것보다 기다리는 것이 이롭다고 생각한 것이다. 필자는 신체 치유의 관점에서 의학적 치료를 재정리할 필요를 느꼈고 이러한 의학적 흐름을 자연주의 의학이라고 이름 붙였다.

돌아보면 **자연주의 의학의 근본도 기다림이었다.** 그렇다면 자연주의 출산을 통해 나온 아이는 무엇이 다를까. 바로 면역력 향상이다. 때를 기다리는 것이 놀랄만한 면역력 향상을 일으키는 것이다. 면역력 향상을 수치로 계산하거나 확인할 방법은 없지만, 서양에서 그런 풍토가 자리 잡기까지는 그만한 배경이 있었을 것이다. 출산은 아이에게 변화의 시련이고 아이는 환경적 스트레스를 받게 된다. 이때는 스트레스 호르몬인 코티졸 수치가 증가하게 되고 염증세포인 과립구도 증가하게 된다. 만약 이 과정이 충분한 시간을 보내지 않고 중단된다면 스트레스라는 경험을 통해 뭔가 중요한 것을 얻으려다 김이 새는 상황이 발생할 수 있다. 역경에 꺾일 듯이 불안하고 걱정돼 보이지만 생명의 힘은 끝내 굴하지 않고 이겨낼 것이다. 박차고 나오는 아이의 극기는 뭔가 시작을 알리는 듯하다. 새로운 생명이 세상에 나타난 것이다.

생체의 자연적 원리를 찾아 지금껏 자연주의 의학을 해왔지만 일부러 기다린 적은 없었다. 그저 적시(적당한 시기)를 찾아 계속 생각하다 보니 기다려진 것이다. 언제 약을 먹을 것인가를 고민하였고 약을 안 먹으면 어떻게 될 것인가 궁금하였고 환자가 별 문제가 없으니 더 기다려 보았다. 그래서 얻은 결론은 '기다리는 것이 대체로 도움이 된다'는 것이다. 이것이 진실이라면 우리는 전체 그림의 일부를 보고 있는 것일 거다. 과연 전체 그림은 무엇일까. 필자는 벌써 10년 넘게 관찰하고 자료를 확인하였다. 그 결과 전체 그림을 대강이나마 그릴 수 있게 되었다. 과거에 알려진 진실들과 모순 없이 이어지는 것을 확인한 후로는 더욱 확신하게 되었고 불확실하다고 알고 있는 것들이 새롭게 정리되며 완전해짐을 보았다.

치유적
관점

한 부위의 염증을 치료함으로써 전체 몸을 해소시킬 수 있기 때문에 부분적 치료가 의미 없지는 않다. 특히 외과적 치료(염증조직을 제거하는 방식)는 거의 부분적으로 시행되며 부분에 존재하는 병을 치료함으로써 몸 전체를 정상화시킬 수 있다. 이렇게 우리 의사들은 그동안 치료의 관점에서만 생각하였다.

치료와 치유를 구분하는 것은 쉽지 않다. 필자가 연구를 통해 치유의 과정을 읽기 시작하였을 때 치료의 의미를 새롭게 보게 되었다. 학교에서 배운 치료법과 환자의 치유 작용을 구분하는 것은 어려운 일이었다. 그것은 **생각을 완전히 뒤집는 병과의 소통이었다.** 치유작용을 방해하지 않으면서 치료를 시행하는 것이 사실은 제대로 된 치료 방식이다. 그리하여 치유적 관점에서 치료를 정리할 수 있었다. 치료를 하면서도 알지 못하던 부분에 대한 구름들이 걷히며 의사로서 온전한 관점을 가질 수 있었다.

지금까지 염증과 면역에 대한 생리작용은 미지의 분야였다. 염증과 면역에 대해 완전히 알게 되면, 의사는 환자의 치유 작용을 확인하면서 치료적 도움을 시행할 수 있게 된다. 환자는 염증을 어떻게 다루어야 할지 알 수 있고 면역력이 약할 때와 좋을 때를 구분하여 몸을 향상시킬 수 있으며 병과 죽음의 위험으로부터 보다 자유롭게 자신의 삶을 살아갈 수 있다.

결가지 ▶ 치료와 치유

몸의 병은 의사에게 치료받는 것이고 치유는 정신적 상처나 트라우마에 해당되는 것이라고 생각하는 사람들이 많다. 치유를 마치 종교적 용어이거나 마음과 관련된 것으로 보는 것이다. 그러나 사실 치유가 정신에만 국한된 용어는 아니다. 우리 몸 전체는 태어날 때부터 자연 치유의 능력을 지니고 있다. 병이 생길 수 있듯이 자연적으로 나을 수도 있다. 치유란 몸이 낫는 것을 의미한다. 다만 우리는 그것을 이루기 위한 상세한 조건을 잘 모르고 있는 것이다.

치료는 염증과 같은 질환이 부작용 없이 올바른 방향으로 낫도록 돕는 행위이다. 고름을 빼주거나 암을 수술로 제거하는 것 등이 치료이다. 고름을 빼주는 것은 양이 많을 경우 자연적으로 흡수되어 사라지기 힘들기 때문이며 암조직을 제거하는 것은 병이 낫고 재발하지 않는 데 도움이 되기 때문이다.

치료행위 자체가 모든 게 가능하지 않고 한계가 있어서 의사들도 애가 탄다. 의사의 힘으로 더 많은 것을 하고 싶지만 치유과정까지 의사가 관여하기 어렵다. 그러다 보니 의사가 치료를 하더라도 환자에게 치유가 일어나지 않을 가능성은 언제나 있다. 또 염증은 그대로 머물러 있지 않고 심해진다. 잘 낫지 않고 병이 위중해지면 환자는 입원을 하여 치료를 받게 된다. 입원을 시키면 치료할 때의 장점도 있지만 생활을 통제하는 의미가 있다. 생활을 잡아주면 대부분의 환자에게서 치유가 일어난다. 병원에서 주는 밥을 먹으며 때가 되면 자고 일어나고를 반복하며 일상에서 떨어져 지겹도록 기다리면 병이 낫는 것이다. 그래서 언제 쯤 퇴원할 수 있냐고 물어보며 재촉하는 환자와 보호자의 질문에 의사는 냉철하게 답할 수밖에 없다. 기대 섞인 전망을 하기는 어렵고 아직 낫지 않는 현실을 담담하게 설명할 수밖에 없다. 어느 날, 치유의 때는 모든 것을 포기하고 있을 때 갑자기 도래한다. 이는 그저 관행적으로 해온 의료행위여서 우리도 아직까지 그 원리를 정확하게 설명할 수 없다.

신체의 어느 한 곳에 병이 생겼을 때 그것을 없애 주는 것은 치료자의 역할이다. 많은 사람들이 통증이 있을 때는 그것을 줄이고 없애는 것도 치료라고 생각한다. 그러나 실제적으로 몸이 나을 수 있는 치유의 조건까지 갖추기 위해서는 의사의 보다 뛰어난 관리가 필요해진다. 그것은 환자의 보다 깊은 부분인 생활로의 접근이다. 치유의 관점에서 바라보면 사뭇 이야기는 달라진다. 치료하는 의사의 역할이란 것이 어떤 것인지 의사들은 잘 알고 있다. 앞으로는 치유가 되도록 만드는 것까지 의사의 역할이 될 수도 있다. 생활에 관한 것은 중병이 아닌 한 사생활과 자유로 여겨질 수도 있지만, 치료의 책임을 안고 있는 의사가 올바른 치유를 유도하기 위해서는 의사의 상담자적 역할은 더 강화되어야 할 것이다.

염증이 몸 안에서 위치를 옮겨 가며 나타나는 상황에서 문제를 전체적으로 보지 못하고 신체부위별로 염증에 접근하는 것은 문제다. 목은 이비인후과, 그보다 5cm 위 구강의 구내염은 치과에서, 다시 그 위의 코와 부비동은 이비인후과에서 치료한다는 것이 무슨 의미가 있는가. 충치나 잇몸의 염증이 약해질 때 목의 인후염이 강해지거나 코의 염증이 강해지는 현상은 비일비재하게 나타나고 있다. 잇몸의 염증이 꺼졌더라도 목의 염증이 강해졌다면 몸의 관점에서는 비슷한 크기의 염증이 존재하고 있으므로 염증이 나은 것은 아니다. 의사는 몸의 염증을 전체적으로 파악하여 전체적 크기가 줄어가고 있는지, 유지되거나 커져 가는지를 파악할 수 있어야 한다. 염증의 위치이동도 의미가 없지는 않지만 몸 전체적으로 염증의 정도를 바라보는 것은 의사나 환자에게 무엇보다 중요하다. 이 것이 병에 대한 내과적 접근 방식이며 치유적 관점이다.

의사들이 통상 사용하는 소염제(진통제도 포함된다)를 먹으면 약은 몸 전체에 작용한다. 그래서 외과적인(제거수술과 같은) 치료를 할 때도 약을 처방하여 전체적인 관점을 보완하는 것이다. 그러나 소염제 투약 후 얼마 뒤, 다른 곳에 더 큰 염증이 발생하게 될 수도 있다. 지금까지는 여러 부위의 염증을 따로 떼서 새롭게 보아도 무방한 경우가 많았기 때문에 이런 단순한 치료 방식에 별다른 문제가 없었다. 염증이 커지더라도 결국 크게 터지면 상황을 반전시킬 가능성이 높아진다. 크게 터지고 회복으로 돌아서는 것이다. 염증이 낫는 과정으로 접어들면 크게 걱정할 것은 없다. 그러나 사실은 몸 안의 여러 염증들의 그 시작과 끝을 전체적으로 보아야 제대로 관리할 수 있다.

염증의 전체적인 변화를 보지 못하고 새로운 염증이 발생한 것으로 따로 생각하는 것은 문제다. 사람들의 생활이 빈틈없이 바빠지고 더 많은 스트레스와 더 많은 노력을 필요로 하는 현재의 상황에서는 백혈병 같은 병이 발생할 수도 있기 때문이다. 병이 더 커지려고 하는 것은 대부분, 환자의 의지나 생활과 관계가 있다. 차후 더 큰 문제를 방지하기 위해서 환자의 생활 상담을 들어가야 한다. 이렇게 중요한, 병의 진행 과정의 변화를 읽어내는 것은 의사의 직관적인 능력과 함께 염증과 면역에 대한 지식을 겸비한 뒤, 치유적 관점에서 환자를 바라보아야 가능하다. 또한, 환자도 몸의 1차적 책임은 환자 자신의 몫이므로 쉬운 길을 택할 것이 아니라 치유가 일어날 수 있도록 만사를 제쳐 놓고 성실하게 치료받을 수 있어야 한다.

정상적인 치유작용을
막는 문제

그동안 의사들은 치료적 시각에서 허장성세를 부려 왔다고 할 수 있다. 이것이 지금까지 세상이 쌓은 지식의 한계이기도 하다. 의사들은 가만히 있는 것보다는 하는 쪽을 선택하며 치료적 개입을 빈번히 하였다. 치유가 일어나는 과정에서 나타나는 소소한 증상이나 작은 통증을 구분 못하고 환자의 호소에 이끌려 치료행위를 하는 것은 큰 문제이다. 우리 몸은 작은 염증 작용을 통해 치유되고 그 곳이 전보다 더 튼튼해지는 작용을 갖고 있는데 잘못 본 거다. 환자의 '아프다'는 말에는 상당한 주관성이 개입한다. 작은 증상도 심하게 느끼며 낱낱이 보고하는 사람도 있고 심한 통증도 괜찮다며 잘 참는 사람도 있다. 이런 상황에서 아픈 경우, 낫고 치유되기 위해 약을 먹어 그 작용을 가로막으면 놀랍게도 치유가 중단될 수 있다. 이는 앞으로 자세히 들여다볼 내용이다. 의사는 환자의 주관적 차이를 고민해야 하며 환자의 통증이 낫기 위한 것인지 아니면 악화되는 통증인지를 구분하여 낫는 통증일 때는 환자를 안심시켜 주고 정체될 때는 아직 나으려 하지 않는다고 알려 주어야 한다. 또 치유의 조건 중에서 무엇이 부족한지를 찾아 상담하고 환자를 변화시켜야 한다.

환자들도 약을 먹는 게 치료인 줄 알고 증상이 있을 때마다 약을 남용한다. 반면 또 다른 환자들은 이런 의료계 전체를 불신하여 의사가 약을 처방해도 웬만해선 먹지 않는다. 소신껏 아픔을 참고 진통제는 먹지 않는 사람이 많다. 대부분의 진통제는 소염, 즉 염증의 불을 끄는 원리에 의해 통증 완화를 일으키는 것이므로 사실 대부분의 진통제는 소염제에 포함되는 것이다. 의학지식의 한계가 낮은 이런 헷갈리는 의료 환경 속에서, 환자는 자신을 지키기 위해 무조건 약을 먹지 않고 기다리거나 전통의 한방 쪽을 신뢰하기도 한다. 사실 생약 성분의 양약(알약 같은 형태)도 많으며 소염 작용을 하는 한약과 양약의 차이는 크지 않다. 한약도 시기에 따라 약을 잘못 쓰면 똑같이 문제가 될 수 있는 것이다. 그래도 치유에 도움이 되는 영양소의 보충적인 면은 확실히 한약이 우수하다. 한의학의 문제에 대해 첨언하면, 한의학적 방식이 제대로 구현될 수 있어야 하는데 가장 큰 문제는 병을 읽는 직관적인 진단이 쉽지 않다는 것이다. 직관성이라고 하는 것은 객관성을 중시하는 현대 사회에서 불합리하게 받아들여질 수 있는 부분이다. 본 책의 구체적인 설명들이 한의학의 직관성에 상당한 기여를 할 수 있을 것으로 생각된다.

소소한 질환에서 의사의 처방을 받아 약을 충실하게 먹는 경우, 치유를 방해할 가능성 외에 또 다른 문제도 있다. 스트레스성으로 나타나는 염증에 대해서 항생제나 소염제를 지속적으로 복용하면 약효도 없을 뿐더러 잠재적인 문제를 일으키게 되는 것이다.

한 사례로, 이 씨(남, 24세)는 목 안쪽에 왼편으로 통증이 발생하여 이비인후과를 방문하였다. 의사는 스트레스성 염증이라고 하였다. 의사가 잘 모르는 질환이 있을 때 그것이 염증이라면 해줄 수 있는 처방이 항생제와 소염제이다. 이 처방이 염증에서 늘 통용되리라는 건 착각이다. 많은 환자들에게 의사는 절대적이며 약을 마치 보약처럼 귀하게 여기며 챙겨 먹는다. 이런 상황이 한두 번이면 괜찮지만 지속되면 어떤 문제가 생길까? 스트레스에 의해 염증이 발생하는 사람은 간의 여유가 없고 간의 능력이 강하지 않은 경우가 많다. 이럴 때 한 번 먹어 효과가 없는데도 불구하고 지속적으로 통상 복용하는 것은 간에 무리를 줄 수 있다. 염증은 다른 원인과 목적에 의해 발생하였는데도 이런 과정의 전체를 이해하지 못하고 약으로 쉽게 중단하려 시도하는 상황에서는, 염증은 연이어 일어나고 간은 무리를 느끼고 비장은 더욱 발달하게 된다. 이렇게 되면 몸에 염증이 잘 생기고 잘 낫지 않는 환경이 될 수 있다. 또 면역력의 중추인 흉선은 잘 안 쓰게 되어 위축된다. 처음엔 하루 이틀이면 좋아지던 것이 4일이 지나도 좋아지지 않고 나중에는 2주가 지나도 낫지 않게 되는 것이다. 이 환자 역시 "예전에는 하루면 좋아졌는데 지금은 약을 먹고 나흘이 지나도 낫지 않는다. 그리고 스트레스성이라고 하는데 스트레스를 크게 받은 것도 없다"고 말한다. 과연 어떻게 된 일일까?

큰 스트레스가 없을 수도 있지만 결과적으로 염증은 무리함과 관련이 있다. 사회가 경쟁이 치열해질수록 무리함은 개인의 원함과 상관없이 쉽게 발생할 수 있다. 무리함과 스트레스의 경계가 불명확한 점도 있다. 사람은 흔해지고 자리는 귀해지면서 사회는 학생들에게 점차 다양한 자격을 갖추도록 요구하고 있다. 대학생으로서 어려운 취업을 해야 하고 목표를 위해 준비하며 오랜 기간 살아간다는 것 자체가 스트레스라 할 수 있다.

만성병도
유기적으로 작동한다

지난 세월, 우리는 인류가 이룩한 학문을 공부하고 과학적 논문들을 바탕으로 실험적 연구를 하여 각종 수술기술과 신약을 개발할 수 있었다. 그러나 거기에 등장하는 '효과가 있다'라는 표현은 어느 연구자가 가려고 하는 방향이 맞는지를 확인하는 편협한 것일 수 있다는 한계가 있다. 몸 전체를 바라보면 그 약은 염증으로 가는 에너지를 다른 곳으로 돌리는 것일 뿐이다. 다른 곳으로 돌려진 에너지는 신체에 의해 운 좋게 흡수될 수도 있고 다른 곳에서 문제가 발생할 수도 있다. 이런 문제로 인해 현대에는 여러 가지 만성 질병에 대한 약들을 동시에 먹는 사람들이 늘게 된 것이다.

인공관절을 하면 염증(관절염)으로 가던 에너지가 막히면서 당뇨가 생기는 경우가 많다. 당뇨, 고혈압 약을 먹으니 다시 치아가 하나씩 염증으로 쓰러지는 상황이 발생한다. 치아가 빠져 먹지 못하면 이 문제가 해결될 수 있었지만 사람들은 그 빠진 자리에 인공 치아를 심는다(이것이 몸의 입장이다. 물론 몸의 입장을 따라 치아가 없이 살기도 곤란하다. 그러나 몸의 입장에서 우선 사고되어야 병의 원리를 제대로 이해할 수 있다. 앞으로 책에서 속 깊은 해답을 제시할 예정이다). 계속 움직이니 관절염이 생긴 것이고 계속 먹으니 염증이 낫지 않고 치아의 염증까지 생긴 경우인데, 도대체 문제의 원흉은 무엇인가. 계속 먹고 계속 활동하는 것을 결정한 생각의 근본은 어디인가. 뇌 그중에서도 사고체계를 기억하는 대뇌 전두엽이다. 약을 먹어 뇌를 고쳐야 할까? 절대 아니다. 나 자신의 잘못된 무리한 생각과 의지를 탓하면 간단히 해결된다. 호되게 아팠으면, 욕심내며 잘못 산 걸 깨닫고 정신 차려야 하는 것이다. 별로 욕심내지 않았다고 생각할 수도 있다. 그러나 우리 의사들은 결과인 병을 보고 이야기할 뿐이다.

한 가지 병을 치료하면 연이어 다른 병이 발생하는 것은 생명체가 유기체이기 때문이다. 삶의 습관은 그대로이기 때문에 한 곳을 누르면 다른 곳이 올라온다. 또 유기체이기 때문에 삶의 결과로 병을 발전시키게 된다. 병도 많이 사용되어 발달한 것이다.

환자와 의사의
눈높이 차이

환자는 아프고 불편하여 병원을 방문하지만 의사는 치료 대상인 병으로 볼 수 없는 경우가 점점 늘고 있다. 환자가 어디가 아프다고 이야기할 때, 진찰한 의사는 그 증상들을 구분된 병명으로 진단할 수 없으면 정상이라고 설명하게 된다. 몸에 대해 무지하고 불안하기만 한 환자들은 걱정이 되어 병원을 방문하여 의사에게 계속해서 물어본다. 의사들도 이런 환자들이 늘어남에 따라 어떻게 설명해야 할지 점점 난감해진다. 환자들도 답답하고 불안하기는 마찬가지이다. 환자들이 삶에 여유가 생겨 세밀하게 느끼며 의사를 찾고 있는 상황에서 의사는 정상이라는 말밖엔 할 말을 찾지 못하고 있는 것이다.

이런 애매한 불편들을 적극적인 자세로 치료를 시도하는 경우도 있다. 의사는 물리치료나 약 처방을 하지만, 환자는 약을 먹었을 때 괜찮다가도 다시 증상이 반복되고 낫지 않으면 의료를 불신하기 쉽다. 의사는 약을 더 오래 먹어야 낫는다며 버티고 결국 투약은 오래 이어지기도 한다.

병원비를 지출하며 치료하여도 반응이 없거나 일관적이지 않으면 의사의 실력을 의심하거나, 병원을 바꿔야겠다고 생각하거나, 아니면 한방 치료 쪽을 생각해 보게 된다.

가령 어떤 사람이 바빠 많이 걸어 다녀서 오른쪽 발목에 통증이 생겼다고 치자. 그러나 그는 계속 아픈 것에 문제를 느껴 의사를 찾았다. "발목이 계속 아파요."

"그럼 엑스레이 한번 찍어 봅시다. CT를 찍어도 안 나오면 MRI를 찍어야 합니다."

하지만 MRI상에도 별다른 것은 보이지 않는다.

"별 이상이 없네요. 약 처방을 해드릴 테니 좀 더 지켜봅시다."

거금이 드는 MRI를 찍었는데 이상이 없다고 그냥 가라고 할 수도 없는 노릇이다. 이는 극단적인 상황을 가정한 것이기는 하나 이와 비슷한 경우가 실제로 많다.

한 연세 많으신 할머니 환자분이 새벽에 잠이 깨면 앞니 하나가 아프다고 걱정이 되어 치과를 방문했다. 이 환자는 불과 두 달 전에 틀니를 만들었는데 정신적으로 틀니에 대한 집착이 있었고, 갑자기 치아가 빠질까봐 걱정하고 있었다. 언뜻 보아도 치아는 깨끗하고 흔들림이 없어서 엑스레이도 찍지 않고 정신적인 부분을 상담하여 보냈다.

"치아는 나빠져서 빠지기까지 잇몸이 붓거나 고름이 나는 등 많은 증상이 나타납니다. 정상적인 치아도 아픈 느낌이 올 수 있습니다. 오히려 걱정이 병입니다. 염증이 생겨 존재를 알게 할 때 치료해도 늦지 않습니다."

의사는 환자가 느끼는 통증의 객관성을 파악해야 한다. 젊은 사람들이라고 별반 다르지 않다. 정신이 건강하지 않은 사람이 부지기수다. 몸이 건강하지 않기 때문이다. 이제 의사는 이상이 없다고만 이야기하는 걸로는 부족하다. 몸 전체적인 부분과 정신적인 부분까지 좀 더 세밀하게 알아야 현대의 환자들을 상대할 수 있다.

별 거 아닌 증상을 이상히 여겨 병원을 찾는 사람들이 점차 늘고 있다. 사람들은 의료에 점차 무지해지고 전문가에게 계속 물어봐야 하는 처지에 이르게 되었다. 많이 걸어 다니면 발목이 아플 수밖에 없다. 푹자고 쉬고 나면 회복될 것이다. 그러나 의사가 추리 탐정도 아니고 환자를 하루 종일 따라 다닐 수도 없고 환자의 생활의 문제를 안다는 것이 쉽지 않다. 환자 자신이 자신의 몸에 대해 점점 무지해 가는 것은 의사들에게 어려운 숙제를 던져 주고 있는 것이다.

이러한 눈높이의 차이는 환자의 조급함과 의사의 무지가 만들어 낸 것이다. 지금까지 이룩한 현대 의학은 분명한 한계를 가지고 있다. 병의 발병 원인에 대해서도 아는 것이 적을 뿐 아니라 병이 치유되는 과정에 대해서도 전혀 감을 잡고 있지 못하다. 몸의 치유 메커니즘을 모르는 상황에서 의사는 치료의 관점에서 불완전한 사고를 할 수밖에 없다.

환자는 몸의 증상들에 대해 보다 구체적으로 알고 안전을 보장받길 원하고 있다. 예전에는 삶에 대한 경험이 많은 연장자에게 문의하고 참고 기다렸지만 지금은 불확실성에 기대어 기다리기보다 정확히 알길 원하고 있다. 알고 이해하는 것이 어렵다는 점은 차치하고서라도 지금의 시대는 분명이 의사에게 더 높은 능력을 요구하고 있다. 이제 **의사들은 치**

유과정을 정확히 파악하고 기다리는 시기와 치료해야 할 때를 환자에게 명확히 설명해야 한다. 그러나 의학대학에서 배운 사실로는 아직 부족한 게 너무 많다.

서양에 들어온 의학이 문제라면 우리는 전통의 한의학에 기댈 수 있다. 그러나 한의학 쪽에도, 한의학 본연의 직관적 특성을 발휘하며 치료할 수 있는 의사가 적은 것이 사실이다. 직관적인 진료는 타고난 재능 있는 사람이라야 가능하지만 그런 사람이 의대에 들어가기까지가 좁은 문이다. 또 직관적 능력은 교육하기가 어렵다. 한의학계에는 워낙 다양한 방법과 진료 수단들이 통용되기 때문에 방향을 잡지 못하는 것도 문제다. 상황이 이렇다 보니 한의학계는 직관적인 한의학을 하는 의사와 서양적으로 변용된 한의학을 하는 의사들이 뒤섞여 있는 형국이다.

환자와 의사의 눈높이의 차이를 극복하고 의료계의 당면한 문제들을 해결하자면 의학은 진보하지 않으면 안 된다. 무엇보다 원인도 모르고 난치성 염증과 암으로 고통 받는 환자들을 위해서라도 염증과 면역에 대해 제대로 된 진실을 알아내는 게 시급하다.

우리가 흔히 생각하는
염증

다쳐서 상처가 생겼을 때 또는 몸의 어딘가가 아플 때 사람들은 염증이 생기거나 커지지 않도록 하기 위해서 병원을 찾는다. 상처가 생기면 출혈이 나고 상처가 아물 때까지는 며칠이 걸린다. 이 과정에서 어떤 경우 염증이 생기기도 한다. 그 정도가 심하지 않으면 집에서 간단히 처치하고 크게 다쳤거나 많이 아플 때는 우려되어 병원을 찾게 된다. 염증이 커지면 상처는 낫지 않고 아픔이 더 심해지며 고름을 배출하기도 한다. 고름이 배출되면 낫지 않았다고 생각한다. 일반적으로 염증이 심해지면 더 심하게 온몸이 아프며 고생하고 낫게 된다. 그 과정에서 환자는 큰 고통을 겪어야 한다. 이런 염증 상황에서 병원에서는 생명을 지키며 적절히 관리를 하는 방법을 배워 왔다. 항염증제제를 투여하고 먹지 못할 때 수액을 통해 영양을 공급하는 것이다. 환자는 고통스럽지만 병원 의사들은 이를 심각하게 생각하지 않는다. 특별한 병균, 수술의 필요성 같은 특이사항이 없기 때문이다. 치료하며 기다리면 심해지다 언젠가는 낫게 될 것이라 생각한다.

이런 식으로 우리가 염증이 생겼다고 하는 것과 이 책에서 말하는 염증은 조금 다르다. 사실은 작고 평범한 것들도 모두 염증으로 봐야 한다. **염증은 어떤 식으로든 본인이 존재를 파악할 수 있고 느낄 수 있는 것이다.** 크든 작든 일관된 특성이 존재하고 그 염증의 존재는 전체 몸에 영향을 미치고 전체와 유기적인 관계를 맺고 있다. 다양한 부위에서 다양한 성질을 가진 염증들과 다양한 병명을 지닌 것들을 원론적 관점에서 새롭게 바라보는 것이다. 이것은 다른 각도에서 바라본 염증 본연의 모습이다. 이는 현재 사회가 처한 의학적 문제들을 해결할 수 있는 새로운 접근법이 될 수 있다.

예전에 비해 잘 낫지 않는 상황은 늘고 있다. 의사들도 점점 더 답답해져 가고 있다. 고름이 생기기 전 단계에서 오랫동안 완급을 반복하며 환자를 힘들게 하는 경우도 많다. 만성적인 난치병들도 크게 늘었지만 보이지 않게, 작지만 불편하게 하는 염증들도 크게 늘었다. 사람들은 점점 몸의 문제를 정확히 관리하기를 원하여 개인 클리닉의 경우 작은 문제들도 상담하기 위해 찾는 경우가 늘고 있다. 고름이 생기기 전 단계에서 약을 먹어도 차도가 없고 고통이 지속되면 환자들은 점점 지쳐가며, 낫게 하지도 못하고 뭔가 뾰족한 설명도 못하는 의사를 원망하기 마련이다.

여러 날 약을 먹거나 말거나 상관없이 염증이 낫지 않는 것은 **치유의 조건**이 성립하지 않기 때문이다. 치료를 하며 기다려도 치유가 일어나지 않는 것이다. 염증 시 약을 먹으면 낫는다고 생각하는 사람들이 많지만 그것은 몸 상태와 생활이 정상적일 때 얘기다. 생활이 정상이 아니면 약으로 아무리 염증을 억제하며 눌러도 꺼지지 않는다. 풍선효과와 비슷하다. 한 곳을 누르면 다른 곳이 올라온다. 염증이 나으려면 약해졌던 면역력이 회복되어야 한다. **치유의 조건은 면역력의 회복과 관계있다.** 잠시 만나는 의사가 치료를 하여 도와주어도 하루 중 대부분의 시간을 환자가 자유롭게 보내는 동안 치유를 방해하는 상황이 펼쳐지고 있는 것이다. 2박 3일에 걸쳐 나아야 할 염증이 더 심해지는 것은 더 크게 터지려고 하는 것이다. 그러나 크게 터지지도 않고 잘 낫지도 않고 자주 재발하는 염증은 더 큰 문제다. 이제 우리는 왜 이렇게 된 것인지 이해하고 알아야 할 때가 되었다. 다음 장에서는 염증에 대해 설명하고자 한다. 조금 어려운 부분이 있더라도 여러 번 읽다 보면 염증이 점점 이해되고 재미있고 흥미로울 것이다. 어렵다면 전문적인 부분은 건너뛰어도 좋다.

2장

염증의 공통된 특징

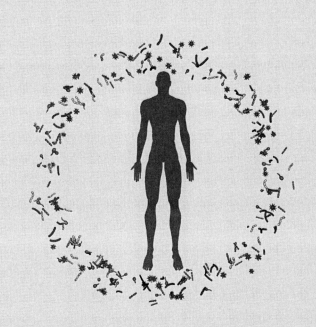

염증
판별하기

염증이란 무엇일까? 사람들은 자신의 몸에 무언가가 생겼을 때 염증인지 아닌지 궁금하여 병원을 찾는다. 구강 내나 주변에 뭔가가 생겨서 아프면 치과를 찾아가 상담을 받는다. 매일 염증을 다루는 의사라 하더라도 염증이 쉽지는 않다. 무슨 원인에 의해 염증이 발생했는지를 찾고 검사하여 병명을 정하는 것을 진단이라고 하는데 이는 의사에게도 늘 쉽지 않은 과정이다. 의사가 진단을 중시하는 이유는 병명에 따라 치료에 대한 데이터가 정리되어 있기 때문이다.

염증이란 광범위한 증상들을 포함하는 통합적인 호칭인데, '염증'이라는 글자 그대로 우리 몸에서 타는 듯한 증상이 나타나는 경우를 일컫는다. 염증을 규정짓는 증상은 2,000여 년 전 로마의 켈수스가 말한 네 가지 증상을 주로 참고하는데 **붓거나, 붉거나, 아프거나, 열이 나거나 하는 것이다.** 그러나 네 가지 증상 모두를 보여야 염증이라고 하는 것은 아니다. **네 가지 증상 중 하나의 증상만 갖고 있어도 염증이라고 할 수 있다**

(수학적 용어로 교집합이 아니라 합집합이라는 것이다). 그래서 다른 증상은 없이 붓기만 해도 염증이라 할 수 있고 피부에 붉은 색 또는 어두운 지역이 활동성으로 나타나도 염증이라고 할 수 있는 것이다.

책에서는 다양한 종류의 병과 염증 증상을 포괄하여 모두 '염증'이라는 말로 다루고 있다. 원래 염증이 그런 것이지만 그것이 치료의 대상이 될 수도 있고 안 될 수도 있다. 못 살았을 때는 심하지 않은 증상들은 치료하기 위해 병원을 잘 찾지 않았지만, 잘 살게 된 사회에서는 작은 이상도 의사에게 문의하는 사람들이 많다. 자신의 몸에 대한 걱정과 불확실을 해결하기 위해서이다. 치료의 대상이 되지 않는, 저절로 나아야 하는 염증(증상)들은 정상이라며 환자를 되돌려 보낸다. 그러나 이 책에서는 그런 치료의 대상이 아닌 것도 모두 염증의 범주에 넣어 생각하도록 한다. 의사가 다룰 수 없다고 염증이 아닐 수는 없다. 무엇보다 실제로 그런 것이 모두 염증이기 때문이다. 작은 증상들과 중병은 연장선상에 있고 그런 증상도 감소되고 강해지는 건강도 그 연장선에 있다.

만약 어떤 이의 왼쪽 어깨가 오십견도 아니라는데 자주 불편하고 결린다면, 그것은 위치는 불분명하지만 몸의 일부가 아픈 것이므로 염증의 범주에 포함될 수 있다. 피부, 항문의 심하게 가려운 염증부터 **몸 구석구석의 소소한 불편들이 염증이 될 수 있고 그것은 총량으로 합산되어져야 한다.** 앞으로 여러분들은 이 책을 통해 자신의 몸 전체적으로 염증의 양이 얼마나 되는지 스스로 따져 보아야 한다. 그건 자신만이 할 수 있는 일이다. 치료의 대상이 되는 것은 좀 더 심한 염증들이라고 할 수 있는데 부위가 크거나 매우 아픈, 심한 염증은 염증이 크다고 할 수 있고 보통 치료의 대상이 되는 병이다. 그 정도는 아니더라도 작고 약한, 몸의 소소한 불편감도 바라보아야 하는 것이다. 이 책을 통해 염증에 대해 바로 배우고 전반적인 특징을 이해하기 위해서이다.

건강한 사람이라고 염증이 전혀 생기지 않는 것은 아니다. 누구나 약간의 염증은 흔히 발생하며 주기적으로 낫기를 반복한다. 몸의 염증을 관리해 건강에 이르려면 자신의 몸에 염증이 얼마나 존재하는지 반드시 알아야 한다. 또 큰 염증과 함께 작은 염증조차 낫고 몸의 면역력이 반등하는 시점을 느낄 줄 알아야 한다. 보통 너무 피곤이 쌓여 잠에 곯아 떨어질 때이다. 심한 염증을 앓던 사람에게 그 순간은 병이 낫는 정말 행복한 순간이 된다. 비록 다시 염증이 생겨나더라도 몸이 완전해지는 순간은 컨디션의 고저의 사이클에서 최정점이 된다. 이런 경험을 통해 우리는 병과 멀어진 건강 상태를 파악할 수 있다. 몸에 결점인 염증이 사라지면 몸은 잘 움직이고 마음에선 자신감이 느껴지는 상태가 된다. 이것이 바로 건강이다.

염증이 생기고 심하다 낫기까지의 주기는 짧게는 4~5일에서 보통 1주일 단위가 된다. 매일 매일의 회복 분량도 존재한다. 이렇게 작은 주기와 큰 주기가 존재하며 연간 주기도 존재한다. 약간의 스트레스가 인간에게 필요하듯이 약간의 염증도 인간에게는 필요하다. 그러나 **그 염증이 컨트롤 가능한 건강한 상태여야 한다.** 큰 염증은 조절이 잘 안 되지만 소량의 염증은 조절 가능하다. 자동으로 치유가 일어나는 것이다. 대부분의 인간은 약한 염증이 주기적으로 나타나고 있다. 그러나 큰 염증의 위험을 피하기 위해서는 보다 작은 염증일 때, **그 염증기를 파악할 줄 알아야**

하고 몸을 어떻게 관리해야 하는지를 알아야 한다. 그 내용의 상당 부분은 기다림이다. 회복의 시기를 이해하고 기다려야 하는 것이다.

　다른 측면을 생각해 볼 수도 있다. 다 나은 시점에서는 다시 염증이 발생할 수 있으므로 낫고 있을 때가 가장 안전한 시기라 할 수 있다. **낫는 중일 때는 몸의 제어력이 우수하다.** 면역력이 강해지기 때문이다. 그렇지만 낫다가 심해지는 경우도 있다. 큰 병이 나을 때는 작은 염증으로 줄어들었다가 다시 큰 염증으로 커질 수 있기 때문에 조심할 필요가 있다. 나을 때는 행동이 느려지고 말수도 줄어 진중하며 무게감이 있다. 그때 만약 조심스럽게 활력을 발휘한다면 제어력이 뒷받침되어 제대로 된 영향력을 주변에 보일 수 있다. 많은 말에 쓸 말이 적듯이 타인에게 말을 많이 한다고 큰 영향력을 줄 수 있는 것은 아니다. 절제되고 단호한 몇 마디의 말이 오히려 큰 영향력을 발휘한다. 이것이 건강한 상태에서 보일 수 있는 힘이다.

염증과 암의
닮은 점

일반적으로 염증보다 암을 더 무서운 것으로 친다. 암(악성종양 포함)은 대체로 아프지도 않고 빠르게 진행되고 커져서 몸을 신속히 지배하여 죽음에 이르게 한다. 하지만 염증이나 암이 있는 조직 외의 나머지, 그러니까 전체 몸의 관점에서 본다면 둘은 공통점이 있다. 그것은 **'혈중 과립구의 증가'라는 것이다.**

중한 염증과 암에서는 과립구의 비율이 눈에 띄게 증가한다. 작은 염증에서도 증가하지만 이것은 검사에 잘 드러나지 않는다. 이유에 대해서는 조금 뒤에 자세히 알아볼 것이다. 아무쪼록 염증과 암에서 과립구는 증가한다는 결론부터 먼저 알자.

과립구는 백혈구의 일종이지만 염증현상을 일으키는 원인이고 암에서도 증가한다. 이런 공통점이 존재하고 있기 때문에 2장에서 하게 될 염증에 대한 대부분의 이야기가 암에도 통용될 수 있는 것이다. 염증이 네 가지 증상에 의해 알 수 있듯이 암의 존재 여부도 복잡한 검사에 의하지 않고 추정할 수 있는 길이 있다. 심한 과립구 증가 증상을 알고 독한 지의 여부를 판단하면 되는 것이다.

물론 염증과 암은 표현되는 스타일이 완전히 다르다. **염증을 '불'이라고 본다면 암은 '얼음'이다.** 그래서 우리 몸의 대부분의 만성병은 염증 스타일이 아니면 암적 스타일에 포함될 수 있다. 불은 에너지소모의 속도가 빨라진 것이다. 얼음은 막힌 곳, 즉 혈류가 흐르지 않는 신체 부위란 의미이다. 뜨겁지 않고 차가운 것이지만 얼음으로 표현하였다. 염증이 불이란 것도 과장이다. 이 둘은 잘된 비유이다. 우리 몸은 유기체여서 하나로 이어져 있기 때문에 신체 내에 막힌 곳이 한 군데라도 존재하면 안 된다. 암이나 염증 부위는 일시적인 것으로 시간이 지나면 치유되어야 한다.

신체 각 부위에서 나타나는 다양한 암도 이런 전체적인 맥락에서 접근할 수 있다. 암을 독한 염증 중에 하나쯤으로 생각해도 무방하다. 실제로 염증 중에는 암보다 더 치료하기 힘든 염증도 많다. 일반적으로 그런 염증들도 어려운 암처럼 출구를 찾을 수 없어 환자를 고통스럽게 한다. 현재 발달된 의학 기술에 필자의 치유 조건을 접목한다면 다수의 병에 큰 효과가 있을 것으로 기대된다.

이번 장에서 우리는 먼저 염증에 대해 알 필요가 있다. 염증과 암이 공통점이 있다는 사실부터 알자. 그것은 과립구와 관련된 것이다. 이번 장에서는 염증에 대해 설명해 나가면서 필요한 경우 암까지 확장하여 설명하는 것을 보게 될 것이다.

1) 염증은 과립구가 만들어 내는 현상이다.

2) 염증은 활력의 무리함과 관계있다.

3) 염증은 에너지를 폭발적으로 사용하는 상황이다.

4) 염증은 반드시 발산을 통해 소멸된다.

5) 염증은 산소와 반대되는 반산소적, 반호흡적 작용이다.

6) 염증은 몸 전체와 부분을 오간다.

7) 염증은 흩어지면서 낫는다.

8) 염증은 몸에서 에너지가 새는 부분이다.

9) 염증은 몸에서 길을 만든다.

10) 염증은 피로의 연장선에 있고 깊은 잠을 통해 치유된다.

11) 염증은 정신에 영향을 미쳐 조급함, 집착, 두려움, 부정적 생각을 일으킨다.

※ 3)을 제외한 나머지 특징은 모두 **암과도 공통적**★이다. 그러나 세 번째 특징도 국소적으로만 일치하지 않을 뿐이다. 몸 전체적 관점에서는 공통적인 면이 존재한다.

1) 염증은 과립구가 만들어 내는 현상이다

결론부터 이야기하자면, **염증현상은 백혈구의 일종이며 그 다수(60% 이상)를 차지하는 과립구(granulocyte)[3]가 만드는 현상이다. 몸의 어딘가에 염증이 있으면 전체적으로 과립구의 양은 증가한다.**

지금까지 우리는 과립구를 면역세포, 즉 몸을 지키는 세포로만 생각해 왔다. 그런 과립구가 우리 몸의 염증현상의 원인이라는 의미이다. 우리는 염증을 안 좋은 것, 면역세포는 좋은 것이라는 이분법적 사고에 익숙하다. 그러나 염증의 정당성을 인정하는 의사들이 생각하듯이 염증을 일으키는 것은 사실 몸을 지키는 면역작용의 일부이다.

일반적으로 염증이 있으면 과립구가 증가한다고 알고 있지만 거기에는 숨겨진 사실(hidden fact)이 존재한다. 검사상에 편차도 크고 일정하게 측정되지 않아 그 사실에는 미스터리한 부분이 많았었다. 급성 염증에선 크게 증가되며 일부 염증에서도 증가되지만 가령 만성 염증에서는 과립구의 양에 있어서 특별한 차이가 나타나지 않는 경우가 많다. 그러나 실제로는 증가한 것이다. 이것은 뒤에서 과립구의 특성을 공부하면 이해할 수 있다.

우리가 잘 알고 있는 활성산소는 산화와 염증의 원인으로 지목되어 왔다. 그런데 활성산소를 생성하는 주된 세포가 바로 과립구들이므로 누구나 이 둘의 관련성을 짐작할 수 있다. 그러나 활성산소를 문제 삼으면

---

3   290쪽 '사진 2' 참조.

서도, 면역세포이고 백혈구의 다수를 차지하는 과립구를 거론하는 데는 무리가 있었다. 왜 이런 작용을 나타내는지 그 원리가 모호하여 베일에 싸여 있었기 때문이다.

일반적인 염증의 시나리오는 이랬다. 상처나 손상이 발생하여 외부의 병원균이 침범하면(염증성 전달물질의 작용으로) 염증이 발생하며, 과립구가 증가하여 균을 죽이며 몸을 지키는 작용을 한다. 그러다 임파구(역시 백혈구의 일종, 과립구 다음으로 많다. 백혈구의 약 95%는 과립구와 임파구로 구성된다)가 활성화되면 보다 정확한 면역작용에 의해 병원균을 물리치고 몸에서는 치유가 일어난다.

이 괜찮은 시나리오에 에너지 사용에 대한 중대한 문제가 빠져 있었

전문가용 ▶ 과립구의 두 종류에 대한 추가 설명

염증에는 보다 구체적으로는 과립구 중에 호중성구(또는 '호중구', 好中球, neutrophil)와 호산성구(또는 '호산구', 好酸球, eosinophil)가 개입되며 호염기성구(basophil)는 비율도 낮고 관련성이 불확실하다. 사실 과립구의 대다수는 호중구이다. 호중구만을 염증의 원인으로 부를 수도 있지만 호산성구를 포함할 수 있는 포괄적 용어인 과립구를 염증의 원인으로 부르게 되었다. 이 둘은 활성산소를 만들어 내는 공통점을 가지고 있다. 과립구가 아닌 것 중에서도 둘과 같이 활성산소를 방출할 수 있는 단핵구와 대식세포가 조금 기여할 수 있다. 그러나 이 둘은 주기능이 다르다고 보았고 변화가 적은 상수에 해당하여 제외하였다. 생명체라는 게 원래 진화의 산물이라 기능의 경계가 불분명한 경우가 많다.

현재 의학에서는 과립구 둘, 호중구와 호산성구를 묶어서 보지 않는다. 감염을 이겨내는 능력을 볼 때 과립구 중에 호중구의 양이 정상인지를 보며 면역력과 관련된 임파구를 중시하고 있다. 필자는 이 둘을 묶어 보는데 그 이유는 기능이 비슷하여 이 둘이 염증과 암에서 함께 움직이기 때문이다. 호산성구에 대한 실험적 정보는 많지 않은 편이며 기생충, 알레르기, 천식과 관계된 것으로 보고 있다.

다. 염증이 전신에 일어날 때는 고열이나 온몸에 통증이 나타날 정도로 에너지 소비가 크다. 그런데도 이 문제를 단순히 신호전달에 의한 작용으로 한정할 수 있을까? 이렇게 된 것은 에너지의 흐름을 객관화하여 측정하는 것이 불가능했기 때문이다. 그러나 염증의 동력이 되는 에너지의 흐름은 직관적인 능력이 있는 의사에 의해 파악이 될 수 있는 부분이다. 알고 보면 그렇게 어렵지 않다.

과립구는 신체의 활력을 일으킨다★

과립구는 우리 몸의 활력을 일으키는 동력이며 고열과 염증의 원인이기도 하다.[4]

우리 몸에 만약 과립구가 없다면 몸에 동력과 활력을 부여할 수 없다. 마치 죽은 듯이 외형은 있지만 활기와 생기가 없는 것이다. 살아있으면 숨을 쉬고, 산소를 들이마시면 온몸에 공급되어 움직일 수 있다고 알고 있지만 그게 다가 아니다. 차분하게 생존만하는 것과 활기차게 운동하는 것에는 차이가 있기 때문이다. 과립구는 기본적으로 세균을 잡아먹는 면역(immune, '지킨다'는 의미) 세포이지만 몸의 일부 혹은 전체에 활기를 불어넣는 역할도 하고 있다. 비록 의도적인 활동은 아니지만 **염증도 활**

---

4 자세한 설명은 유튜브 채널인 '히포크라송'의 '과립구의 첫 번째 열쇠'를 참조. 간략히 소개하면 에너지 소모의 속도, 즉 포도당의 산화 속도를 올리는 방식이다. 먼저 과립구가 다량의 산소를 활성산소로 분해할 때, 다량의 포도당을 분해하여 중간 산물인 피루브산(pyruvate)과 젖산(lactate)을 크게 증가시키게 된다. 젖산의 축적으로 인해 혈중 산도가 떨어지면 이를 극복하기 위해 폐호흡이 증가한다. 산소가 추가적으로 공급되면서 축적된 젖산을 유산소 호흡(aerobic respiration)으로 흐르게 하여 줄여 나간다. 우리 몸은 이런 과립구의 작용에 의해 단위 시간당 포도당의 사용 속도를 올리며 활력을 증가시키게 된다.

발함의 일종으로 보면 된다. 고열뿐만 아니라 평소 몸에서 나는 발열량의 개인적 차이(기초대사량의 차이)도 과립구가 얼마나 많으냐에 관련된 문제이다. 과립구가 많으면 신체 활동은 활발하며 발열량도 많고 적으면 신체는 힘이 빠지고 피부의 발열도 줄어 차가워진다.

과립구 자체는 세포 생존 수명★이 평균 2~3일로 우리 몸의 모든 세포 종류 가운데 가장 짧다. 길면 5~6일정도 살 수 있지만, 놀랍게도 **단 1시간 만에 절반으로 줄어들 수도 있다**고 알려져 있다. 특히 **★굉장히 활발하고** 재빠른 세포들이어서 이 시간에도 혈관이라는 고속도로를 따라 머리끝에서 발끝까지 빠른 속도로 종횡무진 움직이고 있다. 자신만 빠른 게 아니라 활성산소 방출을 통해 조직세포에 영향을 주어 신체 일부를 빠르게 움직이게도 한다. 이런 작용은 물론 (교감 및 운동)신경과 연계하여 일어난다. 팔이나 혹은 다리가 일부만 빠르게 움직이게 할 수도 있고 전체 몸의 빠른 움직임도 뒷받침할 수 있다.

활력이라는 것은 에너지를 빠르게 소모할 때 나타날 수 있는 상태이다. 에너지 사용 속도를 좌우하며 몸 안에서 온 사방을 쫓아다니는 과립구들이 담당하고 있는 것이다. **활력, 생기라는 것이 신경의 지휘아래 많은 과립구들이 돌아다니면서 서로 힘을 합쳐 만들어 내는 것이다.** 염증이란 것도 전체 혹은 부분적으로 에너지를 빠르게 태우는 작용이다. 역시 에너지 사용 속도에 영향을 미치는 과립구가 만들어 내는 작용이다. 과립구는 또 피부를 통한 열 발산량에 영향을 미치며 전신염증 시엔 고열을 일으킬 수도 있다. 그래서 활력과 염증 현상은 서로 밀접한 관련성을 갖게 된다. 정리하면, 백혈구 중 다수를 차지하는 **과립구는** 지키는 면역작용 외에 **염증, 활력의 공통 원인이고 발열에도 영향을 미친다.** 그래서 우리는 과립구를 '염증(원인)세포'라 부를 수 있다.

병조직을 만드는 것의 의미★

먼저 '조직'이라는 용어에 대해 설명하면, 비슷한 세포들이 모여 형성된 신체의 일부인데 특수한 기능을 수행하기 위해 신체 내에서 비슷한 역할을 하는 세포들이 모인 것이다. 그것이 정상적인 기능을 하는 것이면 정상조직, 병적 기능을 하는 것이면 병조직이라고 부른다. 예를 들어 피부의 기능을 하기 위해 모인 것이 피부조직이다. 병조직은 염증조직과 암조직으로 나뉜다. 염증 조직은 붉거나 아프거나 붓거나 열이 나는 조직일 텐데 이 조직이 크기를 늘려 갈 수 있다. 자신의 몸에 생긴 염증부위를 생각해 보면 우리는 그것이 커지면 악화되는 것으로 보고 줄어들면 낫는 것으로 본다. 잘 보이지 않는 곳에 있더라도 마찬가지이다.

앞에서 몸의 어딘가에 염증조직이나 암조직이 생기면 몸 전체의 과립구의 레벨은 높아진다고 하였다. **과립구는 활력적인 활동을 가능케 하므로 과립구가 증가하면 신체적 활동과 일을 지속적으로 하게 하거나 강한 스트레스도 견딜 수 있게 한다.** 약간 증가해도 그만큼 무리한 활동이 가능하며 크게 증가할수록 견디는 힘, 지속력은 더욱 강해진다. 중병뿐만 아니라 몸의 일부분(국소 부위)에 작고 평범한 염증이 생기더라도 전체 몸은 그런 변화가 일어나는 것이다. **이것이 병조직의 존재 이유이다. 필요한 과립구를 증가시키기 위해 병조직이 만들어지는 것이다.**

지금까지 정상조직의 존재 이유는 알았지만 병조직이 생겨나는 이유에 대해서는 속 시원한 설명을 할 수가 없었다. 지금 필자가 그 설명을 하고 있는 것이다. 병조직에 대해서는 이유는 알 수 없지만 위험하다고 인식하여 제거하거나 약으로 치료해 왔다. 그러나 병조직의 존재 이유를 제대로 알면 병을 예방할 수 있고, 중병이 발생하는 시점을 포착할 수도 있으며 병을 치유하는 근본적인 방법도 찾을 수가 있다.

이제부터 정말 그러한지 자신의 몸을 관심 있게 보아야 한다. 염증의 발생되고 강하게 아프다가 낫는 과정을 보고, 염증이 강할 때 자신이 어떻게 활동하는지를 한번 관찰해보기 바란다.

그렇다면 첫 번째 물음, 어떻게 병조직(염증조직, 암조직 모두 포함)의 존재가 전체 과립구의 레벨에 영향(증가)을 미칠 수 있는 것일까? 이것은 다소 전문적이지만 일반인도 이해할 수 있는 부분이다. 과립구는 일반적인 몸의 세포들과 다른 이질적인 세포이다(이는 최근 학계에서 'Neutrophil Heterogeneity'로 부르고 있다). 이들은 산소가 많은 곳에서는 죽음을 맞이하고 산소가 적으면 생존기간이 늘어나는 특성을 지닌다(이런 성질은 자신에게 유리한 조건에서, 세포자멸(apoptosis)이 지연되는 특성인 'delayed apoptosis'로 알려져 있다). **과립구는 우리 몸에서 유일하게 산소를 싫어하는 세포종이라 할 수 있다.** 그런데 알다시피 우리 몸에는 산소가 풍부한 곳이 너무 많다. 그래서 이들은 정상이상으로 **숫자가 증가할 때는 반드시 일하지 않을 때 모여 있을 곳이 필요해진다**(이것을 'rest', '쉰다'고 표현하여 쉴 수 있는 곳이 필요해진다는 의미이다). **그곳이 바로 염증조직이며 암조직인 것이다.** 만약 모여 있을 곳이 없다면 증가된 양은 유지되지 못하고 줄어들게 된다. 암을 수술하거나 염증조직을 제거한다면 쉴 곳이 없어지는 것이다. 이제부터 자신의 병조직을 바라볼 때, 이곳에 '과립구들이 모여 있구나.' 하고 생각하면 된다. **병조직이 하나 있으면 그것은 정상 수준 이상의 과립구가 만들어졌을 때 모여서 쉴 수 있는 곳의 의미**를 지닌다. 레벨이 증가한다는 것은 비율이 늘어나 있는 상태로 유지되는 것으로 파괴와 생성 작용이 활발한 상황이다. 과립구 레벨과 병적 조직의 발생은 닭과 달걀의 관계처럼 전후가 없어서, **활력이 지나치다 보면 염증조직이 생길 수 있으며 또 반대로 그 조직이 존재하면 과립구의 비율이 늘어나 활력이 증가된다.**

증가된 과립구가 쉴 때 병조직에 모이는 이유는 바로 산소를 싫어하는 특성 때문이다. **염증과 암조직은 산소가 부족하다는 공통점을 지니고 있다.** 악성종양의 중심의 2/3에는 혈류의 공급이 거의 없는 지역이 있다고 알려져 있다. 종양뿐만 아니라 일반 침습적인 암들도 가운데가 붉은 빛을 띠지 않고 어두운 빛을 띠는 것은 산소의 공급이 줄어들기 때문이

핵심정리 ▶ 과립구가 좋아하는(모여드는) 세 가지 환경★

1) **저산소 환경 혹은 지역**(hypoxia, low oxygen tension)
2) **산성** 환경 또는 지역(low PH -> 산소가 적으면 산성화 된다)
3) 열이 나는 고온의 신체 부위(pyrexia, area of high temperature)

과립구는 체내에서 아주 빠르게 움직이는데 체내 일부에 위와 같은 환경이 조성되면 그 쪽으로 많이 모이는 경향이 있다. 뿐만 아니라 의지적으로 활력을 만들어 낼 때, 예를 들어 팔을 움직일 때도 교감신경의 수축을 통해 저산소지역을 만듦으로써 과립구가 모여들게 하고 에너지 소모를 증가시켜 동력을 얻는다. 과립구의 이런 특성은 산소를 좋아하는 다른 세포 종들과 구별된 것으로 이질적인 것이다. 또 이 세 가지 특징은 직관적으로 **과립구의 증가와 움직임을 추적하는 데 중요한 단서**가 된다.

다. 암조직의 혈류 감소는 교감신경의 혈관을 조이는 특성에 의한 것이다. 이러한 혈류 감소는 곧 과립구들이 생존하기 유리한 저산소 지역임을 의미한다.

염증에서도 산소가 부족하다. 혈류가 많고 붉은 빛을 띠어서 산소가 풍부해 보이지만 사실 이것은 부족하기 때문에 보상적으로 발달한 것이다. 염증에서 산소가 부족해진 원인은 산화의 속도가 너무 빠르기 때문이다. 염증 지역에 산소와 포도당을 추가로 공급해도 과립구의 빠른 작용에 의해 활성산소와 젖산이 생성되며 산소가 달리는 상황은 계속된다. 이렇게 염증과 암조직은 산소가 부족하기 때문에 증가된 과립구들을 잡아 둘 수 있는 장소가 될 수 있다.

원래 과립구들은 신체 내에서 많이 모여 있는 장소가 있다. 이곳은 신체 내에서 비교적 산소가 적은 곳들이다. 과립구들이 생산과 파괴를 위해 모여 있는 간, 비장, 골수, 그리고 마지막은 '폐'로 새로운 산소를 만나기 직전인 폐동맥 부위이다(폐동맥은 명칭은 동맥이지만 정맥혈이 있는 혈관이다). 우리 몸에서 병조직을 제외하면 과립구들이 쉴 수 있는 곳들은 이미 정해져 있어 정량이 있다. 그것은 과립구를 만들 수 있는 양과 맞추어져 있다. 그래서 이곳들의 크기는 어떤 사람의 과립구의 정상 비율, 다시 말해 백혈구 중 과립구의 비율을 결정하는 역할도 하고 있다. 그러다 병조직이 하나 생기면 과립구는 비정상적으로 더 많아질 수 있는 것이다.

그렇다면 두 번째 물음, **과립구들은 왜 모여 있으려 할까?** 평상시에는 동족끼리 모여 있어야 피해를 줄일 수 있다. 산소가 많은 혈류에서는 생존기간이 줄어, 흩어져서 따로 죽어 가면 전체적인 비율이 빠르게 감소하기 때문에 주로 모여 있는 곳이 필요하다고 보면 된다. 모여 있으면 한 과립구의 희생을 통해 만들어진 산소가 적은 환경의 혜택을 다른 과립구들이 누릴 수가 있어서 동족의 피해를 최소화할 수 있다.

그렇다면 세 번째 물음, 백혈구 중에서 과립구의 비율이 왜 중요할까. **혈액 중에 전체 백혈구의 비율이 비교적 일정하다는 원칙이 있다.** 백혈구는 주로 과립구와 임파구로 구성되는데, **과립구**(구체적으로 호중구(neutrophil) + 호산성구(eosinophil)로 보면 된다)**가 늘어나면 임파구(lymphocyte)는 줄어들면서 전체적인 백혈구 숫자가 비교적 일정한 값을 갖게 되는 것이다. 이를 '시소관계'라고 표현한다.** 임파구는 면역력에 있어서 중요한 세포이므로 **과립구의 증가는 곧 면역력의 약화를 의미**하게 된다. 면역력에 대해서는 다음 장에서 다시 정리하게 될 것이다. 우리는 일반적으로 감기가 들면 면역력이 약해서 그렇다고 생각한다. 의사가 면역력이 약해서라고 설명하면 환자는 '그런가' 하고 생각할 뿐이다. 실제로는 감기 전에 과립구가 증가된 상황이 있었기 때문에 임파구가 줄어들게된 것이다.

곁가지

관찰과 직관을 활용한 염증 연구

필자의 설명을 들으며 독자 여러분들은 다음과 같은 궁금증이 생길지도 모른다.

"왜 과립구의 변동을 실험을 통해 더 구체적으로 측정하지 못할까?"

과립구의 변동이 채혈이나 기계를 통해 실험적으로 측정되어지기 힘든 이유가 있다. 먼저 그 정상적인 범위가 사람마다 천차만별이기 때문이다. 그래서 어떤 사람에게는 병적인 수준의 양이 어떤 사람에게는 정상적인 수준이 될 수 있다. 또 신체의 상태에 따라 빠르게 움직이며 몰려다니므로 갑자기 한 구석에 모여 있으면 줄어든 것처럼 보이기도 한다. 이런 문제로 인해 과립구의 수치는 일반화되고 정량화되기 어려웠다. 그러나 과립구의 특성을 알면 신체의 상황에 따라 어떻게 이동하는지 체계적으로 이해할 수 있다. 방법은 관찰과 직관이다.

의학은 많은 분과로 나누어져 있고 자신의 분야에 있는 염증만 다루다 보니 한 사람을 통째로 생각하기가 어려웠다. 의사들은 자신이 아는 염증 외에 다른 곳에 얼마나 염증들이 있는지, 또 전신적인 질병의 영향까지 모두 파악한다는 것은 어렵다고 생각했다. 그러나 염증은 한 곳에 크게 형성되면 다른 곳은 약해진다. **하나의 큰 염증이 다른 염증들의 발산의 통로가 되기 때문이다**(2장에서 '길을 만든다', '돌아다닌다', '전체와 부분과의 단계' 등에서 설명되는 부분이다). 또 만성 염증이 있는 부위는 환자들이 병명을 파악하고 있는 경우가 많다. 그래서 의사가 몸 전체적으로 염증을 다루는 것이 생각만큼 어렵지 않다.

병조직의 의미와 전신 과립구의 관계를 해석해 낸 것은 과립구의 특성을 알고 만성 염증을 가진 사람들의 행동을 관찰하며 확신하게 된 사실이다. 이것을 알기 위해서는 먼저 '어떤 사람의 몸에 염증이 있는지 없는지'를 알아야 한다. 그리고 그 사람의 행동 패턴을 관찰해야 한다. 사람들은 자신이 활발히 움직이고 많은 일을 하는 것이 자신의 자유의지에 의한 것으로 단순하게 생각하지만 염증에 의한 것인 경우도 상당히 많다. 건강한 사람의 행동은 이성적 의식에 의한 것이 많으며 염증에 영향을 받는 사람은 무의식적으로 행하기 때문에 후에 기억이 약하다.

직관적으로 과립구의 상황 알기

산소가 적은 곳, 산성 지역, 열이 나는 곳, 이 세 가지 특징은 직관적으로 **과립구의 움직임을 추적하는 데 중요한 단서**가 된다. 활력이 증가된 신체부위에는 과립구가 모여든다. 골수에서는 생산을 늘리며 몸 전체적으로 과립구는 증가한다. 골격근이 활력적으로 움직이고 난 뒤, 땀이 나며 과립구가 소모되면 증가된 과립구는 감소한다.

염증이나 암이 있는 지역에서도 그런 환경이 조성되어 과립구가 모여 있게 되는데 계속해서 모여 있는 것은 아니며 쉴 때 모이게 된다. 세력이 강해질 때는 온몸으로 흩어져 고유의 역할인 활력적 활동을 수행한다. 과립구의 증가는 염증이 형성되었는지 여부나 속도가 빨라지는(무리한) 행동의 특성 등으로 알 수 있다. 면역력이 나빠진 상황에서 몸에 병조직이 생기면 증가된 과립구는 줄어들지 않고 계속 유지될 수 있다. 병조직에서 먼 다른 신체 부위를 외부적 열원을 이용해 뜨겁게 하면 해당 신체부위는 발열에 어려움을 겪으면서 열이 적체된다. 이때, 과립구는 나누어져 열이 증가하는 신체부위로 이동한다. 결과적으로 병조직에 모여 있던 것들이 흩어지게 된다.

병조직과 전신의 과립구 증가의 관계는 오묘하다. 또 병조직과 활력은 관계가 있다. 활동을 할 때는 병조직보다는 온몸에 퍼져 있기 때문에 병조직을 신경 쓸 겨를이 없이 활동하기에 바쁘다. 이렇게 뭔가 중요하다고 여겨지는 일에 정신이 팔려 있을 때는 자신의 몸에 있는 염증의 존재를 느낄 수 없다가 저녁이 되어 휴식을 하려고 하면 아픈 염증의 존재를 확인하게 되는 것이다.

활동을 할 때는 원래 과립구들이 증가한다. 때론 심장 박동이 빨라지고 온몸이 흥분하며 활동하게 되는데 이때는 숫자 증가를 기반으로 과립구가 동맥혈관까지 골고루 퍼져 네트워킹을 형성하는데 염증에 모여 있던 과립구들도 여기에 함께 참여하여 흩어지게 된다. 이를 '**과립구의 시대**'라고 부를 수 있다. 그러나 휴식할 때는 염증 부위에 모여들어 작용이 강해지므로 그 부위에 아픈 혹은 알 수 있는 어떤 느낌이 오는 것이다. 그러다 저녁을 배불리 먹으면 '부교감이 강해져서' 국소적 염증의 반응이 약해진다. 먹을 때 염증이 약해지는 현상은 흔히 관찰되니 한번 확인해 보기 바란다(이와는 반대로 배불리 먹을 때, 염증부위에 둔통이 발생하는 경우가 건강한 사람에게 나타난다. 이는 보다 건강한 단계에서 일어나는 일이다).

어떤 때는 강력하게 활동하면서 동시에 염증 부위의 통증을 느끼는데 이런 경우는 염증의 크기가 증가되는 상황이다. 일하다 보면 무리하게 되고 어김없이 조절력을 상실하게 되어 과립구는 폭증한다. 강한 활동의 의지는 교감신경을 더욱 강하게 수축시키고 염증 조직으로 가는 동맥 혈관을 수축시키고 저산소 환경을 만들게 된다. 이때 과립구는 더 많이 모여들게 되고 보상성으로 혈관이 발달하면서 독한 병조직이 커지고 악화되는 것이다. 이런 식으로 병조직은 발달한다. 염증의 크기를 키워 놓으면 점점 더 과립구의 비율을 늘릴 수 있어서 차후 보다 강력한 활동을 하는 데 있어 유리한 신체 조건을 만들 수 있게 될 것이다. 이것이 염증조직이 처한 상황이며 '**필요악**'이 되는 것이다. 염증 생성은 결국 개체가 선택하는 것이지만 인지하지 못하는 사이 그런 일이 일어나게 된 것이 문제다. 하지만 **크기의 증가는 기본적으로 영양소의 재충전이 이루어진 상황에서 이루어진다는 점을 기억할 필요가 있다. 그래서 영양 공급을 적절히 차단하는 것이 치유로 가는 중요 포인트가 될 수 있다.**

지금까지 설명한 바와 같이 다양한 염증과 병들이 통합적인 방법으로 다루어질 수 있다. 그 이유는 당연히 대부분의 병들에 과립구가 개입되기 때문이다. '다루다'는 말은 병에 도움이 되는 공통의 생활지침이 존재할 수 있다는 의미이며 예방적인 생활법과 건강해지는 법을 넘어 질병의 치유에까지 도달될 수도 있다는 의미이다. 기존 의학으로 치료 가능한 질병에도 효과적으로 사용될 수 있고 특히나 병과 함께 공생하는 만성병에 주효할 방법이다. 앞으로 이 방법은 과립구의 특성을 통해 염증과 면역의 원리를 밝힘으로써 설명하게 될 것이다. 서양의학에서는 다양한 질환들을 구분하여 진단하고 그 질병 단위별로 접근하는 법을 사용하고 있지만 한의학에서는 열의 과다함, 신경의 예민성, 장기의 원리 등 공통적인 맥락을 통해 다양한 증상을 치료하는 방법을 쓰고 있다. 어쩌면 본책의 이야기는 한의학이 현대적으로 재해석되었다고도 할 수 있다. 보다 구체적인 치료법이야 한의사들의 몫이겠지만, 근본적인 부분인 병을 바라보는 관점과 환자의 몸 관리법은 과립구와 매우 밀접한 관련이 있었다.

전신 과립구량의 증가와 병조직의 발생★

전신 과립구량의 증가와 병조직의 발생은 불가분의 관계에 있다. 이 부분에 대한 이해가 쉽지 않아 뒤에서 설명될 내용들을 미리 정리하고자 한다.

1. 병조직의 크기와 관련이 있어서 **크기가 크면 전신 과립구량이 많고 크기가 작으면 그만큼 적다.**
2. **전신 과립구량이 피크를 칠 때 병조직(염증과 암조직)은 발생하고 병조직이 있으면 전신과립구량이 크다.** 이 둘도 닭과 달걀처럼 전후가 없다.
3. **그 피크가 높으면 중병이 발생하고 피크가 낮으면 일반염증이 발생한다.** 그래서 중병이 있으면 전신과립구의 증가가 크다고 보면 된다. 독한 염증과 암에서 피크가 높다.

일반인도 과립구를 증가시켜 활력적 행동을 만들어 낸다. 그러나 제어력이 수반된다. 좀 더 많은 일을 더 집중해서 하기 위해 조금 더 상승은 가능하지만 자칫 병이 발생할 수 있다. 병이 한번 생기는 것은 그 천정을 한 번 뚫는 것과 같다. 천정을 작게(작은 피크) 뚫으면 염증이 발생하고 크게 뚫으면 암이 발생한다. 백혈병 같은 암이 생각보다 쉽게 발생할 수 있는 것이다.

많은 것을 하고 싶어서 무리함을 활용하며 작게 뚫는 것을 자주 활용(뚫고 낫고를 반복하는 생활)하며 살다보면 피크는 점점 높아지고 몸은 점점 더 약해진다. 이럴 때 중년에 이르러 독한 염증이 생길 수 있다. **독한 염증이 자주 발생하다 2주 이상 오래 지속되거나 암이 되기도 한다.** 다른 얘기지만 이 경우를 **건강의 가장 낮은 단계**로 볼 수 있다. 암이 발생하지 않더라도 낫지 않는, 난치성 독한 염증이 발생하는 경우도 건강의 가장 낮은 단계이다.

보통은 살이 찔 수 있는 능력이 있는 경우 암이 발생할 수 있으며 체중이 바닥권인 사람은 독한 염증으로 지속되며 불편하고 힘들게 한다.

건강하다 갑자기 위기를 겪으며 크게 뚫어 암이 발생하면 죽음의 위기가 오지만 나으면 깔끔하다. 또 치료 후에는 건강하던 이전의 상태로 환원이 가능하다. 그러나 이 과정에서 순조롭지 못해 치료과정이 길어져 살이 빠지고 약해지면 염증이 자주 발생하고 독한 염증이 생기는 사람이 될 수도 있다.

갑자기 암이 오는 또 다른 경우는 염증의 방편이 몸에 발달되지 않은 사람이다. 이 경우 병에 대한 저항력도 있지만 큰 피크가 발생할 때 바로 암이 온다. 암이 낫는 과정에서 고열(원인이 폐렴과 같은 염증인 경우가 많다)을 겪으며 염증의 성향은 전보다 높아진다. 그래서 중병이 나은 사람들은 과립구의 작은 증가와 염증의 발생이 전보다 쉽게 일어날 수 있다. 이런 과정을 통해 염증 발생의 훈련이 조금씩 이루어지는 것이다. 염증은 암을 피할 수 있는 차선책이 되며 작은 염증의 힘입어 어려운 형편에서 조금 더 무리하며 살아갈 수 있게 된다. 그러다 역시 피크가 점점 높아지면 독한 염증이 발생할 수 있다. 결론은 암은 속도가 빨라 위험하지만 염증은 암보다 더 지독하게 괴롭힐 수 있다. 이것이 염증과 암의 상관관계이며 차이점이다.

과립구는 자극에 의해 증가한다★

기존의 의학에서는 외부에 있던 병원균이 침입(감염)하면 과립구가 증가하며 염증이 발생한다고 보았다. 과립구의 증가는 염증과 관련시키기보다 몸을 지키기 위해 침입자를 탐식하기 위해서라고 본 것이다. 그러나 **이것은 병의 원인과 과립구의 특성을 모르고 기능을 국한시켜 일부만 생각한 것이다.** 필자는 이제 활성산소의 의미를 해석해 냄(과립구의 첫번째 열쇠)으로써 과립구는 평상시 활력, 발열을 담당하며 병 시에는 염증과 암의 공통원인이라고 설명한다. 이것은 염증-병원균-과립구의 작은 사고의 틀을 깨는 설명이다. 과립구는 우리 몸의 혈관계를 빠르게 오가는 자율적이고 독립성이 강한 독특한 세포들이다. 이들은 자극에 의해 증가하는데 그것은 세 가지 정도이다.

첫 번째가 외부 병원균이다. 현재 의학이 잘 알고 있는 부분이다. 병원균은 상처가 발생하여 1차 방어막이 깨진 곳(오염된 것에 생체가 노출된 것이다)이나 목이나 코처럼 외부의 공기를 받아들이는 취약지역을 통해 침입할 수 있다. 이를 '감염되었다(infected)'라고 한다. 혈중에 들어온 외부 생명체인 병원균은 과립구 세포를 직접적으로 자극한다. 그러면 과립구는 활발해지며 증가하고 자신의 세력을 확대하게 되는 것이다. 병원균에 의한 대표적인 병이 전염병이다. 감기도 전염병에 속하긴 하는데, 보통 전염병이라고 하면 전염성과 치사율이 높은 질병을 말하게 된다. 면역력이 떨어진 개체에게 전염되면 생명을 위협하기도 하는 것이다.

자극의 원인이 되는 병원균을 줄여주면 병이 낫고 몸이 회복될 가능성이 높아진다. 균을 줄여주는 것은 항생제를 통해 이루어지는 것이다. 몸에 나타난 염증을 외과적으로 치료해도 조직이 파괴되면서 병원균이 줄어들고 낫기 수월해진다. 이러한 사실들은 치료를 하며 경험적으로 체득된 의술이다.

균의 자극에 의해 과립구는 증가될 수 있고 과립구가 증가하면 조직을 형성하게 된다. 조직을 형성하면 과립구가 증가된 상태를 유지하고 균의 세력은 더 강해질 수 있다고 하였다. **병균과 과립구, 과립구와 조직의 관계**는 역학에서 서로 짝을 이루는 '**작용-반작용의 법칙**'과 비슷하고 '닭이 먼저냐 달걀이 먼저냐'처럼 전후를 따질 수 없는, 동시에 상호적으로 관련되는 생명의 특성이다. 생명의 원리는 양방향의 접근을 가능하게 한다. 건강을 파괴하면 좋은 균을 잃게 되고 좋은 유산균을 먹어주면 건강에 잠시 도움이 될 수 있듯이 충치 균과 충치치료 역시 양방향의 접근이 가능하다. 단것을 끊어 충치 균의 영양을 중단하거나 균이 사는 조직을 때워서 없애는 치료행위가 모두 치료 효과를 나타내게 된다. 생명체에서 둘은 그냥 짝이 지워진 것이다. **좋은 균은 건강과 관련 있고 나쁜 균은 병과 관계 된다.** 균은 조직과 서로 관련이 있어서 하나만 파괴하면 다른 짝을 잃게 되는 원리이다.

우리가 항생제로 병균을 컨트롤하는 것은 사실 이런 의미가 있었던 것이다. 작용을 제거하면 반작용이 사라지는 원리이다. 병균과 관계된 질병의 경우 병균의 작용을 제거하면 우리 몸의 반작용인 염증은 사라진다. 우리는 지금까지 이것을 확대해석해 왔다. 앞 단락의 설명처럼 균에 의해 병이 발생한다는 세균설은 제한된 설명임에도 불구하고 '약을 써서 균을 죽여야 병 주로 염증이 낫는다.'는 믿음을 심어주어 모든 병에 대입하게 된다. 서양에서 근대의학을 받아들였던 우리나라의 경우 이런 맹신이 더 강하다. 지나간 역사를 기억하고 있는 유럽에서는 염증을 이미 세 종류로 나누고 있다. 세균성, 바이러스성, 무균성이다. 균이 없어도 염증이 생길 수 있다는 사실을 인정하고 있는 것이다.

20세기 초 인류의 조상들이 전염병들에 의해 큰 고통을 당하다 보니 균에 대한 거부감이 계승되어, 우리는 균을 없애기 위한 약을 찾는 데 몰두하였을 지도 모른다. 다양한 항생제가 발견되고 균종들에 대해 짝이 지워져 있음을 알게 되면서 근대의학은 발전하였다. 그러나 현대에 들어 난치성 염증이 증가하면서 항생제로 균을 죽이는 대신 좋은 균을 넣어주어도 병이 호전된다는 사실을 알게 되었다. 이제 새로운 병들은 나타났고 염증의 새로운 면모가 고개를 들어 보이는 시점이라 할 수 있다.

두 번째는 교감신경의 자극이다.[5] 과립구에는 교감신경계열의 물질에 대한 수용체(receptor)를 가지고 있어서 교감신경의 작동에 의해도 증가 혹은 감소할 수 있다. 또 **교감신경을 통해 가는 동맥 혈관을 수축시킴으로써 산소가 적은 환경을 만드는 데 기여하고 산소를 싫어하는 특성을 지닌 과립구가 모이게 하여 전체적으로는 증가시킬 수 있다.** 이러한 사실은 교감신경의 강한 자극에 의해 과립구를 증가시키고 염증이나 암과

---

5 교감신경의 작용에 따라 과립구가 증가한다는 사실은 유튜브 강의 '과립구의 두 번째 열쇠'에서 논문 자료와 함께 설명하고 있다.

같은 병이 발생할 수 있다는 사실을 보여주는 것이다. 의지와 스트레스는 교감신경과 관계되므로, 그동안 병의 원인으로 연결 짓지 못했던 무리한 의지와 스트레스가 원인이 되어 병이 생길 수 있음을 보여준 의의가 있다. 우리는 스트레스가 만병의 근원이라고 생각하면서도 그것을 병과 연결 지을 수 있는 논리를 알지 못하였었다. 정리하면, 결국 과립구는 나쁜 세균들이 건드리거나, 신경 전달 물질 혹은 염증 전달 물질을 통해 교감신경의 자극을 받아 활발해지고 동족들의 숫자가 증가되는 특성을 지닌다.

세 번째는 기후나 날씨의 변화와 관계있다. 기온이 높아 더워질 때 칼로리가 높은 음식을 전과 같이 먹으면 증가할 수 있다. 우리가 먹은 음식도 열에너지 생성을 증가시킬 수 있으므로 더울 때 이런 상황이 발생하면 염증을 촉진할 수 있다. 외부 기온에 의한 더위가 간접적으로 염증발생에 영향을 미친다는 것은 이제까지 믿지 못하던 사실이다. 특히 땀이 잘 안 나는 부위에서 음식의 에너지가 과다하거나 기온이 높아 더울때 몸을 식히는 기능이 떨어져 체열이 부분적으로 증가할 수 있는데, 더운 곳을 좋아하는 특성을 지닌 과립구가 모여들어 염증이 발생할 수 있다. 다른 관점에서 보면, 과립구에 의한 염증 형성이 에너지 소모의 통로가 되므로 열을 해소하는 방편이 될 수 있다. 대표적인 예가 여름철에 발생하는 땀띠이다. 땀띠는 침상과 맞닿아 땀의 발생이 막히고 열이 증가하는 등에 주로 나타나고 있다. 몸의 열기, 더위가 해소되지 않아서 생기는 염증은 누구에게나 일어날 수 있다. 그중 교감신경의 작용까지 강한사람은 더위에 의해 염증 발생이 증가하는 경우가 더 많다. 교감신경이 강한 사람은 기초대사량이 높아 발열이 많은 경우이다. 발열이 많은 사람은 더위의 영향을 더 많이 받게 되고 염증이 더 쉽게 발생할 수 있다.

열과 염증의 상관관계는 지금까지 설명한 과립구의 작용을 생각해 보면 추정이 가능하다. 과립구가 염증, 활력뿐만 아니라 '발열'과 직접 관계 있기 때문이다. 우리 몸이 대사작용을 하고 열을 내는 것은 활력의 속도를 결정하는 과립구와 관계된 일이어서 기본적으로 과립구는 체온을 유지하는 기능을 하고 있다. 이런 기능은 외부의 온도와 관계될 수밖에 없다. 사람이 활력이나 스트레스로 인해 과립구가 증가된 상황에서 외부 기온의 상승으로 발열이 불필요해진다면 그 적체된 에너지는 염증이 잘 생기는 사람에게서 국소적인 염증으로 분출되는 것이다.

한 사례로, 조 씨(남, 56세)는 2017년 1월에 왼쪽 아래 어금니의 고름을 동반한 염증으로 내원하였다. 한겨울인 1월이었지만 그 즈음 날씨가 갑자기 봄처럼 따뜻해져 기온이 많이 올라간 상태였다. 온도가 올라가자 병원에는 치주염 환자들이 늘어났다. 기골이 좋았던 이 환자는 날씨가 따뜻해서 외투 안에 얇은 셔츠를 입고 있다며 보여 주었다. 날씨를 참고하여 생각하니 몸에 에너지가 넘쳐 생긴 염증 같았다. "날씨가 갑자기 따뜻해지면 열량이 많은 고기류를 조심할 필요가 있습니다."라고 환자에게 말하자, "그날, 점심 때 쇠고기를 먹고 저녁 때 염소곰탕을 먹었더니 잇몸이 바로 올라왔습니다."라고 하였다. 날씨가 추웠다면 그 음식들은 염증으로 가지 않고 한겨울의 추위를 이기는 데 도움이 되었을 것이다. 하지만 날씨가 따뜻하여 몸에 섭취한 에너지가 남게 되면서 그 에너지가 원인이 되어 염증이 발생한 것이다. 이처럼 외부 온도는 염증발생에 영향을 미치며 음식에 포함된 칼로리도 염증과 관계있다. 음식의 열량이 외부 기온과 합산되어 염증의 원인이 될 수도 있는 것이다. 잉여 에너지 문제는 뒤에 자세히 설명될 예정이다. 필자는 이런 지식을 바탕으로 치과 치료를 해오며 계절적 기온 변화에 따라 염증이 발생하는 사람들이 증가하는 패턴을 인식하게 되었다. 그럴 때마다 환자에게 "요즘 날씨가 더워지면서 염증이 생겨 오시는 분들이 많아요."라고 설명한다.

독한 염증과 보통 염증★

염증에는 별로 관심을 가지지 않아도 되는 일반 염증이 많지만 발생할 때부터 신경을 써서 관리해 주어야 하는 독한 염증도 있다. 이것은 사람에 따라, 시기에 따라 각각 다르게 나타난다. 건강한 사람은 독한 염증이 잘 생기지 않으며 약한 사람은 독한 염증이 발생한다. 보통 젊을 때는 면역력이 강해서 약한 염증이 많고 30대 후반을 넘어가면 독한 염증이 잘 생기는 부위와 약한 염증이 생기는 부위로 차별화된다. 예를 들어 간염이나 콩팥병 같은 것은 독하다. 피부의 경우 독한 부위와 잘 낫는 부위가 있다. 염증이 안 생기는 사람은 갑자기 암이 생겨날 수 있을 것이다. 문제가 되는 암은 독한 것들이다.

독한 염증을 판별하는 기준은 병조직의 성장성, 통증 같은 강도, 온몸에 미치는 영향력, 정신적 스트레스에 반응성 등이다. 이런 **독한 염증은 공격적이어서 암과 유사한 성질을 갖고 있다.** 신경 써서 관리하지 않으면 걷잡을 수 없을 정도로 커져서 위험해질 수 있다. 따라서 몸의 부위나 상태에 따라 다르게 나타나는 염증들의 성질을 파악하고 있다면 몸을 관리하기에 훨씬 수월해질 수 있다.

만성적으로 존재하며 잘 낫지 않는 염증, 스트레스에 의한 염증들은 독한 염증의 예다. 신경성 또는 민감성 염증도 스트레스에 의한 것과 유사하다. 이런 염증들은 보통 **호발 부위가 개인별로 존재하며 보통의 염증과는 다른 곳에서 생긴다.** 독한 염증들이 개인별로 자리를 형성하며 **'필요에 따라'** 자주 이용하고 있는 것이다. 그 필요는 스트레스가 많을 때, 신경이 날카로워졌을 때, 그리고 무리한 활력이 요구될 때 등이다. 여기서 필요라는 것은 몸의 입장이다. 우리는 병을 바라볼 때 '나를 괴롭히는 존재'로 생각하기 쉽지만 **사실은 나 자신의 필요를 충족시키기 위해 생겨난 것이다.** 독한 염증은 강한 스트레스를 견디며 무리한 활동을 가능하게 하기 때문이다. 다만 지속되어서는 안 되고 가능 기간이 짧아, 부정적인 측면이 더 강한 것이다.

예로 얼굴의 작은 건선[6]이 있다고 하자. 이것의 병명을 아는 게 중요하지는 않다. 붉거나 가렵거나 아프면 염증이다(피부의 경우 염증이 나타나려 할 때 가려운 증상이 있다). 이 염증은 크기는 작았지만 신경이 예민하여 건드리면 상당히 날카롭게 아팠다. 통상 사람에 따라 건선의 통증은 두 가지로 나타나는데, 날카롭게 아픈 경우와 붉은 모양은 있으나 별로 아프지 않은 경우이다. 이 차이는 사람의 통증 신경 발달 정도에 따라 다르게 나타난다.

최소한 암과 구분할 필요는 있기 때문에 염증이라는 사실을 알 필요

---

6 290쪽 '사진 3' 참조.

는 있다. 여기서 **중요한 것은 얼마나 독한지이다**(암도 독한지의 여부가 중요하다). 앞서 설명한 대로 크기가 빨리 커지는지, 주인의 정신을 거슬리게 하는 존재감, 조직이 작동할 때 몸 전체에 영향을 미치며 전체로 얼마나 신경을 강하게 뻗치는지, 스트레스에 얼마나 반응하는지 등이 중요하다. **병조직이 있는 것 같은데 염증성이 아니라면 암일 가능성이 높을 수도 있다.**

이런 상황은 사람마다 호발 부위가 다르다. 필자의 경우 겨드랑이의 한선염이 독하였으며 사타구니의 한선염은 쉽게 나았다. 어떤 사람의 경우 건선은 그렇게 독하지는 않았지만 구안와사를 일으키는 귀 부근 두개골 내 염증은 독했다. 우리는 진단명을 알기 위해 골몰하고 의사는 진단의 요건을 연구하여 확실한 답을 찾기 위해 노력한다. 그러나 지금까지 설명한 대로 염증인가 암인가, 독한가 온순한가의 정도를 아는 것만으로도 충분하다. 지금 이 시대에 흔하게 발병하는 많은 난치병들의 원인이 '과립구 증가'로 동일하기 때문이다.

염증에는 네 가지의 증상을 보이는 접촉성 피부염이나 아토피, 지루성 피부염도 당연히 포함될 것이다. 과립구에 의한 질환에는 알레르기까지 포함된다. 이런 것들에는 과립구 중에 염증에 대한 **민감성을 담당하는 호산성구가** 호중구와 함께 개입된다. 현대를 살아가다 보면 음식이나 화학 물질에 민감해지기 쉽다. 많은 사람들이 어떤 음식을 조금만 잘못 먹어도 민감하게 염증이 발생한다. 햇빛이나 추위에 대해서도 알레르기가 생기며 진드기나 화장품, 미세먼지에 이르기까지 우리가 반응하게 된 물질은 많아졌다. 그것은 우리 몸에서 염증이 쉽게 일어나려고 한다는 뜻이며 그 몸 상태를 잘 벗어나지 못하고 있다는 의미이다. 민감하고 염증이 잦아지고 몸이 예민해지면 전자파에도 민감해지며 면소재의 옷을 입어야 하는 등 생활의 불편이 크다. 필자는 이런 문제가 작은 관찰, 글자 하나에도 민감하게 반응하고 차이를 구분해 내야 하는 현대인의 지적 활동과 무관치 않다고 보고 있다. 아무튼 이런 민감성 염증과 알레르기

전문가용 ▶ 민감성과 호산성구에 대한 추가 설명

현대 난치병의 다수를 차지하는 피부염들은 작은 것에 민감한 특징이 있다. 치과 치료를 할 때도 아주 작은 크기의 염증을 크게 느끼는, 즉 민감한 환자들이 늘어나고 있음을 느낀다. 현대인들이 점점 예민해지고 있는 것이다. 스트레스에 민감해지는 독한 염증과 암도 호산성구(또는 그 비율의 증가)와 관련된다. **민감성이라는 것은 뒤에 나올 에너지 '발산(2-4장)'의 필요가 있는 몸 상태라는 의미이다.** 기생충의 잦은 자극이 호산성구를 늘리듯이 결국 **스트레스에 민감해져 염증이나 암이 잘 생기려는 경향도 민감성이다.** 현대 의학적으로, 호산성구에 대한 부분은 실험실에서 더 확인해야 할 부분이다. 그러나 자연주의 의학에서는 과립구로 통합적으로 다룰 때 유의미한 자료가 되고 환자의 증상과 연결시킬 수 있다. 호산성구는 민감성에 의해 병을 도입하는 시작에서 관련이 있고 세균이 적어진 깨끗한 현대 환경에서 쉽게 증가할 수 있다. 세균이 많아 감염이 자주 발생하였다면 몸은 발산이 자주 이루어져 호신성구의 생성은 줄어들었을 것이다. 현대화된 사회에서 호산성구의 비율은 점차 증가하게 될 것이다. 호산성구의 특징은 한 마디로 매우 독하다, 독한 과립구이다. 임상적으로 볼 때 **호산구가 증가하는 경우 위험한 수준의 과립구 증가가 쉽게 일어날 수 있다.** 그러나 호산구가 비정상적으로 증가하는 경우 꼭 암을 의미하는 것은 아니며 독한 염증과 암, 아토픽한(비정형적인) 염증을 암시한다고 해석할 수 있다. 그러므로 잘 관리해 나가야 한다.

호중구와 호산성구를 합산하여 전체 과립구의 비율을 계산하는 것이 임상적으로 의미가 있는 것처럼 둘은 크게 다르지 않을 가능성이 높다. 호중구는 중성이며 기본이다. 몸이 산성화되면 호산구가 느는 것이다. 호산구가 될 수 있는 신체 조건은 산소 부족으로 인한 강한 산성화이다. 산소의 부족이 심해지면, 산소를 받아들여 활성산소를 방출해야 하는 호중구의 기능이 정체될 수 있다. 호산구는 산소를 충분히 받아들이지 못하고 활성산소가 배출이 잘 안되면서 자신이 산성화된 것이다. 자신이 중성을 유지하지 못해 산성화가 되면 산성염료에 붉게 염색된다.

도 필자가 말하는 염증과 동일하게 보면 된다. 시작만 특정 물질에 대한 민감성이지, 일단 생기고 나면 염증과 관리법도 비슷하고 별반 차이가 없기 때문이다.

보통(일반) 염증들은 그렇게 독하지 않다. 그러나 **관리를 잘못하여 신경이 발달되면 독해지기도 한다**. 독한 염증이 나오려면 우선 독함이 사라지고 보통 염증이 되어야 한다. 그러나 독했던 염증은 쉽게 다시 독해질 수도 있다. 따라서 일반 염증과 독한 염증을 나누는 기준은 근본적으로 그 강도, 영향력 같은 염증의 성격이다. 바이러스성이든 세균성이든 마찬가지이다. 생활에서 세균이 줄어든 요즘에는 바이러스성 독한 염증이 많아진 추세다. 대상포진이나 입가의 수포는 모두 바이러스성 질환이다. 대상포진 같은 질환은 독한 염증에, 입가의 수포 같은 염증은 일반 염증에 들어갈 수 있다.

허리 통증도 포함된다. 뒤에 자세히 다룰 '염증의 돌아다님'에서 다른 부위의 염증이 나으며 허리로 가는, 염증세포(과립구)가 허리에 달라붙는 경우가 많다. 통증이 있으면 염증이다. 디스크의 여부는 조금 다르지만 그래도 비슷하다. 디스크의 마모라는 형태적 이상은 염증이 쉽게 생길 수 있는 상황일 뿐이다. 그와 상관없이 염증은 있을 수도 없을 수도 있다. 염증이 있으면 통증과 불편감이 발생하고 염증이 없으면 디스크 문제에도 불구하고 신체는 적응될 수 있다. 그러므로 중요한 것은 몸의 염증성향을 줄여주는 몸 관리이다. 다른 부위의 염증 혹은 몸 전체의 강한 염증 이후 허리에 둔한 통증이 오며 아픈 경우가 있다. 꼬리뼈 쪽이 아프다는 사람도 있다. 이것은 염증을 위해 과립구를 만들고 칼슘을 사용하여 생기는 문제이다. 칼슘과 마그네슘 같은 영양소를 보충할 필요가 있는 경우이다.

과립구의 특성은 우리의 일상생활과 밀접한 관련이 있다. 활동과 염증의 근간을 이루는 과립구에 대해 마저 알아보도록 하자.

평상시 과립구의 증감

과립구는 '주간에' 먹고 난 뒤 활동하면 증가하고 음식을 한참 안 먹으면 결국 감소한다. 배불리 먹었을 때 소화 중에는 일시적으로 임파구가 증가하고 과립구는 감소한다. 그러나 2시간 정도가 지나 소화가 어느 정도 이루어지면 음식으로 섭취한 에너지는 과립구로 이어지게 된다. '약간의 시차를 두고 음식섭취와 과립구의 증가가 연결되어 있다'고 생각하면 된다. 앞서 설명한 바와 같이 우리가 먹는 것은 일차적으로 과립구의 생성과 그 과립구와 주변 조직 세포들이 사용하게 될 포도당(에너지의 기본단위)을 공급하는 행위이다. 이는 과립구가 신체에 활력을 주며 몸이 전체적 혹은 부분적으로 활력적으로 움직이게 하는 원리였다.

과립구는 또 먹은 에너지가 떨어지고 힘이 빠지면 점차적으로 줄어들게 된다. 그 감소는 활력을 통해, 즉 일과 활동을 통해 소모되는 것이다. 생존기간이 짧은 과립구는 금세 소모될 수도 있다. 이때는 에너지원인 혈중 포도당도 함께 소모된다. 에너지원인 포도당의 소모는 우리가 이미 알고 있는 부분이므로 책에서는 설명의 단순화를 위해 언급을 줄이고자 한다. 문제는 과립구가 감소할 때, 먹고 싶어진다는 점이다. 먹으면 조금 지나 다시 과립구가 증가하겠지만, 이때 안 먹으면 평상시 이하로 감소될 수도 있다.

또 과립구는 발열과 고열의 원인이 되므로 기온과 관련하여 발열을 일으키며 소모된다. 바깥 날씨나 옷 입는 정도에 따라 **'시원하면' 과립구가 소모되어 시간이 흐르면서 차차 줄어든다.** 그리고 과립구가 줄어들면 다시 먹고 싶어지며, 먹으면 다시 과립구는 생성되고 열을 내며 춥지 않도록 유지시켜준다. 그러나 이때 먹지 않으면 과립구는 줄어들고 체온을 유지하여 **'추워지지' 않으려면 옷을 더 입어야 한다.**

과립구의 잉여와 과부족★

과립구는 다양한 작용에 관여하고 있는 멀티 플레이어다. 염증, 활력뿐 아니라 발열과도 관련이 있다. 사람에 따라 혹은 부위에 따라 피부를 통한 열 발산의 정도는 다르다. 과립구의 활력이 강하게 나타나면 열 발산이 증가한다(열역학 제2법칙에 의해 열 발산은 대사속도에 비례하게 된다). 이러한 열 발산은 몸 전체가 균일하지 않고 상체에 열이 쏠리는 사람들이 많다. 구형의 머리를 외부에 내놓고 다니기 때문이기도 하고 머리를 많이 쓰기 때문에(머리를 많이 쓰는 것, 빠르게 돌린다는 것도 활력과 관계있다) 에너지소모와 함께 열 발산이 증가할 수 있다.

신체의 일부 혹은 전체에서 열이 많이 난다는 것은 그곳에 '과립구가 많다'로 풀이할 수 있다. 몸의 일부 혹은 전체적으로 열이 많이 나는 것은 '덥다'는 뜻이다. 예를 들어 여름으로 갈수록 열 발산을 늘리며 더워진다. 신체 일부, 사타구니나 겨드랑이가 더운 것은 과립구가 그 쪽에 많은 것을 의미한다. 이럴 때는 일부의 더위를 전체가 나눠 가질 수도 있기 때문에 부분으로 인해 전체가 더워질 수도 있다. 이는 **'과립구의 잉여 (surplus)' 상황이다.** 일반적으로 겨울을 벗어나는 2월 말이나 여름으로 가는 5~6월에는 과립구의 잉여가 심하여 문제가 많이 발생한다. 실제로 중병도 많이 발생한다.

겨울에서 봄으로 가며 온도가 갑자기 상승하는 2월 말도 비슷하다. 태양의 고도가 상승하면 지표면이 달구어지면서 계절의 변화를 피할 수 없다. **1주 만에 아침 기온이나 낮 기온이 7~8도 이상 오르면 신체는 과립구의 잉여 상황이 심해진다. 과립구의 잉여는 그들의 결집과 세력 강화의 가능성이 높아진다는 것을 의미한다.** 사람은 원래 기온이 23~25도가 될 때까지는 계속 추위를 느낀다. 봄이 올 때는 온도가 크게 상승하지만 그래도 춥게 느껴지는 것이다. 사람이 활동하는 데 쓰는 1차 에너지는 기후, 계절변화, 먹은 음식, 입는 옷에 따라 영향을 받게 된다. 이런 것을 **바꾸어주지 않으면 염증(병조직)의 발생 가능성이 높다.** 건강한 사람은 일반 병조직이 생겨 잘 낫는 편이지만 **한번 생긴 독한 병조직(민감성과 관련된 것)은 없애기 어렵다. 발생의 단계에서 미리 알고 예방하는 것이 중요한 이유이다.** 온도의 변화는 다음과 같은 현상을 통해 알 수 있다. 난방 설정 온도 아래로 잘 안 떨어져 보일러가 잘 돌지 않는 경우, 자다가 침상 온열 매트가 덥게 느껴져 이불을 발로 차는 경우, 외부에 있는 음식이 빨리 상하는 경우이다. 이럴 경우 옷이나 이불을 바꾸어 주고 고기의 섭취를 줄여 과립구의 잉여에 대비해야 한다.

온도가 갑자기 상승하면 신체는 환경에 적응이 늦어 과립구를 많이 만들다 보니 덥게 느껴지는 것이다. 그래서 이런 신체의 관리 원칙이 하나 생겨난다. '**추울 때는 따뜻하게 해주어야 하고 더울 때는 시원하게 해주어야 한다**(시원함은 뒤에서 설명할 '발산'의 한 형태이다).' **추울 때 따뜻하게 해주면 과립구의 추가적인 증가를 막을 수 있고 더울 때 시원하게 해주면 증가된 과립구가 소모되면서 점점 줄어들게 된다.** 이 원칙은 옷을 입는 것과 온열을 어떻게 사용할 지에 대한 것이다. 옷과 같은 보온 재료도 영향을 미친다. 옷으로 덮여진 부위는 열 발산이 억제되고 노출된 부위는 열 발산이 촉진된다. 이렇게 **부분적으로 시원한 부위에서는 과립구가 소모되면서 전체적으로도 줄어들게 되고 더운 부위는 과립구들이 몰려 부분적으로 증가하게 된다.** 굉장히 중요한 이야기들이다.

반면 가을이 되고 겨울로 접어들 때는 추위를 느끼게 된다. 옷을 더 두껍게 입어주더라도 뭔가 원활하지 않다. 과립구가 여름의 생산량에 맞춰져 있어 발열이 부족한 것이다. 이때는 '**과립구가 과부족(deficit)**'한 상태이다. 우리 몸은 보통 춥다고 느끼면 감기(가벼운 바이러스 감염)에 걸리게 된다. 바이러스도 신체의 목적을 위해 필요악처럼 이용되는 것으로 봐야 한다. 감기에 걸리지 않으려면 춥지 않게 옷을 더 입어야 한다. '**감기에 걸린다**'는 것은 **과립구를 어느 정도 수준으로 생성할지 재설정하는 과정이다.** 감기에 걸리면 일단 과립구를 많이 증가시켜 놓고(그 결과 아프게 된다), 먹지 않은 상태에서(전신에 염증이 생기면 교감신경의 강한 작용으로 먹기 싫어진다) 과립구를 소모하고 그 적절한 포인트를 잡게 되는 원리이다. 추위(한기)를 느끼고 감기를 겪고 나면 과립구는 좀 더 많이 생산하는 체제로 변화될 것이다. 몸 전체적으로 에너지를 많이 소비하여 체온을 유지하고 발열도 증가하게 된다.

고열로 체온이 상승하는 경우는 어떻게 설명할까. 열이 지나치게 많이 나는 것은 피부 발열의 한계 상황으로 봐야 한다. 체내 열이 적체되면서 그 결과 '체온'이 상승하는 것이다. 이러한 체온 상승도 목적이 있고 언젠가는 끝이 나는 일시적 상황으로 봐야 한다.

이러한 과립구의 조절만으로는 여름과 겨울의 격차를 이겨 낼 수 없다. 인간은 여름에는 벗어주고 겨울에는 옷을 입어 보온해야 한다. 옷과 집 없이 맨몸으로 체온을 유지하는 것은 불가능하다. 다른 항온 동물에 비해 털이 적기 때문이다.

과립구의 계절적 변화

과립구는 여름과 겨울에 생산량에서 차이가 난다. 그러나 이 차이가 크지는 않다. 우리 몸이 만약 계절에 대한 뛰어난 적응력을 가졌더라면 인간이 의식주를 발달시킬 필요가 없었을 것이다. 이러한 신체 적응력의 부족은 인간이 사고를 발달시킨 원인이 되기도 한다. 자연계에서 제일 적응력이 낮고 약한 생물이었기 때문에 강점인 지능을 발달시키는 길만이 유일한 생존법이었다. 그럼에도 불구하고 여름과 겨울의 과립구는 달라서 계절적으로 '약간의 변화'를 보인다고 보면 된다. 여름에는 소모하기에 바쁘고 겨울에는 더 먹고 (골수에서) 더 만들어서 조금 더 높게 유지해야 그나마 참혹한 추위를 견딜 수 있을 것이다.

가을에 감기를 겪고 나면 우리 몸은 '추울 때 떠는 기능'을 장착하게 된다. 추울 때 떨면 발열을 증가시켜 체온을 유지하는 것이 유리하다. 봄에도 감기가 오곤 하지만 여름으로 가는 길은 점점 긴장을 풀고 안심하고 활동을 늘리는 과정이다. 겨울로 가는 길은 점점 외부 기온에 대해 긴장감을 증가시키게 된다. 추울 때 떠는 것은 긴장감에 의한 반응이다. 골수에서 만들어지는 과립구의 생산량의 변화와 함께, 신경의 긴장도 달라지는 것이다.

요즘은 따뜻한 실내 생활의 시간이 늘어나면서 겨울철 생활환경이 무조건 춥다고만 볼 수 없다. 난방이 되는 자동차 안이나 쇼핑몰과 같은 곳도 실내라고 볼 수 있다. 그래서 진정으로 추운 바깥으로 나갈 때는 더 따뜻하게 입어야 하고 다양한 실내 공간들에서는 조금 춥게 지내는 것이 건강관리에 유리하다. 난방을 낮춰 실내외 온도차를 줄이고 개인적으로 입는 옷을 조절하여 체온을 유지하는 것이 좋다. 실내외 온도차가 커지면 과립구 생산도 헷갈려 감기 증상을 자주 겪어야 하고 온도만큼 중요한 건조함 때문에 많은 어려움과 적응과정을 겪어야 된다.

과립구의 레벨은 한번 정해지면 계속 유지되려는 성향이 있다★

백혈구 중의 과립구의 레벨은 일반적으로 55~65%, 임파구는 45~35%로 보고 있다. **과립구와 임파구는 시소와 같은 관계에 있으며** 나머지 5%는 치유에 중요한 대식세포이다.

과립구는 기본적으로 하루 중 때에 따라 차이가 난다. 낮에는 높고 밤이 되면 임파구가 증가하면서 잠잘 때는 가장 감소한다. **대체로 밤 12시에 가장 많이 감소하고 해가 뜨는 새벽 4시부터 다시 증가한다.**

과립구의 레벨(수준)은 생활습관의 영향을 받아서 사람에 따라 다르다. 하루 동안 활동량이 많거나 염증이 잘 발생하는 사람은 레벨이 높다고 보면 된다. 과립구의 숫자는 하루, 주간, 연간 주기로 계속 변화하지만 그 높낮음의 정도가 있기 때문에 '레벨(수준)'이라는 표현을 쓰는데 전체적으로 높게(가령 60~70%를 왔다 갔다 하는 것) 설정된 사람이 있고 낮게(50~60% 정도) 설정된 사람이 있다고 보면 된다.

마른 사람은 대체로 과립구의 레벨이 높은 '과립구형'이며 통통한 사람은 대체로 과립구가 낮아 상대적으로 임파구의 비율이 높은 '임파구형'으로 보면 된다. 마른 사람은 과립구의 수준이 높아서 건강을 잃기 쉬우며 통통한 사람은 신체가 느슨(루즈, loose)해져서 비만이 되기 쉽다. 그러나 통통하여도 활동적인 사람은 과립구의 수준이 낮지 않은 건강한 사람이며, 말라도 행동이 느린 사람은 임파구가 높은 건강한 사람이다. 전자의 사람은 치솟을 수 있는 활력의 강도를, 강력히 휴식을 원하는 통통한 몸이 컨트롤해 주어 활동과 휴식이 조화될 수 있으며, 후자의 사람은 마른 몸임에도 불구하고 건강한 생활 습관을 가진 경우가 많다. 첨언하면 통통하여도 건강의 습관을 잃게 되면 병이 나는 경우가 혼하며 마르지만 성급하지 않고 느린 사람은 체력은 약해도 큰 병을 피하며 살게 될 가능성이 높다. 결국 생활습관이 중요하다. 본론으로 돌아가 다시 생각해 보면, 대체로 사람은 마르면 행동이 빠르고, 통통하면 행동이 느리다. **마르고 빠른 사람은 과립구의 수준이 높은 상태로 주로 사는 사람이며, 통통하고 느린 사람은 과립구의 수준이 낮고 임파구의 수준이 높은 사람이다.**

생명체에서는 과립구의 레벨(수준)이 한번 정해지면, 즉 높게 혹은 낮게 설정되면 습관처럼 그것을 유지하려는 성질이 있다. **생체가 과립구가**

줄어들려고 하면 배가 고파지면서 식사를 하도록 맞추어져 있기 때문이다. 이것은 마치 물리학에서 '관성의 법칙'과 비슷하다. **관성의 법칙은** 정지해 있던 물체는 정지해 있으려 하고 움직이던 물체는 계속해서 움직이려 한다는 법칙을 말한다. 활력이 낮은 사람은 느리게, 높은 사람은 늘 바쁘게 유지되는 것이다. 그래서 잘 까부는 사람은 늘 까불고, 언제나 느린 곰 같은 사람은 늘 느리고, 하루 일과를 늘 빼곡히 채우는 사람은 늘 바쁘고, 별 일을 하지 않고 하루를 소일하는 사람은 늘 시간만 낭비하게 된다. **늘 심각한 일들로 바쁜 것도 나쁘지만 곰같이 소일하는 사람도 좋지 않다.** 후자는 살이 너무 많이 쪄서 비만이 되기 쉽고 삶을 의미 있게 살지 못하여 문제고 전자는 건강이 나빠지고 염증이 생기기 쉬운 것이 문제다. 중병이 들어 진지하게 죽음을 마주하게 되면 심각했던 일도 아무것도 아닌 것이 되고 만다.

과립구의 레벨이라는 것은 결국 활력의 수준이다. 일반적으로 사람은 여름에는 활력의 수준이 높고 겨울에는 활력의 수준이 떨어진다. 이것은 연간 주기로 과립구의 총량이 달라지면서 생기는 변화이다. 또 **활력의 수준은 달리 말해 '차분함'의 정도라 할 수 있다.** 활력적인 사람의 반대는 차분한 사람이다. 차분하고 냉철한 사람은 활력이 떨어지므로 과립구의 레벨이 낮은 사람이다. 맨날 까부는 아이는 맨날 까불고, 냉철한 사람은 늘 얼음 같다. 차분함의 정도도 과립구의 레벨이 정해짐에 따라 대체로 비슷하게 유지되는 것이다. 우리가 활력을 낮추고 과립구를 줄이고 염증을 줄이려면 **차분해져야 한다**는 것을 배우게 된다.

우리나라 속담에 '자라 보고 놀란 가슴, 솥뚜껑 보고 놀란다'라는 말이 있다. 의학적 관점에서 보면 자라 보고 놀라서 생긴 과립구의 증가가 유지되려는 속성이 있기 때문에 비슷한 다른 물체를 보고도 놀라게 되는 것으로 해석할 수 있다. 사라지려면 통상 2~3일(과립구의 평균 생존 기간)은 소요될 것이다. 이 속담을 물론 기억력과 민감성 때문으로 생각할 수 있지만 그 본질에 바로 과립구라는 염증세포의 증가가 있다.

한의학에서 '열이 많다'고 하는 것의 의미

한의사들은 이런 말을 주로 한다. "위장에 열이 많다." 혹은 "간에 열이 많다." "열을 흩어주고 민감한 건 풀어주고 진액을 보충하라." 이와 같은 식이 우리가 계승하고 있는 한의학적 치료원리이다. 그런데 이것은 과립구의 특성과 밀접히 관련되어 있다. 위에 열이 모이면 위염, 간에 열이 모이면 간염이 될 수 있는 것이다. **한의학에서 열이라고 했던 것의 정체가 과립구이다.** 우리가 열이라 불렀던 과립구가 지나치게 모이면 병(염증)이 되는 것이다. 치료도 과립구를 흩어주는 것이 중요한 원리가 된다.

한의학 용어에 '열증'이라고 하는 말이 있다. 열이 많으므로 에너지가 넘쳐서 발생하는 증세들이다. 염증이 대표적인 열증이며, 자발적 출혈(코피나 잇몸 출혈, 눈의 출혈, 피부 출혈 등 과립구가 많은 뜨거운 혈액을 버리는 것), 변비(열이 많아 장내 변이 마르는 것), 입술 마름, 비듬(머리의 피부세포가 열기로 인해 말라 각질이 나오는 것), 다크서클 등이 열이 많은 증상, 열증에 포함될 수 있다.

장기간 잇몸염증이 있을 때 입 주변으로 발열이 많아 입술이 마르는 증상이 생길 수 있다. 입술 마름은 건강해 보이지 않고 특히 여성의 경우 립스틱을 바를 수 없어 고민이 되기도 한다. 염증이 있으면 과립구가 그 쪽으로 몰리고 발열이 많아져서 주변 피부에 건조함을 야기할 수 있다. 이런 식으로 **염증이 발열에 영향을 미치는 것이다.** 그래서 우리 조상들은 '열증'이라 불렀다. 얼굴이나 머리 쪽 피부에 염증이 잘 생기는 필자의 경우 머리 쪽이 뜨거워짐을 자주 경험한다. 보통은 발열이 잘 일어난다면 스스로 뜨거움은 느낄 수 없다. 그러나 머리의 온도가 올라가며 발열이 증가할 때 정신에도 영향을 미치는 경우를 흔히 보게 된다(열의 정신에 대한 영향은 이전 책에도 소개한 부분이다). 신체 내부 열의 과다는 외기의 건조함과 합쳐져 열이 많은 증상들을 일으킬 수 있다. 반대로 외기가 습한 장마철에는 열증이 감소한다. 또 열은 먹은 음식의 영향을 받는다. 장마철에는 열이 많은 음식을 먹었을 때 몸에서 습기를 몰아낼 수 있는 힘을 얻을 수 있다. 한약을 먹을 때 금하는 음식이 있는 것은 염증에, 일부 음식이 관련이 있다는 사실을 경험적으로 알았기 때문이다. 열은 흩어주고 교감신경의 강화로 민감해진 것은 풀어주며 염증으로 인해 소실된 영양소는 진액이라 하여 보충하는 것이다. 이것이 우리 한의학적 치료의 기본 원리이다.

우리 한의학에서는 병을 과립구, 즉 다른 이름인 열과 관련된 것으로 보고 그것을 다루기 위해 음식을 조절하며 침으로 몸을 자극하고 약으로 열을 감소시키며 흩어 치료한 것이다. 과립구는 재빠르며 몰려다니고 에너지를 많이 소비하여 수명이 짧고 교감신경에 의해 증가하며 뜨거운 곳이나 산소가 부족한 곳을 좋아하고 있었다. 이들이 모이면 신체나 장기는 기능이 빨라지면서 열이 나고 더욱 심해지면 염증, 즉 불이 나게 된다. 전통적으로 우리 조상들은 염증을 불이 난 것으로 생각했다. 감기의 순우리말이 고뿔인데 코+불에서 나온 말이다. 코에서 불이 난 것을 감기라고 생각했던 것이다.

곁가지 생로병사 신비의 메커니즘, 책에서의 열이 과립구로 밝혀진 과정

필자는 과립구의 세 가지 열쇠를 풀고 난 뒤, 그 특성이 한의학에서 말하는 '열'과 잘 들어맞는다는 사실을 알았을 때 염증의 원인이 면역세포인 과립구였다는 것을 재차 확신할 수 있었다. <생로병사 신비의 메커니즘>[7] 책은 음식과 열 그리고 병의 관계를 밝힌 것이었다. 책 출간 이후 이어진 연구에서 그 열의 의미가 구체적으로 밝혀지게 되었다. 다수의 양의학 논문들을 검토하며 과립구의 독특한 특성에 관심을 가지게 되었고 유튜브 채널 <히포크라송>에서 동영상, '과립구의 첫 번째 열쇠'에서 그 생화학적 메커니즘을 직접 풀어냄으로써 아보 도오루 교수가 이야기하였던 과립구가 활력의 근원이라는 사실이 확인된 것이다. 동영상, '과립구의 첫 번째 열쇠'에서 염증의 에너지 대사적인 면과 생화학적 기전을 충분히 설명하였다. 이어지는 동영상에서는 이미 논문을 통해 밝혀져 있던 두 번째, 세 번째 열쇠까지 설명하여 과립구의 독특한 행동 특성들을 모두 해석해 내면서 과립구의 미스터리를 완전히 풀고 있다. 이제 우리는 과립구가 염증 현상을 일으키는 원리를 이해할 수 있게 되었고 '염증의 정당성'을 제대로 이해하고 염증을 바로 정의할 수 있게 된 것이다.

본 책에서는 염증에 대해서 한의학적 원리를 포괄할 수 있는 진보된 관점으로 설명하고 있다. 염증과 면역의 본질을 그대로 밝히고 자연적이고 치유적인 관점에서 병에 대한 관리법을 설명한다. 약으로 치료하는 의료 분야를 내과라고 부른다. 한의학도 내과가 주가 된다. 넓은 의미에서 약도 음식에 포함된다. 약보다는 영양소적 관점과 음식라인[8]이 중요

||||||||||||||||||||||||||||||||||||||

7   송현곤, 생로병사 신비의 메커니즘, 청어람M&B, 2014.

8   <생로병사 신비의 메커니즘>에서 소개하고 있는 음식표를 참조하면 좋다.

하다. 병의 원리적 측면과 과립구의 작용을 보며 병의 코스를 읽어내는 법을 설명하고 면역이 강해지는 원리를 밝히면, 기본적인 식사법과 영양소 정도의 지식만 활용해도 상당한 치유효과를 볼 것으로 자부한다. 특히 현대에 흔해진 만성질환에는 다른 방법이 잘 통하지 않으므로 이런 방법이 중요해질 것이다. 이것이 바로 필자의 자연주의적 의학이 기존의학의 부족한 점을 보완함과 동시에 새로운 위상을 차지할 수 있는 이유이다.

2) 염증은 활력의 무리함과 관계있다

과립구는 이전에 설명한 대로 여러 가지에 의해 자극받고 증가될 수 있는데 현대의 청결한 환경에서는 병원균의 자극이 줄어들고 있다. 다른 원인들이 점점 강해지게 되었는데, 특히 교감신경과 에너지 문제가 늘어나고 있는 추세다. 이것들이 암을 포함한 현대 난치병들의 공통 원인이 되고 있는 것이다. 교감신경은 개인의 의지와 관계있고, 에너지 문제는 먹는 것과 관련이 있으며 또 교감신경과도 관계된다. 낫지 않는 염증과 암의 문제는 과립구의 활력적 특성과 밀접한 관련이 있다. 에너지를 동원하며 빠르게 소모하는 과립구의 특성이 재차 과립구의 증가를 낳아 염증과 암을 악화시키고 있는 것이다. 이런 특성은 치유를 위한 길을 모색하는 데도 중요한 내용들이다.

해야 할 일, 그 자체가 스트레스이다. 언제나 결과는 임무완수여야 한다. 포기나 망각하지 못하고 늘 성취해야 하는 우리는 긴장으로 조여진 몸이 되기 쉽다. **긴장으로 조여졌다는 것은 교감신경망이 강해졌다는 의미이다.** 조여진 몸은 무리함을 가능케 하고 염증의 힘(증가된 과립구의 힘)에 의해 임무를 달성하게 될 것이다. 대다수의 사람이 염증의 힘을 조금은 빌려 일하지만 중요한 것은 염증이 회복이 되지 못할 정도까지 심해지면 안 된다는 사실이다. 염증이 커지면 과립구의 숫자가 증가되고 몸의 염증적 특성이 강력해져서 조절이 힘들어진다. 더욱이 한번 그 선을 넘게 되면 회복하는 것이 더욱 힘들어진다. 그래서 1~2주가 지나도 염증이 잘 낫지 않게 되는 것이다.

선을 넘는 무리함은 병(염증)을 일으킬 수 있다. 모두가 다 비슷한 정도의 활동은 하는데 그 결과는 평소 만들어진 몸의 상태에 따라 다르다. 건강한 사람은 더 여력이 있을 것이고 약한 사람은 염증과 더 친하여 근근이 살아가는 상태이다. 마르고 근육이 적은 사람은 체력이 약하다. 체력이 약하다는 것은 무리하기 쉬운 환경이다. 그 나이대의 남자 혹은 여자가 해야 할 일 정도를 해도 체력이 약한 사람에게는 무리가 될 수 있다.

무리함의 구체적인 예를 들면 다음과 같다. 빠른 사고 작용, 즉 빠른 생각의 속도, 빠른 속도의 활동이나 빠른 작업, 휴식 없이 일에 집중하는 시간의 증가 및 집중력 있게 일할 때 등이다.

필자 역시 20~30대에는 무리함의 의지를 완전히 놓았던 적이 한 번도 없었던 것 같다. 그러니 건강이 나빠질 수밖에 없었던 것이다. **한 번씩 몸의 입장을 생각하고 완전한 이완을 위한 시간을 마련해야 한다.** 항상 쫓기듯이 많은 일과 함께 살아가지만 회복할 수 있는 시간은 늘 있다는 사실을 잊지 말아야 한다. 중요한 건 마음가짐이다. **중병이란 자신의 조급함, 성급함이 빚은 참극일 뿐이다.** 적정선에서 그만두지 않고 그 선을 넘어 중병이 발생하면 작은 스트레스에도 힘이 들어 견딜 수 없게 되어 하던 일도 포기해야 된다.

염증이 무리할 때 생긴다는 것, 다시 말해 무리함이 이어지고 휴식의 시기를 놓쳤을 때 염증 조직이 발생한다는 사실은 대부분의 사람들이 이미 알고 있는 듯하다. 흔히들 일이 너무 많아 무리했더니 팔이나 허리에 통증이 생겼다고 말한다. 허리 통증은 뼈에서 칼슘이 빠져나가 약해지면서 염증이 생긴 경우이다. 어느 부위든 염증이 생기면 쉽사리 정상으로 돌아오지 않는다. 이럴 때는 일도 바쁜데 더욱 답답하기 마련이다.

단골로 다니는 한 스시전문점의 40대 사장이 이런 경우였다. 사장은 얼마 전 갑자기 많아진 손님들로 인해 무리를 했더니 어깨 통증이 생긴 것 같다고 하였다. 병원을 다니며 약을 먹어도 잘 낫지 않았고, 일을 할 때면 어깨 통증이 생기는 통에 마음껏 일을 할 수 없어 스트레스를 받고 있었다. 이럴 때, 아픈 게 낫지 않으니 그 원흉은 의사가 되기 싶다.

보통 사람들은 염증이 낫지 않아 스트레스라고 생각하지만 사실은 **염증(특히 독한 염증과 암)이 생기면 스트레스 받을 거리를 찾아다니게 된다**. 필자 역시 그랬고 자세히 관찰하면 다른 사람에게도 흔하게 확인되는 사실이다. 뭔가 작은 꼬투리라도 생기면 화를 내며 스트레스를 발산하는 기회로 삼는 모습을 보며, 나는 병이 나면 단순히 아파서 할 일을 못해 스트레스를 받는다는 공식을 믿지 않게 되었다. 이런 일이 지속되면 주변 사람들은 별 거 아닌 일에도 화를 내고 민감하게 반응하며 날카로운 말과 행동을 일삼는 사람을 보며 예민하다고 꺼리게 된다. 그러나 사실 이런 경우는 무의식적으로 기회를 포착해 화나 말로써 염증의 에너지를 발산하는 경우이며, 만약 그러지 않았다면 염증이 더 악화되었거나 암이 생겼을 수도 있다. 문제가 있어서라고 생각하고 외부에서 원인을 찾으며 남 탓을 할지 모르지만 자신에게서만 이런 문제가 계속 일어나고 다른 사람은 평화롭다는 사실을 알아야 한다. 그것들을 기회로 흥분하고 열변을 토하고 화를 내거나 울며 무리한 활력을 이어가고 있는 것이다.

염증을 자주 겪다보면 성격에도 영향을 미쳐서 화를 잘 내는 사람이 되기 쉽다. 알코올성 간염을 앓는 사람이 대표적인 예다. 알코올은 간이 무리하게 된 원인이며 간에 염증조직을 만든 원인이기도 하다. 가족들은 도저히 그를 감당할 수 없어 결국 다 떠나고 마는 것이 알코올 중독이다. 자신의 염증을 터트리기 위해 스트레스를 풀 상대나 문제를 찾고 있다는 사실을 냉철히 인지해야 한다. 상대의 잘못이 충분히 성립되지 않는 데도 불구하고 오판하고 화를 내는 빌미로 삼는 상황이 자주 일어난다는 것이 문제다. 상대의 눈에는 훤히 보이기 때문이다. 이런 행동의 근본 원인은 과립구의 증가와 염증이다. 이런 원인을 알고 (필자의 면역요법과 식이요법으로) 수양적 자세로 살지 않는다면 그 피해는 고스란히 자신에게로 돌아와 점점 주변에 사람이 없어지게 될 것이다.

앞서 언급한 스시전문점의 사장은 "어깨와 손목 통증이 심해 병원에 가서 약을 처방받았는데 며칠을 먹어도 낫지 않아 약을 자세히 살펴보았더니 부인의 허리약과 같은 약이라서 무심한 의사에게 크게 실망하였다"고 하였다. 의술에 무지한 환자들이 이런 생각들을 하기 때문에 개업의들은 똑같은 약을 쓸 수 있는 경우에도 다양한 약들로 처방목록을 구성하는 주도면밀함을 발휘하는 경우도 있다. 약을 탓할 게 아니다. 환자들은 약이 병을 치료하는 것이라고 단순히 생각하지만 사실은 염증을 치료함에 있어 약이 꼭 필요한 경우는 생각보다 적다. 먼저 마음을 가라앉히고 다른 누구를 탓할 것이 아니라 자신을 바라봐야 한다. 자신이 선택한 무리함과 쉬지 못함을 탓해야 한다. 책에 소개된 대로 '염증이 있을 때의 식이요법'을 지키고 면역력을 북돋워준다면 우리가 살면서 흔히 겪게 되는 염증들은 하루 이틀 만에 회복할 수 있게 될 것이다. 다만 공부가 좀 필요하고 자신의 몸을 읽어 내는 내공이 좀 쌓여야 한다. 살면서 늘 느끼는 것이지만 쉽게 얻어지는 것은 없다. 더욱이 어렵게 얻을 것일수록 값지다.

과립구는 발열, 활력, 그리고 '염증과 암'의 공통원인이다(암도 급하게 진행되는 염증으로 볼 수 있다). 이것들은 겉모양만 다를 뿐 에너지적인 관점에서는 비슷한 위치를 점유하고 있다. 발열, 고열은 에너지를 열로 쓰는 것이며 활력은 에너지를 활동으로 쓰는 것이고, 염증은 에너지를 염증 현상으로 쓰는 것이다. 그리고 이것들이 서로 왔다 갔다 하고 있다. 염증이 심할 때 고열이 난다.

기초대사량이 많은 사람은 활동적이어서 발열이 많고 활력도 높다. 이렇게 본다면 활력과 염증은 매우 닮은 현상이다.

병원체의 개입 여부는 중요하지 않다. 우리가 흔히 겪는 생활 염증과 만성병(암 포함)이 발생하는 경우를 설명중이다. 활동을 무리할 때이다. 흔히 몸 전체가 무리를 할 때 몸의 일부에 염증이 자리 잡는 경우가 많다. **특히 몸의 약한 장소에서 염증이 잘 일어난다.** 손목이나 어깨와 같이 무리한 장소가 약해지기 쉬우며 힘을 많이 받는 치아나 관절도 그러하다. 약한 장소도 순서를 정해 볼 수 있다. 가령 항문, 사타구니 피부, 어깨 죽지, 손가락, 치아 등 이런 순서는 염증이 일어나는 순서가 되기도 한다. 또 방광염이나 귀, 눈의 염증이 괴롭히기도 한다.

정신적 스트레스는 특히나 독한 염증이나 암을 만들어낸다. 강력하게 받는 스트레스도 에너지를 많이 쓰는 무리함의 일종이다. 스트레스 상황을 과학적으로 설명하면, 두뇌에서 에너지를 빠르게 많이 소모하는 상황이다. 염증세포인 과립구는 젖산을 생성함으로써 이런 스트레스 상황을 뒷받침할 수 있음이 밝혀졌다.[9] 정리하면 정신이나 육체적 활동의 무리함이 필요와 수요를 증가시켜, 활력을 만들어 내는 과립구의 과다를 일으키고 (그 과립구가 쉴 곳을 늘리기 위해) 염증 조직을 생성하게 된 것이다. 과립구는 평상시엔 염증에 붙어 에너지를 태우면서 존재하다가 필요시엔 온몸으로 흩어져 활력을 일으키기도 한다. 이때 '존재한다'는 뜻은 증가된 양을 유지한다는 의미이다. 백혈구 중 과립구의 숫자가 레벨로서 정해지면 소모 시엔 생산하여 맞추게 된다고 하였다. 이들이 **우리 몸에서 증가된 숫자로 존재하기 위해서는 해야 할 일과 쉴 장소가 필요하다**고 보면 된다.

구강에 염증이 생긴 사람이 상당히 흥분하여 병원에 오는 경우가 많다. 정신적 흥분도 활력의 일종이다. 염증이 있는 사람의 활력이 증가하는 것이다. 이런 상태에서 환자는 치료비 등 민감한 부분까지 평소 궁금한 것들을 다 물어보기도 한다. 어렵게 방문한 김에 당일에 모든 치료를 다 받길 원하는 사람도 많다. 그러나 염증으로 인해 흥분된 상태에서는 정상적인 상담이나 난이도 높은 진료가 불가능하다. 염증을 가라앉히는 응급치료 정도를 할 수 있을 뿐이다. 문제는 흥분된 상태에서 설명을 들은 환자와 다음 내원에서 이야기해 보면 재차 설명해야할 경우가 많다는 것이다. 일반적으로 흥분된 상태에서는 기억력도 떨어지고 올바른 판단도 내릴 수 없다. 정작 환자 자신은 흥분된 것도 잘 인지할 수 없고 상담이 어려운 상황도 잘 이해하지 못한다. 의사의 권고에 따라 염증이 해결

---

9   자세한 내용은 유튜브 강의 '과립구의 세 번째 열쇠' 참조.

되고 정상적으로 차분해진 상태에서 치료방법과 치료비용을 이야기하는 것이 바람직하다.

무리함에 의해 염증이 발생할 수 있다. 그리고 그 염증조직이 존재하면 과립구가 조금 더 증가되어 무리한 생활을 하게 된다. 이런 관계는 전후가 없다. 닭이 먼저인지 달걀이 먼저인지의 문제처럼 상호 간에 밀접한 관련이 있는 것이다. 그래서 몸에 독한 염증이 있는지, 발생하려고 하는지, 독한 암이 있는지 여부도 그 사람의 행동 패턴을 통해 어느 정도 짐작이 가능하다. 무리한 행동을 하며 흥분도가 높고 정신없이 바쁘면 뭔가 이상한 것이다. 언뜻 보면 빠르게 할 수 있다는 것이 만족을 줄 수도 있지만 멈출 수 없다는 것은 증가된 과립구로 인한 문제임을 알아야 한다. **무리함과 제어력의 부족은 병을 암시하는 증상이다.** 병의 세력은 가만히 있지 못하므로 시간이 조금 지나면 더욱 강해지고 주인은 문제를 알아차리게 될 것이다.

3) 염증은 에너지를 폭발적으로 사용하는 상황이다

염증은 마치 불과 같아서 이렇게 터트리는 특성을 지니고 있다. 염증의 세 번째 특징은 몸 전체가 에너지를 폭발적으로 빠르게 소모하도록 만든다는 사실이며 염증 부위 자체에서도 그러하다.

이 특징을 설명하기 위해 에너지를 사용하는 속도 측면에서 염증 현상과 무리함을 생각해 보고자 한다. 우리 몸은 정상적일 때, 에너지를 적당한 속도로 쓰며 산다. 쓰는 속도가 적당하면 에너지의 조달과 배출에 큰 문제가 없다. 운동은 그런 속도가 빨라진 것이다. 몸에 활력이 붙은 것으로 과립구가 증가하였다는 의미이다. 여기까지가 정상 속도라면 염증부터는 과속이다. 과속의 특징은 조절이 잘되지 않는 것이다. 조절 가능한 선이 정상범위가 되고 과속하였다는 것은 조절능력이 나빠짐으로써 알 수 있다. 염증도 마찬가지여서 생각과 말과 행동의 조절 능력을 상실하고 성미가 급해진 자신의 모습이 염증과 관계된다는 사실을 알아야 한다. 그것이 정신의 생각이든, 말이나 행동이든 간에 그것은 염증적 상황이 된다.

몸이 에너지를 폭발적으로 쓰게 하려면 에너지의 조달이 빨라야 한다. 우리 몸에서 에너지는 먹음으로써 획득된다. 그래서 주의 깊게 보면 만성적인 염증이 있을 때 과식과 폭식을 하게 되는 것을 관찰할 수 있다. 많이 먹으면서 무리한 생활을 이어가는 것이다. 무리함에 대한 개인의 의지와 지속이 많이 먹고 싶은 충동을 일으키는 것이라 할 수 있다.

염증이 무리함과 관계있다는 것은 에너지를 한 번 쓸 때의 강도인 최대치와 활력의 지속시간, 즉 쉬지 않고 할 수 있는 최대치를 모두 포함한다. 끈기라는 것도 정상적인 수준의 한계가 존재하는 것이다. 지나쳐서 무리하면 염증이 된다. 만약 당신이 쩌렁쩌렁 울리게 화를 낸다면 그것은 활력이 강한 것이다. 그것이 조절 가능하다면 정상이고 타인에게 강력한 영향력을 미칠 수 있지만 그 선을 넘는다면 상대에게 우스워지고 만다. 화를 내면서도 원인이 적절하고 그 과정에서 생각이 잘 이루어져 이유가 잘 설명되며 적정선에서 멈출 수 있다면 그것은 조절된 것이다.

만성적인 염증이 있는 경우 과식이 자주 나타나지만 전신(온몸) 급성 염증, 예를 들어 고열이 발생한 상황이나 온몸이 아픈 경우 먹지 않게 된다. 이것은 어떻게 설명이 가능할까. 먹지 않지만 단기간이어서 가능한 것이다. 그 급성 염증의 에너지는 그 전에 먹어서 미리 확보해 둔 것이다. 이것을 확인하려면 평상시 음식 라인을 알고 지켜야 한다. 염증을 잘 일으키는 음식이 있는데 전신 염증이 일어나기 전에 무의식적으로 그 음식들을 먹게 되는 현상을 통해 확인할 수 있다. 대표적인 예가 여성들이 생리가 있기 전에 많은 음식을 먹는 현상이다. 특히 단것이나 칼로리가 높은 음식을 많이 먹는다.

급성 염증은 에너지를 빠르게 폭발적으로 소모하는 것이므로 결국 에너지가 빠르게 소진되는 결과로 이어진다. 그렇다면 에너지가 떨어지면 안 될 것 같은데 어떻게 해야 할까? 병원으로 달려가 수액이라도 달아 주어야 하는 것일까? 병원이 없었던 이전이었다면 에너지가 떨어져 죽게 되었을까? 그렇지 않다. 이것을 자연주의 의학의 관점에서 보면, 그대로 기다리면 된다. 기다리면 잠들게 된다. 수액이나 음식은 잠에서 깬 이후에

하는 것이다.

이러한 **급성 염증의 작용은 에너지를 최대한 빠르게 소모하기 위함이다.** 우리가 몰랐던 이런 현상의 이유는 **에너지가 끝까지 소진될 때 염증이 끝나고 면역력이 강해진다**는 사실이다. 에너지의 소진은 증가된 과립구의 소진과 동일한 의미이다. '특수 목적을 띠며' 증가된 과립구가 에너지와 함께 소모되는 것이다. 이것은 교감신경이 작동하는 상황을 전제로 한다. 고열이나 활동을 할 때는 교감신경이 작동하고 증가된 과립구와 에너지가 다 소모되어 소진될 때 해야 할 일과 교감신경의 작동 모두 끝난다고 생각하면 된다.

실로 놀라운 비밀이 아닐 수 없다. 이 내용은 다음 장에서 다시 자세히 설명될 것이다. 다만 여기에 전제가 있다. **급성 염증을 일으키기 전에 필요한 영양이 잘 장전되어 있어야 한다.** 그러나 걱정할 것 없다. 먹을 수 있다면 **거의 자동으로 장전되기 때문이다.** 만성병은 기간이 길어 병의 완급이 존재하며 병이 완화될 때 먹을 수 있다. 자신도 모르게 장전되니 관리에 집중하면 된다. 충분히 염증을 발산한 뒤 끝나도록 관리하면 면역력을 얻을 수 있다. 염증의 에너지 소모에 대해 더 알아보자.

염증은 태우는 것★

염증의 정의는 태우는 것이란 단순한 내용으로 표현할 수 있다. 염증, Inflammation, 불이 붙은 것. 한자로 불탈 염(炎), 불타는 증상이다. 어원을 보니 알 듯 하지만 사실 현대 의학에서 존재하지 않는 개념이다. 오로지 인문학에서만 살아있다. 사실 염증의 이야기는 고대 그리스 로마와

한의학에 원래부터 있던 개념을 현대적으로 재정리하는 작업이다. 단순히 보면 지식이 서로 상충되니 그동안 인정하지 못했던 것이라 할 수 있다. 면역은 실험적이고 분자생물학적인 곳에 머물러 있었다. 이것을 현상들에 대한 관찰을 통해 풂으로써 염증과 면역을 정리하는 작업이다.

화학적으로 태우는 것은 에너지를 빠르게 산화시키는 것이다. 염증도 마찬가지다. 온몸에 염증이 있어 아플 때에는 일상생활이 힘들며 온몸에서 에너지를 빠르게 태운다. 국소 부위에 작은 염증이 있을 때에도 그 크기만큼 에너지를 빠르게 소모시킴으로써 증가된 과립구에게 할 일을 주는 역할을 한다. 국소 부위에서 조금 더 에너지를 빠르게 소모한다고 하여 몸 전체적으로 힘이 빠지는 것은 아니므로 일상생활은 가능하다. 오히려 증가된 과립구만큼 더 먹고 더 활동하게 된다. 면역력이 반등한다면 염증 부위의 치유와 휴식으로 갈 수 있지만 만약 그렇지 못하다면 증가된 과립구가 유지되거나 더 크게 터트리기 위하여 증가할 수도 있게 된다. 염증이 태우는 것이라는 정의는 에너지를 폭발적으로 빠르게 사용하는 것과 동일한 의미이다. 산화가 빨라지는 것, 태우는 것, 폭발하는 것은 모두 속도의 차이가 있을 뿐 연장선상에 있는 화학작용이다. 지금 우리는 국소적 염증의 존재 의미와 몸에 미치는 영향과 관련하여 염증을 새로운 관점에서 바라보고 있는 것이다.

병조직에 과립구가 모여 있다는 것은 하는 일과 관련된 의미가 있다. **염증조직에서 태우는 활동**(포도당 에너지의 빠른 소모)**을 하며 모여 있는 것**이다. 이때 과립구도 소모될 것이다. **암조직은 산소의 공급이 막힌**(또**는 줄어든**) **비정상적으로 증식된 신체 조직이다.** 이는 산소가 적은 곳을 좋아하는 과립구들이 좋아하는 지역이 되어 주변에서 덜 일하며(쉬며) 모여 있게 된다. 이런 차이로 인해 암에서는 염증에 비해 과립구의 무의미한 소모가 적다. 그러나 증가된 과립구는 스트레스를 지속하거나 추구하는 일과 관계된 곳에 열정적인 활동을 뒷받침하게 될 것이다. 태우는 곳이나 혈관이 좁아진 곳 모두 산소가 부족한 것은 마찬가지이다. 산화가 폭발적으로 일어나면 산소의 공급이 따라가지 못해 산소의 부족이 발생하게 된다.

암이 빠르게 성장하는 이유

염증조직은 에너지를 빠르게 소모하며 태우는 기능을 가진다. 살이라는 조직을 직접 태우는 것이 아니라 그것을 매개로 태우는 작용을 하는 것이다. 즉 타지 않은 물체에 휘발유를 붓고 태우는 식으로 포도당을 먹은 과립구가 휘발유의 역할을 한다. 염증과 암에서 과립구의 상황은 약간 다른데, 염증에서는 조직에서의 태우는 작용을 위해 과립구와 영양소를 다량 소비해야 하나 암조직에서는 상대적으로 영양소의 소모가 적다. 그 남는 영양이 암조직을 살찌게 하는 데 사용된다고 보면 된다. 그래서 악성 암조직은 빠르게 자라는 것이다. 암덩어리는 저산소지역이라고 보면 된다. 우리 몸에서는 병조직이 차지하는 비율이 클수록 과립구의 증가폭을 높이며 위험해진다. 과립구가 강한 활력으로 소모되더라도 얼마든지 재생산할 수 있으므로 유지에 별 어려움은 없다. 둘의 공통점은 증가된 과립구를 이용하여 강력한 활동, 즉 무리하며 사는 것이다.

만약 큰 염증부위가 태우는 작용을 하려면 상당한 에너지와 과립구의 소모가 필요하다. 이는 먹는 음식으로 조달되어야 한다. 그래서 지독한 염증과 암에서 과식이나 폭식, 그리고 **자주 먹는 '빈식**(필자가 만든 용어)' 이 나타난다. 암은 염증에 비해 폭식 현상이 조금 덜하다고 볼 수 있다. 염증이 발생하면 재생산을 위해서 먹고 활동하고 염증 부위가 아프고 커지는 방식으로 조절력을 상실한 채로 바쁘게 돌아간다. **염증이란 놈은 욕심이 많아 요란하고 활기차며, 암은 비교적 조용하여 과묵하며 말못할 고민, 정신적 스트레스와 관련이 깊다.** 이것은 불가능을 가능케 해야 하는, 불가항력적인 상황에서의 무리한 의지적 활동의 상태로 볼 수 있다. 고로 당신이 **암이 있다면 누구라도 잡고 말을 해야 한다.**

염증조직은 과활동과 과영양의 조건하에서 보다 천천히 성장하지만 암조직은 영양공급이 좋을 때 보다 급진적으로 조직의 크기를 키울 수 있다. 그러나 아무리 속도가 빠른 병도 줄여갈 수 있는 치유의 기회는 여러 번 있으며 충분한 시간이 있다는 것을 기억해야 한다. 중병이라고 서두르고 쫓기다 보면 그 많던 시간은 쏜살같이 가버리고 패배할 가능성이 높아진다.

과활력과 폭식, 빈식으로 성장하는 병조직★

병조직이 우리 몸에 형성되면 그 조직은 전체 몸에게 요구하며 영향을 미치게 된다. 병조직도 성장을 추구하여 식욕(본능)을 자극하고 흔히 과식, 빈식을 만들어 낸다. 강력한 생존력을 지닌 독한 염증의 경우 폭식을 일으키기도 한다. **과식과 빈식은 인체의 폭발적인 무리 상황을 뒷받침하기 위해 일어나게 된다.** 그런데 과식 후에는 **증가된 과립구와 강한**

교감신경의 작용으로 소화의 속도가 느려지고 장애가 일어나게 된다. 바로 소화불량 상태다(사실 과식이란 게 상대적인 것이라 소화불량과 동반되어 나타나는 느낌이다. 암에서 자주 먹는 빈식의 특성이 강하다). 이때는 교감신경과 부교감신경이 교대로(단속적으로) 작용하게 되는데, 교감은 소화를 멈춘 상태에서 잠깐 동안 활동을 지속하게 하고 다시 위에 가득한 음식에 의해 작동한 부교감 신경에 의해 소화 작용을 진행시키려 한다. 액션(활동)할 때는 소화가 멈추어 배가 거북하고 땡땡한 느낌이 들며 활동하다 멈출 때 소화가 간헐적으로 진행된다. 이런 상황에서는 두 자율 신경라인이 동시에 작용할 수 있는 상황이지만 교감신경이 부교감보다 원래 우위에 서므로, 필요에 의해 우선적으로 선택될 것이다. 따라서 소화를 할 수 있도록 활동을 멈추어 쉬어주는 지혜가 요구된다. 이렇게 자주 염증이 발생하여 **교감신경이 발달한 사람**(오래 투병하며 힘든 치료를 받은 사람도 발달하는 경향이 있다)은 소화가 지연되기 쉬운 환경에 처하게 된다.

중요한 문제는 또 있다. **소화된 것이 일차적으로 염증 작용을 위한 에너지원이 되는 것**이다. 과립구가 증가되고 교감신경의 작용이 강해지면 살이 찌는 작용은 멈추게 된다. 음식으로 섭취한 영양소(에너지)는 주로 살이 찌거나 활력을 위해 사용되므로 살이 찌는 작용이 멈추게 되면 결국 섭취한 에너지는 모두 과립구의 활력으로 가게 될 것이다. 과립구의 생성이 크게 늘어나 레벨도 크게 올라가고 염증 조직은 크기를 키울 수 있다. 낫기 위해서는 먹는 것을 멈추어야 하는데 웬만해선 염증으로 가는 에너지를 줄일 수 없다. 왜냐하면 먹은 것은 소화불량으로 매우 느리게 소화되면서 소화되는 족족 활력으로 가면서 영양소가 적체되기 때문이다. 이럴 때는 먹은 에너지를 소모시키기 위해 다시 활력을 더 증가시킬 가능성이 높아지게 된다. 화를 낸다거나 일하는 속도가 더 빨라진다거나, 미친 듯이 움직이고 심각하게 고민하게 되는 것이다. 그러므로 **몸이 아플 때, 즉 온몸에 염증이 있거나 신체의 일부에 아픈 염증이 존재감을 과시하거나 스트레스가 심할 때 음식을 먹는 것이 얼마나 위험하고 해로운지 알아야 한다.** 정리하면, 과식과 소화불량이 일어나고 영양소는 흡수하는 족족 늘어난 과립구 생성과 염증 현상을 위해 사용하다 보니 과활력의 상태는 계속 유지되게 되는 것이다. 나아가 밤에는 스트레스의 원인이 되는 문제들을 생각하느라 잠에 들 수도 없다.

소화가 지연되어 먹은 에너지를 다 소모하는 데 걸리는 시간이 상당히 늘어나는 것이 문제다. 심한 경우에는 하루 한 끼도 소화하지 못할 수도 있다. 이는 뒤에 나올 중요한 용어인 가용에너지의 '소진'까지 걸리는 시간에 영향을 미치게 된다. 불치의 독한 염증이나 암의 위험한 이유는 먹은 것이 염증을 키우는 데 사용되며 병이 빠르게 악화되기 때문이다. 순식간에 악화되면 병을 알아채고 타협점을 찾을 기회를 포착하기 힘들다. 병을 처음 겪는 환자로서 병세를 읽는다는 것은 거의 불가능하다. 이때, 경험 있는 의사의 도움이 필요한 것이다.

염증이 생기고 활력이 증가하여 소화가 잘 안 되는 경우, 소화하기 쉽고 강한 에너지를 담은 음식을 찾게 되기도 한다. 단 음식이나 초콜릿 등이 그러하다. 매우 달고 끈적끈적한 빵에는 설탕과 함께 계란 노른자도 많이 들어 있어서 강한 에너지를 담고 있다. 에너지의 밀도가 높고 소화가 빠른 음식들은 과립구의 증가 속도를 빠르게 할 수 있어서 큰 문제가 된다. 이런 음식은 급한 성격을 더 급하게 만들고 염증의 악화에도 큰 영향을 미치게 된다. 특히 이런 음식을 자주 먹다 보면 염증이 더 자주 일어나게 되고 점점 더 강해질 수 있어서 매우 위험하다.

4) 염증은 반드시 발산을 통해 소멸된다

발산에 대하여★

필자도 한때는 치료를 잘하는 것이 아프지 않게 해주는 것이라 생각하였다. 치료과정에서 덜 아프게 시행해야 하며, 치료 후 환자가 더 악화되지(아파지지) 않도록 주의해야 하며, 최후엔 나은 뒤에 환자가 더 이상 아프지 않게 해야 한다고 생각한 것이다. 또 되도록 아프지 않게 하면서 치료 기술을 사용하면 치유가 일어나는 것으로 알았다. 아픈 경우에는 되도록 약을 써서 환자의 고통을 없애 주어야 한다고 생각하였었다. 그러나 **염증이 반드시 발산(아픔은 발산의 대표적인 결과이다)을 통해 끝이 난다**는 사실을 알게 된 건 놀라운 사실이었다. **그 발산이 크고 작음의 차이를 가지고 있을 뿐** 염증을 아프게 터트리지 않고 그 상태로 사라지게 하는 것은 불가능하다. 이는 증가된 과립구를 바닥 수준까지 소모하여야 끝이 난다는 의미이다. 그 소모 과정이 '**발산**'이다. 어떻게든 한 번은 터져야 하므로 되도록 작게 터트리도록 하는 것이 중요하다.

필자가 성인이 되었을 땐 염증이 잘 발생하는 약한 몸이 되어 있었다. 오랫동안 건강의 길을 찾지 못하다 한참을 지나, 음식 조절을 통해 염증을 억제할 수 있다는 사실을 배우게 되었다. 또 첫 번째 책을 쓰고 난 후엔 식단문제에 있어서 상당한 전문가가 될 수 있었다. 체질별 음식표는 염증이 잘 생기는 사람이 다양한 음식을 고르게 먹을 수 있는 좋은 방법이었다. 음식 라인을 지키며 국소적 염증을 억제시켜 나가던 어느 날, 아이스크림을 보자 무의식적으로 흡입하듯 먹은 적이 있었다(알면서도 일탈적 행동을 한 경우였다, 너무 지키다 보면 갑자기 본능이 강해지기도 한다). 그 일이 있은 후 염증조직은 통증을 동반하며 '파바바박' 터지듯이 다소 심해진 후 낫게 되었다. 기다렸다는 듯이 말이다. 약해졌지만 사라지지 않던 염증이 소위 '나쁜 음식'의 도움에 힘입어 발산을 하고 나은 것이다. 일반 사람들은 식탁의 음식을 바라볼 때 분석적으로 원재료들을 구분해 보기 어려워 정확히 지키기가 쉽지 않기 때문에 이런 경험을 하기 힘들다. 또 '평소 다양한 음식들을 먹고 산다'고만 생각하기 때문에 자신이 먹고 싶어지는 음식의 변화와 경향성의 패턴을 읽기 어렵다. 이 일이 있고 난 후, 평상시 소소한 염증이 생기고 나으며 살아가는 삶 중에서도 음식의 호불호의 변화가 중요한 역할을 한다는 것을 알게 되었다.

오랫동안 몸살로 아프면서 기력을 완전히 회복하지 못한 사람들을 자세히 관찰해 보면 강한 염증을 일으키는 데 필요한 음식(인이 많은 음식, 황이 많은 음식, 당도가 높은 음식 등)을 갑자기 먹고 싶어 하는 경우를 종종 보게 된다. 이는 그 음식의 영양소를 활용하여 지지부진하던 염증을 강하게 터뜨림으로써 끝을 내려는 무의식적인 행위라 할 수 있다. 국소적 염증을 전신으로 확대시키는 데 필요한 영양소를 장전하고서 터트리며 발산하는 것이다.

감기 몸살이 있어서 병원에서 약을 일주일간 처방받았을 때 의사와 약사는 약을 빠짐없이 복용하라고 말한다. 요즘은 한 달이 지나도 감기 몸살이 낫지 않는 사람들이 많아지다 보니 약을 쓰는 기간도 증가하고 있는 상황이다. 사람들은 이 말을 잘 따르며 지키려고 노력한다. 그러나 장기간 약을 먹다 보면 약이 꼴도 보기 싫어지거나 먹는 것을 깜박하고 까

맣게 잊어버리는 일이 발생하기도 한다. 이는 약이라는 음식을 피함으로써 염증을 발산하고 나으려 할 때 무의식적으로 일어나는 일이다.

작은 염증의 발산은 국소적으로 아프기도 하지만 큰 염증은 전신으로 확대되며 발산하기도 한다. 발산은 에너지를 표출하는 것으로 국소 혹은 전신의 아픔으로 주로 나타난다. 이렇게 발산이 끝나야 나을 수 있다. 염증과 면역은 불가분의 관계에 있다. 그리고 염증이 끝나면 면역이 강해지는 순차적 관계를 맺고 있다. 전신이 심하게 아픈 것은 염증이 심할 때의 증상이지만 끝날 수도 있는 상황(에너지의 '소진'까지 간다면 염증은 끝이 난다)이어서 면역력이 반등을 원하고 있는 상황이 되기도 한다. **염증이 강해지며 끝나는 작용이 면역적 회복과 직결된 것이다.** 앞에서 설명한대로 우리가 하는 활동도 발산적 특징을 지니고 있다. 활력과 염증, 발열이 모두 과립구에 의해 매개되기 때문이다. 강렬하게 운동하는 것, 지속적으로 일하며 움직이는 것, 고열이 나며 아픈 것, 몸살이 들며 아픈 것, 갑자기 폭발적으로 버럭 화내는 것이 모두 생성된 과립구들이 사용되며 발산하는 상황이다.

아이들이 끝까지 놀려고 하는 이유 - 소진★

아이들이 땀을 뻘뻘 흘리면서 친구들과 함께 끝까지 노는 이유는 완전히 발산을 하려고 하는 것이다. 어른들도 그렇다지만 특히 아이들은 통제가 안 되고 말을 잘 듣지 않는다. 제법 성장하여 사춘기가 되면 아이들과 함께 어울려 해가 지는지도 모르고 계속 놀다가 부모님께 늦었다고 야단맞기기도 한다. 더욱이 아이들은 가만히 차분하게 앉아 공부는 안

하고 늘 까불며 놀려고 안달이다. 아이들은 왜 이렇게 자주 끊임없이 놀려고 하는 것일까. 그 이유는 성장과 함께 면역력이 강화되어야 하기 때문이다.

노는 것은 재미있는 것이기는 하지만 알고 보면 에너지를 발산하며 소진하기 위해서 하는 별 의미 없는 활동이다. 에너지의 소진에 재미를 더한 것이 놀이라고 할 수 있다. 아이들 때는 성장이 자주 일어나다 보니 습성화되어 이런 활동이 거의 무의식적으로 일어나게 된다. 큰다는 것은 살이 찌는 것과 비슷하여 몸의 길이나 부피가 커지는 것이다. 몸이 커지면 몸을 지키는 면역은 상대적으로 부족해지게 된다. 그러므로 **소진을 통해 면역력이 강해져야 성장을 할 수 있다**는 것을 알 수 있다. 끝까지 간다는 것은 에너지가 바닥날 때까지 간다는 것이며 이것은 과립구가 감소하여 바닥(**백혈구 중 과립구가 약 54% 수준**)까지 떨어지는 상태이다. 이때 사람은 힘이 빠지고 지치게 된다. **소진(exhaustion)이란 에너지를 끝까지 다 쓴 것**을 말한다. **발산을 통해 소진에 이르게 되는 것**이다. 이렇게 되어야 면역기관이 작동하고 면역력이 강해질 수 있게 되기 때문이다. 그러므로 놀려고 하는 아이를 탓할 수만은 없다. 좋은 방법은 먹는 것을 조절해 주는 것이다. 에너지의 공급이 적절해지면 비교적 적당히 놀고 만족할 수 있다.

신체 상황별, 세 종류의 백혈구(과립구, B임파구, T임파구)의 우세성★

백혈구의 주된 종류를 보면, 하루 동안 시기별로 역할이 다른 세 가지로 구성된다. 그것은 **과립구, B임파구(B세포, 기본적 면역력)와 T임파구(T**

세포, 특화된 면역력, 면역의 핵심★)이다. 과립구가 활력을 일으키는 역할을 한다는 사실을 뒷받침하는 논문자료가 나온 것은 1980년 이전이었다. **T 세포는 원시 B세포(골수)를 발전(흉선에서)시켜 생성된다★.** 또 B세포의 정보를 받아(항원제시) 특화된 면역력(외곽임파선)을 띠게 된다.

과립구는 주로 낮 시간에, 특히 활동할 때 혈중에 증가하게 되는데 밤 이라도 운동을 하면 증가한다. B세포는 음식을 포만감 있게 먹었을 때 증가한다. 백혈구들은 물질을 탐식하는(삼키는) 세포어서 원래 세포별로 자유롭게 활동한다. 개별적이긴 하지만 가는 곳이 비슷하고 닮은 경향성 이 있다. 앞에서 백혈구의 총합이 비교적 일정하고 한 종류가 증가하면 다른 종류가 감소한다고 설명하였다. 보통 과립구와 임파구(B세포+T세 포)는 시소처럼 한 종류가 증가하면 다른 종류는 감소하는 상황이다. 이 런 식으로 백혈구의 세 종류는 신체 상황에 따라서 우열을 보이게 되는 것이다. 이 우열에 따라 하루는 세 가지 국면으로 구성되게 된다.

B세포는 과립구에 비해 많이 느리게 움직인다. G(과립구(granulocytes) 를 편의상 'G'라고 부르도록 하자)와 B는 모두 골수에서 생성된다. 포만감 있 는 음식을 먹어 부교감신경이 작동하면 골수에서는 B의 생성이 증가할 것이다. 그것들은 외부물질의 소화과정에서 필요한 면역작용(지키는 작용) 을 위해 소화 혈관 주변에 모인다. 이렇게 음식의 포만감은 충분한 B세포 를 생성하는 것으로 연결된다는 것을 기억하자. B세포는 T세포와 대치되 는 위치에 있으면서도 한편으론 영향을 주는 기본적인 면역에 해당한다. 2~3시간이 지나 배가 꺼지면 소화가 일단락된다. 이제 먹었으니 두 가지 갈림길이 나타난다. '활동하거나 잠을 자거나'이다. 낮에는 일해야 하므로

교감신경이 주로 작동하고 소화된 영양소를 활용해 골수에서는 G를 생성하게 될 것이다. 밤에는 식사를 하고 얼마 뒤 잠을 잔다. 소화 때 만들어진 원시 B를, T나 일반 B세포로 만들며 잠을 자게 되는 것이다.

B와 T 모두 증가된 상태로 잠을 잘 수 있지만, T는 특히 깊은 잠과 관계있고 B는 1차적인 잠과 관계있다. 깊은 잠은 오감을 상실한 잠이다. 1차적인 잠이 정말 절실했다면 주관적으로 깊게 느껴질 것이지만 B에 의한 1차적인 잠은 대체로 얕은 잠이다. 얕을 잠은 깨워 보면 금방 깨어나지만 깊은 잠은 잘 깨어나지 않는다. 혹 깨더라도 정신이 잘 돌아오지 않는다. 수면의 질의 차이가 발생하는 이유는 B세포는 의식할 수 있는 교감과 부교감신경이 동시에 존재할 때 증가하고 T세포는 교감신경이 거의 없는 부교감신경하에서 증가하기 때문이다. **우리는 의식을 잃은 깊은 잠을 자야 한다는 사실을 잊지 말자.** 그것은 면역력의 핵심인 T를 증가시켜야 가능하다. **T는 'Thymus', 한글로 '흉선'에서 왔다. 가슴에 있는 흉선[10]은 밤을 지배하는 면역력의 중추 기관인 셈이다**(흉선에서는 각종 T세포들을 만들며 NK세포도 만든다, 이를 골수에서 만들어지는 NK세포와 구분해 NKT세포라고 부른다). 충분한 저녁 식사를 통해 만들어진 원시 B를 활용해 충분한 숫자의 T를 만들어 내는 많은 생산 능력을 가진 장소이다.

낮에도 T가 만들어진다. 그런데 주된 생성 장소는 달라 **'흉선 외'** 분화 T세포라 불린다. **전날 밤 흉선에서 만든 T세포의 성숙이 일어나는 것.** 면역의 중추인 흉선 이외의 임파선에서 나왔다는 의미이다. 결과적으로

---

10 290쪽 '사진 4' 참조.

생긴 모양은 T지만 생성장소가 다른 것이다. 가슴 한가운데에 흉선이 있는데 낮에 만들어지는 T는 몸의 최외곽부(peripheral)에 산재해 있는 여러 개의 작은 임파선(림프절과 동의어)에서 주로 만들어진다.

낮에 식사를 하면 G가 감소되고 B가 증가할 것이다. 소화가 되고 다시 활동을 하게 되면서 G는 증가하고 만들어진 B가 줄어들면서 몸의 최외층에 흩어져서 숨게(머무르게) 되는 것이다. 거기서 B세포도 T세포처럼 성숙해진다. 그러나 성숙한 B 역시 기본적인 면역, 예를 들어 간단한 상처치유 같은 업무를 한다. 신체가 활동하면 혈관계에는 G가 상승하고 **외곽 임파선들에서 특화된 T가 점차 늘어나면서 낮에 필요한, 특별한 면역작용을 할 수 있다.** 바로 다음과 같이 정리할 수 있다. 낮에 T가 충분히 늘어나기 위해서는 점심 때 먹은 음식이 소진될 때까지 끝까지 일을 해서 소모해야 한다. 중간에 먹거나 하면 다시 소진을 해야 한다. 전체적인 혈액의 구성을 생각해 보면, G의 상승으로 임파구의 부분(portion)은 적어진다. G 외에 나머지를 B로 채우면서 남는 것은 외부 임파선에 머무르다가, 서서히 특화된 임무를 띤 T가 나오면서 B와 서서히 치환되는 형국이다.

소진이 면역력을 상승시키는 원리★

중간에 음식을 먹지 않고 물만 먹으며 계속 활동을 지속하면 영양소의 감소와 함께 언젠가는 G의 감소가 일어나게 될 것이다. G의 감소로 인해 임파구의 부분은 점점 늘어나게 되고 서서히 치환되던 T가 절정에 달해, 순도 높은 T임파구의 증가라는 꿈에 그리던 상황에 도래하게 되는 것이다. 치유의 세포 T가 최고조에 달하는 이때가 면역력이 최고가 되는 시점이다. 또 이것이 소진이 중요한 이유이다.

우리 몸에는 **일차적인 가용에너지**가 있다(구체적으로는 **간의 글리코겐과 골수 내부에 존재하는 영양소**이다). 이것이 감소하여 바닥나면 에너지가 소진된 것으로 보는데 이때, 과립구 G가 최저 수준으로 감소한다. G의 감소는 임파구 증가의 전제조건이다. 그중에서 특히 순도 높은 T임파구가 늘어나는 상황이 우리에게 필요했던 것이다. 먹으면 B가 늘어나고 끝까지 소진하면 T가 늘어나는 것이다. **에너지의 '소진'은 T임파구가 늘어나는 면역력 상승의 열쇠였다. "건강한 생활을 영위하고 중병을 치료하기 위해서는 매일(밤이나 혹은 낮에) 최소한 한 번의 소진이 필요하다."**는 것을 기억하자. 음식을 중단하고 소진에 의해 결국 G가 감소하면 배부름에 의한 부교감이 아닌 **소진에 의한 부교감**이 찾아온다.

밤에는 이런 면역력 상승이 더 강하게 일어난다. 많은 능력을 지닌 '흉선'이 T를 생성하기 때문에 낮에 비해 양과 질이 더 좋아지기 때문이다. 그러나 밤에는 저녁 식사로 먹은 에너지가 활동하지 않아 소진되지 않는다는 차이가 존재한다. 이 에너지는 살이 찌는 저장에 사용되고 나머지는 다음 날 오전에 소진시킬 수 있다. 일반적으로 밤에는 소진에 의해 G가 감소하지 않고 어둠과 잠이라는 부교감의 습관에 의해 감소하게 된다. 그래서 상황에 따라 G가 잘 줄지 않는 경우가 있다. **G가 줄지 않으면 T가 늘어날 수 없어 수면의 질이 나빠지는 것이다.** 수면의 질에 영향을 준다고 알려진 카페인의 역할보다 사실 더 중요한 이 큰 흐름을 알아야 한다. 사람은 적어도 이틀에 한 번은 밤에 깊은 잠이 필요하다. 만약 밤에 소진을 시킨다면 밤의 부교감의 습관에 더해져 면역력 상승의 가장 좋은 기회를 맞이할 수 있다는 사실도 기억하자.

필자는 아이들을 키우던 2006년, 고열 독감을 약 없이 치료하던 중에 아이의 고열이 언젠가는 자연적으로 멈추게 된다는 것을 알게 되었다. 이때 중대한 가능성이 열렸고 뒤에 개인적인 지병(만성병)을 더 경험하고 나서야 소진이 면역력 획득으로 이어진다는 염증 공통의 원리를 확신할

핵심정리 ▷ 소진과 발산의 중요성★

소진(exhaustion)이란 신체 내의 가용 에너지를 끝까지 사용하는 것으로 이때 면역력이 반등하여 상승한다. 한번 정상 수준을 벗어나 나빠진 면역력, 즉 병이 있는 상태에서 면역력은 에너지가 바닥이 날 때까지 가지 않으면 회복되지 않는다(보다 건강한 사람은 소진이 쉽게 일어난다). 그 말은 일하고 생각하기 위해 증가된 과립구가 정상수준으로 잘 감소한다는 의미도 된다. 이런 의미에서 생각해 보면, **소진이란 증가된 과립구가 감소되는 것이며 교감에서 부교감으로 전환되는 시기**를 뜻한다. 더욱 이해하기 쉽게 표현하면 힘이 빠지는 것, 지치는 것이 소진이다. 사실 나중에 깊게 들어가 보면 **해야 할 일(task)과 에너지(포도당 같은), 과립구는 커플화되어 있다.**

발산(emission)은 우리 몸이 에너지를 소모하는 과정이며 과립구가 줄어드는 과정이다. 중요한 사실은 **정상수준 이상으로 한 번 증가한 과립구는 계속 이어가려는 특성이 있기 때문에 발산을 통하지 않고는 줄어들지 않는다**는 사실이다. 발산의 예에는 피부발열, 과한 활동, 강한 운동, 통증, 고열 등이다. 피부발열과 활동, 운동 등은 정상적인 범주에 속하며 통증과 고열은 병적인 상황이다. 통증도 일어나기 위해서는 강한 에너지가 필요한 발산의 일종이다. 이것은 **통증과 고열의 정당성을 시사**한다. 우리 몸은 **이 병적인 표현을 통하지 않고서 정상 면역상태를 회복할 수 없다.**

소진은 소화를 넘어, 소화를 통해 획득된 에너지가 바닥나서 끝나는 지점이며 발산이란 소진에 이르는 과정이다. 정상수준에서 과립구가 유지될 때는 정상적인 활동을 통해 소모되지만 정상수준이상으로 증가한 경우에는 강한 발산이 일어나거나 개인별 역치를 넘어서면 병조직을 만들게 된다. **생성된 병조직은 소진과 발산을 통해 비정상적으로 증가된 과립구가 줄어들면 사라지게 된다.** 병조직이 사라지는 것을 치유 혹은 '낫는다'라고 표현하는데 병조직의 크기에 따라 여러 날이 걸릴 수 있다.

수 있었다. 본 책에서 먼저 소개된 발산의 원리는 이보다 더 뒤였고 찾기 더 어려운 것이었다.

소진에 의한 면역력 상승의 전제는 건강한 B임파구★

독자분들은 아직도 궁금할 수 있다. 에너지를 다 써서 바닥나는 소진이 과연 면역력을 강화시킬 수 있을까? 그렇다면 생성된 면역력의 힘은 과연 어디에서 오는 것일까?

사실 면역력에는 하나의 조건이 존재한다. **건강한 원시 B를 원료로 하여 좋은 T가 만들어질 수 있다**는 것이다. 건강한 B임파구는 평상시 좋고 고른 영양에 의해 만들어질 수 있다. 평상시 잘 먹지 못한다면 소진에 의해 T가 강해질 수 없고 신체는 위험에 빠질 수 있다. 이때는 응급의료가 필요하다. 투여된 영양소가 약간의 시차를 두고 작용하는 것이다. 좋은 영양에 의해 B가 만들어질 수 있고 G가 소진까지 감소한다면 B는 서서히 T로 치환되며 신체를 치료하게 된다. 일반적으로 영양이 좋은 상황에서는 면역력에 있어서 소진이 중요하다고 볼 수 있다.

다행히 현대의 병원 시스템은 다른 문제들에 대해 완전한 해결책을 제공해주고 있다. 수액을 통한 영양소의 공급, 항생제의 사용을 통한 자극 원인 병원체에 대한 컨트롤, 소염제의 사용을 통한 염증의 약화, 완벽히 소독이 된 안락한 입원시설 등이다. 외과학에선 입원한 환자가 구강으로 식사를 하지 않더라도 완벽하게 몸이 유지되도록 할 수 있다. 이제 치료를 위해 남은 한 가지는 염증이 강할 때 에너지 공급을 차단하고 소진까지 기다리는 것이라 할 수 있다.

염증의 발산은 에너지의 소진까지 가야 제대로 끝난 것이다

염증도 필요한 영양소를 준비한 이후에 발생하며, 염증의 에너지가 정상적으로 소진되면 **교감신경의 완화와 스트레스의 종식**을 이루게 된다. 생활에서 스트레스 발산을 통해 해소하는 것과 같은 원리이다. 말을 하면 스트레스가 풀리기도 한다. 카페에서 매일 친구를 만나 수다를 떨며 말을 많이 한다고 스트레스가 풀릴 것 같지만, 계속 달디 단 커피나 홍차를 마시면서 이야기해서는 끝이 없다. **스트레스는 말이나 운동, 일 같은 활동을 통해 에너지가 소진되어야(바닥나야) 풀리게 된다.** 그래서 사람들은 스트레스를 풀기 위해 땀을 뻘뻘 흘리며 강력하게 운동하거나 춤을 추거나 노래를 부르는 것이다. 강력한 활동이 도움 되기는 하지만 중간에 먹지 않는 것이 필수라는 것을 기억하자.

차가운 물에 들어가거나 추운 곳에 있으면 소진이 앞당겨진다. 스트레스도 해결되지만 에너지가 소진되면 몸의 병이 나을 수도 있다. 염증은 스트레스와 동일하며 무엇이 먼저라고 할 수 없을 정도로 상호적 관계를 지닌다. 다시 말해, 염증이 있으면 스트레스를 잘 받고 스트레스가 많아 활력이 증가하면 염증이 발생할 수 있다. **스트레스를 쉽게 받는 건 염증이 있기 때문이다.** 염증이 끝나면 면역이 강해진다. 면역력이 강해지는 동안은 모든 것이 귀찮을 뿐이다. 중요할 것 같은 문제도 생각하기 싫은 상태, 즉 스트레스가 사라진 상태이다. 특정 활력을 위해 만들어진 과립구들이 완전히 소모되면 에너지는 소진되고 잠과 함께 휴식에 들어가게 된다.

염증을 충분히 발산하게 하지 않고 약으로 눌러 억압하여 소멸하는 것(아픔을 피하는 식의 치료)은 당장에는 환자와 의사에게 좋게 보일 수 있다. 그래서 우리들은 몸에 염증과 통증이 생겼을 때 바로 약을 먹거나 병원으로 달려가게 되었다. 그러나 몸의 염증현상을 자주 약으로 방해하며 염증이 불충분하게 발산된 상태에서 살아가게 된다면 그것은 더 큰 화로 이어지게 된다. 과립구들의 증가가 지속되어 더 큰 염증이 발생하거나 성격이상(예를 들어 화를 잘 내거나 지나치게 예민한 성격, 심한 경우 정신이상), 알레르기성 체질로의 변화 등이 생기게 되는 것이다.

과연 염증의 발산을 허용한다는 것은 무슨 의미일까. 그것은 염증을 억누르기만 할 것이 아니라 표현할 수 있는 '시간'과 '여건'을 조성해주는 것이다. 먼저 시간에 대해 생각해 보고 여건에 대해 알아보려 한다.

왜 염증이 발산할 수 있는 시간이 필요한 걸까? 그것은 **염증을 일으키기 위해 증가된 몸 안의 과립구들이 줄어들기까지 통상 약 3일이 소요되기 때문이다.** 2~3일이라는 평균적인 염증의 기간은 경험적으로 알려져 있던 사실이지만, 이것은 사실 앞서 설명한 과립구의 평균 생존 기간과 관련된 것이다(과립구가 염증원인세포라는 사실의 증거이기도 하다). 2박 3일이라는 기간 동안 약으로 억제하면 염증의 발산도 억제된다. 처음에는 염증을 억제하여도 증가된 과립구가 소멸될 가능성이 있다. 그러나 가벼운 염증들에 통증이 무서워 약을 계속해서 남용하게 되면 결국 면역력에 문제가 생겨 우리 몸의 정상 메커니즘에 문제가 생기게 되는 것이다.

소염제의 바른 사용법★

염증이 3일간 강해지다가 가라앉는 경우가 많기 때문에 우리는 통상적으로 3일간 약을 처방받아 왔다. 그러나 이것은 불완전한 지식이 낳은 획일적인 방법이다. 염증은 여건이 안 되면(가령 약을 먹을 때) 억제되어 있다가 여건이 되면 이틀보다 짧은 시간동안 발산하기도 하며 면역력이 나빠진 경우에는 염증기가 더 오랜 동안 완급을 반복하며 나타날 수도 있고 염증이 더 커지며 성장하기도 한다.

필자는 소염제를 쓰는 경우 기다렸다가 쓸 것을 추천한다. 기다리는 동안 염증의 발산이 어느 정도 이루어지며, 염증이 최고조에 다다랐을 때 약을 쓰면 염증을 꺾어줄 수 있기 때문이다. 그 정확한 지점은 환자의 상황에 따라 약간 다를 수 있다. 염증의 코스를 보아 적절한 시기에 약을 쓰는 것은 의사의 역할이다. 약의 시초는 약초였다. 약초의 다수에는 소염작용이 있다. 적절한 시점을 기다리는 식의 약의 사용법은 히포크라테스 시대에도 존재했던 것으로 추정된다. 이렇게 기다리면서 점점 익숙해지면 약의 사용을 보다 최소화하는 것이 좋다는 것이 자연주의적 관점이다. 통상의 감기 몸살에는 약을 되도록 사용하지 않고 끝까지 발산을 시켜주는 것이다. 발산할 것을 쌓아 두었다 혹독하게 아픈 것보다 바로 바로 정리하며 사는 것이 건강의 축적된 힘을 쌓는 데 도움이 된다.

자극원이 되는 병원균을 줄이는 항생제와 소염제의 작용은 다르다. 염증은 우리 몸에서 면역력을 생성하기 위한 필요작용이라는 사실을 명심해야 한다. 다만 안전의 관점에서 염증의 위험한 표현은 적절한 시점에 소염제를 사용하여 미루어 차후에 재차 발산시키는 것이 바람직하다. 다만 위급성이 높은 급성 감염의 경우 몰아치는 힘이 강하므로 과립구의 시대를 막고 생명을 구하기 위해서는 약재를 보다 지속적으로 사용할 필

염증에 소염제 사용을 조심해야 하는 경우★

1) 스트레스가 큰 상황일 때 -> 스트레스성 염증에는 소염제가 본래 잘 듣지 않는다. 스트레스 해소를 위해서는 소진의 원리가 적용되는 것이 바람직하다.

2) 정신적 불안정이 심해 환자의 심리가 안정적이지 못할 때 -> 염증이 정신에 강하게 영향을 미칠 때 정확한 관리를 하지 않고 약을 남용하면 정신적 문제의 발생 가능성이 높다. 특히 두부(구강 포함)의 염증이 있을 때 인접한 두뇌, 정신에 높은 영향을 미치는 것으로 보인다.

3) 안정적 상태의 만성적인 염증일 때 -> 만성 염증은 소염제가 효과가 적고 부담이다. 염증이 강화될 때는 쓸 수 있지만 에너지의 발산과 소진에 신경을 써야 한다.

   * 만성적 질환에 사용되는 소염제(예: 잇몸약)를 보약처럼 먹는 것은 곤란하다.

4) 몸이 마르고 예민하여 신경이 날카로운 사람 -> 염증이 잘 낫지 않고 지속되며 교감신경이 더 발달할 수 있다.

5) 평소 수면이 불안정하여 잠을 잘 못자고 (염증이 있을 때 하루 정도 잠을 못자는 것은 제외한다) 만성 피로가 많은 사람 -> 과립구 수치가 높은 사람이다. 약으로 억제해도 더 큰 염증의 발생 가능성이 높다.

6) 먹는 약을 오래 먹어 간과 신장의 부담이 심할 때 -> 약물의 처리가 어려워 독이 될 수 있다.

7) 소화기관에 문제가 발생하거나 약 알레르기가 생기는 사람 -> 마르고 예민하고 장이 약한 사람이 그런 경우가 많다. 염증이 줄어들 상황이 안 되었는데 약으로 계속 누를 경우 소화기관의 염증의 발생으로 인해 속 쓰림, 배탈이 생길 수 있다. 이때는 위장약과 함께 먹기보다 전체적 관점에서 염증의 억제가 잘 안 된다는 것을 자각해야 한다. 예민한 피부염이 올라오는 경우 다른 곳으로 염증이 옮겨가며 교감신경이 발달될 수 있다.

염증에 소염제의 루틴(3일)한 사용이 별 문제가 없는 경우★

1) 살이 기본 이상으로 있는 사람
2) 몸이 말랐지만 예민하지 않은 사람
3) 평소 잠을 푹 자는 사람

요가 있다. 그러나 이때에도 위급한 상황이 지나고 병균과 타협점이 형성되면 완치를 위해서는 발산의 시간을 부여하고 소진에 가깝도록 하여 염증의 터닝 포인트를 잘 잡아 나가야 한다.

치료자의 역할

많이 아파도 참고 기다리며 하던 일을 멈추고 쉬어주는 것이 환자의 의무라고 한다면 염증이 발산할 수 있는 여건을 조성하며 그 피해를 줄이는 것은 치료하는 의사의 역할이다. 의사는 소파술을 통해 염증조직을 제거하거나, 염증의 분비물인 고름을 빼주거나, 염증기의 음식 조절법을 알려준다든지 하여 염증의 발산기 동안 조직파괴를 줄이고 올바른 방향으로 나을 수 있도록 돕는 역할을 한다.

치과에서는 신경(치수)의 염증을 국소적으로 항염증 약물을 넣어 자주 억제한다. 그러나 임상현장에서 보면, 먹는 약복용이나 국소적 약물을 통해 염증을 억제만 하여서는 쉬이 낫지 않는 경우가 허다하다. 이는 염증의 발산이 부족하기 때문이다. 이때 약물제거, 교합조정을 통한 압력 완화 등의 조치를 통해 염증의 발산을 도와주면 결국 몸은 스스로 치유하게 된다. 치유력이 결국 면역력이므로 염증의 발산을 통해 면역력이 강해진다는 의미가 있다.

치과에서 신경치료 중에 환자가 통증이 심하면 임시로 막아 놓은 것을 제거하여 열고 음식물이 들어가는 상태로 2~3일 정도 기다리는 경우가 있다. 이렇게 하면 통증이 많이 완화된다. 염증 조직과 과립구는 자극하면 발달한다고 하였다. 압력도 자극원이 될 수 있으므로 완압하는 것이 도움이 되는 것이다. '열어두는 방법'은 관습적으로 해온 치료법이지만 의료계는 그 이유를 몰랐다. 그 원리가 바로 염증발산의 원리라 할 수 있다.

염증의 발산은 환부에 통증이 생기거나 온몸이 아프게 되는 증상으로 알 수 있다. 따라서 그 아픔이 비록 불편하다하더라도 우리는 염증의 표현을 막고 그 시기를 편안히 지나갈 수 있는 것인지, 다시 생각해 보아야 한다. 사람마다 부위마다 다양한 염증들을 자세히 연구하며 관찰해 보면 공통된 현상들이 있다. 염증이 발산된 후에 낫는다는 것도 그중 하나이다. 누르고 덮으려고만 하면 염증은 매우 지능적으로 다른 모습으로 나타난다.

앞에서 과립구는 우리 몸의 필요악이라고 하였다. 정상적인 과립구는 발산을 하는 것이라면 병을 일으킨 과립구는 발악하는 것이라고 표현할 수도 있다. 풀 데가 없어 미쳐 날뛰더라도, 다른 사람이 볼 때 그 모습이 이상하고 불편해 보이더라도 살기 위해서 발악은 피할 수 없는 것이다(이것이 자기에게 느껴지는 **발산의 정당성**이다). 그러나 발악보다는 증가된 과립구를 잘 조절하여 정상적으로 발산시키는 것이 좋다. 또한 올바른 꿈을 가지는 것도 중요하다. 이는 특수 목적을 위해 존재하는 과립구들에게 올바른 목적을 부여하는 것이다. 이런 과립구들이 만들어지면 약간 증가된 과립구의 힘으로도 정말 훌륭한 업적을 쌓을 수 있다.

2016년, 실화를 바탕으로 만들어진 '미라클 프롬 헤븐'이라는 영화가 있다. 딸 애나는 어떤 음식도 소화시킬 수 없는 원인 불명의 장질환을 앓고 있다. 엄마는 딸의 병을 고치기 위해 대도시에 있는 최고의 의사를 찾아가지만 치료할 수 없다는 사실을 알고 절망하고 만다. 그러던 어느 날, 딸이 집 주변에서 놀고 있었는데 죽어서 속이 빈 큰 나무속에 빠지게 되는 사고가 일어난다. 그 고목은 껍질이 두껍고 10미터 정도로 제법 높았다. 그런 고목 속에 빠진 상황에서 금방 구출하기란 힘든 것이었다. 더욱이 그 나무속은 긴 동굴과 같은 구조를 하고 있었고 그 공간은 아이 하나 정도 들어갈 수 있는 크기였기 때문이다. 구출하기 위해 거대한 기계들을 동원하는데 많은 시간이 걸렸다. 결론은 고목나무 속에서 구출되고 그 아이의 불치병이 깨끗이 나은 것이다. 영화에서는 이를 기적적 실화로 말하며 마무리 하였다. 이를 의학적으로 어떻게 설명할 수 있을까.

필자는 이 영화를 보며 염증의 발산 원리를 생각할 수 있었다. 발산이 소진까지 가면 낫게 되기 때문이다. 아이는 고목 속으로 떨어지며 피부 여기저기에 상처를 입었을 것이다. 아이는 시간이 지나며 열이 나거나 반의식상태로 한참동안 앓았을 것이다. 그 뒤 아이는 잠들었을 것이고 자는 동안 고목은 비교적 덜 춥도록 온기를 품을 수 있었을 것이다. 구조에 시간이 걸리는 사이 이런 변화가 일어났다면 아이는 아프다가 소진에 이르렀을 수 있고 잠을 자고 구출되었을 때는 병이 나을 수 있다. 불치병이 이런 원리에 의해 나을 수 있다는 것이 신기하고도 대단하게 보일 수 있지만 염증의 발산과 소진의 원리를 알고 나면 어려운 일도 아니다. 그만큼 발산과 소진이라는 것은 중요한 내용이다.

장의 원인 모를 질환은 음식을 거부하고 있었다. 자연주의적 관점에서 보면 그건 음식을 그만 먹고 싶어서 생긴 것으로 볼 수 있다. 부위가 독특하긴 하지만 염증이 생겼으니 과립구는 똑같이 증가한다. 음식을 대체로 못 먹었지만 사실 전혀 못 먹는 것은 아니었던 거 같다. 아이가 몇 달이 넘도록 근근이 생활할 수 있었다는 것은 최소한의 영양은 흡수하고 있었던 것으로 보인다. 배가 땡땡 부어 장이 꽉 차 있고 뭘 먹으면 토하여 먹을 수 없다고 생각했을 것이다. 아이의 생존을 염려하여 액상의 음식을 자주 먹였을 가능성이 높다. 빠질 수 있는 살도 있으므로 이런 상태에서는 생각보다 오래 견딜 수 있다. 이 경우 소진하여 끝까지 간 적이 없었을 가능성이 높다. 우연히 찾아온 사고의 기회가 염증 발산의 완벽한 조건을 제공했고 아이는 아무것도 먹지 않고 한참을 기다릴 수 있었던 것이다.

결가지 2 ▶ 조류독감의 해결책

2016년 말 겨울은 수천만 마리의 닭과 오리들이 생명을 잃어야 했던 참혹한 해로 기록될 것이다. 그러나 사람들은 달걀을 못 구할까봐 걱정이 되어 마트에 가서 진열된 계란을 보고는 하는 말이 "가격만 조금 올랐지, 다 있더라."고 말할 뿐이다. 우리 사회 상당수의 사람들에게 이미 생명에 대한 가치는 퇴색되었고 인명조차 경시되고 있어 안타깝다.

조류독감은 철새들의 이동에 의해 전파된 것으로 보고 있다. 현지의 가금류가 죽는 것은 집단사육으로 인해 면역력이 약하기 때문이다. 백신을 맞히려 해도 바이러스의 종류가 많아 곤란하다. 조류독감은 바이러스에 의한 감염이다. 바이러스성 감염은 항생제나 소염제로 억제도 잘 안 된다. 전문가들이 궁금해 하는 것은 철새는 발병하지 않는데 현지의 가금류에서는 쉽게 발병한다는 사실이다. 지금까지 배운 염증에 대한 원리만 생각해 보더라도 그 이유는 충분히 짐작할 수 있다. 철새는 먼 곳을 날아오며 에너지의 소진이 일어나기 때문에 면역력이 강했던 것이다. 소진이 면역력을 상승시킬 수 있으므로 해법은 의외로 간단할 수도 있다. 죽지 말고 면역력을 강화할 수 있는 기회를 주는 것이다.

사육장 내에서 조류독감으로 죽는 닭이 발생하면 살찌우기를 잠시 중단하여 영양의 공급을 끊고 활발한 음악을 틀거나 움직이도록 하여 하루 정도의 시간을 보내면 될 것이다. 이런 작업을 하려면 지금보다 공간은 조금 더 필요할 것이다. 영양은 끊더라도 물은 필요한대로 공급해야 한다. 닭이 지친다면 잠드는 닭이 있을 것이다. 온도는 조금 높게 해주거나 상온 정도로 유지해도 자신의 털이 있으므로 따뜻하게 잘 수 있을 것이다. 그리하여 깨어난 닭에게는 다시 영양을 공급하면 된다. 극복하지 못하고 죽는 닭도 있겠지만 면역력이 강해지며 살 기회를 잡는 닭이 많을 것이다. 이것은 일종의 정면 돌파하는 방법이다. 이렇게 하면 집단사육을 하더라도 다른 결과가 나올 수 있다고 본다. 이것은 감기 바이러스와 가금류가 함께 진화해 나갈 수 있는 대처법이다. 진화라는 것은 집단적 관점이므로 개개의 관점에서는 실패가 생길 수 있지만 집단 중에서 그런 환경을 이겨 내는 종이 거의 생겨난다.

돼지 구제역도 비슷한 원리에 의해 면역력을 강화할 수 있다. 아무리 키우고 살찌우는 게 바쁘더라도 한 번씩 굶기는 것이 평상시 면역력을 키울 수 있는 좋은 방법이다. 잠시 먹지 않더라도 면역력이 강해진 후에 더 잘 자라게 되므로 가끔씩 하루는 먹이지 않고 기다리는 것은 손해보다 이득이 많다. 이렇게 키우면 종자도 개량되어 면역력이 점점 강해질 것이다. 간단히 설명하였는데 실제 상황에 맞게 구체적으로 적용하며 프로토콜을 정하면 되리라 생각한다.

염증 발산의 허용이라는 역설적 상황

베르그송은 생명체가 이질적인 것을 통합한다고 하였다. 우리 몸은 과립구라고 하는 반산소적인 세포를 가짐으로써 생명력의 근원이 되는 독특한 긴장을 유지할 수 있게 되었다. 그 긴장의 균형은 양쪽 어디라도 너무 한쪽으로 쏠려서는 안 되는 것이다. 반산소적인 세포가 몸 전체를 장악하게 된다면 결국 몸 전체가 산소를 거부하게 되어 죽음에 이르게 되며 반대로 염증이라는 기본적인 작용이 매 순간 몸 전체에서 일어나지 않는다면 생명의 살아 있는 생동감은 만들어질 수 없다.

기존의 의학은 약과 수술을 통해 염증 억제를 위해 노력하였다. 지난 과거를 돌이켜 볼 때 이것은 좋은 방법임에 틀림없다. 그러나 절대 완전치는 않음이 현대의 난치병들을 통해 드러나고 있다. 작은 염증들이나 몸살과 같은 생활 염증마저 허용하지 않는다면 염증은 존재의 기본적인 이유조차 달성할 수 없게 되어 우리 몸은 면역력을 유지할 수 없는 것이다. 염증을 허용한다는 말은 개인의 삶에 휴식과 잠의 시간을 부여한다는 것이다. 스트레스 받는 일과 문제도 잠시, 나아가 완전히 놓을 수 있어야 한다. 낫는다는 것은 긴장을 만드는 스트레스가 없는 상태에서 쉼을 통해 이룰 수 있다. 그것은 먼저 **아플 수 있는 시간, 염증이 발악할 수 있는 시간을 부여하는 것**이다. 또 '먹는 것은 쉼보다 뒤에 와야 한다'는 것을 잊지 말아야 한다. 일하거나 염증을 일으키고 쉬고 나서 다시 먹는 것이다.

사람들은 암인지 아닌지 걱정되면 병원으로 뛰어간다. 병원에서 암 진단이 떨어지면 죽을 수 있음을 직감하고 모든 것을 놓게 된다. 기본적인 치유를 위한 준비가 된 것이다. 그러나 몸은 증가된 과립구들과 전신에 뻗쳐 있는 교감 신경의 사슬에 묶여 꼼짝달싹할 수 없는 처지이다. 먹는 것은 암이 자라는데 먼저 사용되고 신경의 사슬은 긴장감으로 조여오고 남은 생명을 재촉한다. 그런 상황에서는 길을 잃기 쉽다. 병원에서 수술이 가능하다면 다행이다. 수술과 이어진 치료의 고통을 이겨 내면 살 길이 있기 때문이다. 염증을 억제하는 치료들이 이런 중대 상황에서는 문제가 될 수 있다. 고통의 시간만큼 면역력이 생성되기 때문이다. 암을 수술해도 과립구의 발산을 허용하지 않으면 낫지 않는다.

억제와 허용 사이의 이러한 역설적인 상황은 꼭 한 가지에 답이 있지 않다. 인류는 지금까지 억제에만 치중하였다. 이제는 조절된 허용이 필요하다. 살면서 적절히 허용하면 면역력을 회복시켜 중병을 방지하게 될 것이다. 그러므로 억제나 허용의 극단적인 선택은 좋지 않다. 가끔은 두 방향 중 하나를 선택함으로써 다음 방향이 정해지게 된다. 약으로 염증을 억제하며 시간을 끌다 작아진 상황에서 한 번 발산시킬 수도 있듯이 이번에 못하면 다음에 할 수도 있다. 죽음은 생각보다 멀리 있다. 최후의 반전의 기회가 여전히 존재하는 것이다. 한 번으로 모두 발산하기에 부담되는 경우(염증의 크기가 큰 경우)에는 이번에 70~80%를 발산하고 다음(염증이 전신으로 일어나는) 기회에 마저 발산시키는 것이 몸에 충격이 적고 안전한 방법이 될 수 있다. 이런 특징은 유동적인 기회 포착이라고 설명할 수 있겠다. 절대적이거나 극단적이지 않고 억제와 허용의 사이를 오가며 염증이 일어나는 기회를 잘 포착하는 것이다. 염증을 일으키기 위해서도 준비가 필요하다. 병원에서는 수액을 통해 염증에 필요한 영양소

공급이 필요할 것이고 심하지 않은 경우엔 집에서 음식을 통해 준비를 할 수 있다. 몸에 영양소의 충전이 이루어지면 어느 순간 온몸이 아프게 된다. 이때 낮보다는 한가로운 밤이 주로 이용된다. 낮에 일어나는 경우는 면역력이 많이 나빠, 시급히 조금이라도 상승시켜야 하는 급박한 경우라 할 수 있다.

염증 조직이 커지는 게 부담되는 상태에서 국소적으로 응결될 경우엔 주로 단식을 하며 말려 나가는 것을 선택하게 된다. 약뿐 아니라 단식하는 것도 염증을 억제하는 방법이다. 그런데 문제는 억제만 하여서는 염증을 끝낼 수 없는 경우가 많다는 것이다. 특히 독한 염증과 암이 발생했던 경우가 그러하다. 이 경우, 나을 때 작게 터트리는 염증의 발산이 마지막에 오게 된다. 이는 작은 상태의 발산 작용이므로 비교적 안전하게 털어 낼 수 있다. 염증에 필요한 음식, 소위 환자들에게 해로운 음식이 마지막에 필요로 한다는 점을 기억해야 한다. 이렇게 환자가 지나온 경과와 기회에 따라 적절하게 응대하는 것이 필요하므로 노련한 의사는 염증이 줄어들고 완전히 소멸되어 뿌리가 뽑히기까지 코스를 읽고 방향타를 잘 잡고 가야 한다.

5) 염증은 산소와 반대되는 반산소적, 반호흡적 작용이다

염증이 과립구에 의해 발생한다는 사실은 활력의 무리함과 관계될 수 있다. 그런데 이 무리함은 산소 부족과 관계있다. 이것은 염증의 또 다른 중요한 특징이다. 염증이 강한 시기를 염증기, 면역력이 강해지는 기간을 회복기(치유기)라 부를 수 있다. 염증기에는 산소가 필요량에 비해 부족해진다. **염증은 산소가 달리는 상황**이라 할 수 있다. 강한 운동을 할 때는 염증이 생긴 것은 아니지만 염증과 비슷한 상황이 된다. 아무리 숨을 쉬어도 산소가 부족하다. 반대로 회복기에는 산소가 풍부해진다. 염증기의 산소 부족은 다름 아닌 증가된 과립구가 만들어 낸 것이다.

과립구는 산소를 활성산소로 분해함으로써 활력을 만들어 낸다. 이때, 산소를 분해하는 것은 산소를 싫어하기 때문에 분해하는 것이다. 얼핏 생각하면 말이 안 되는 얘기다. 우리 몸의 세포가 산소를 싫어하는 것도 그렇지만 활력을 증가시키려면 에너지 산화를 증가시켜 산소를 더 공급해야 하기 때문이다. 그 과정은 순차적으로 일어난다. 과립구들이 산소를 활성산소로 분해하면 개체는 흥분하며 호흡을 증가시킨다. 역설이기는 하나, 체내 산소 부족이 호흡을 자극하여 산소 공급을 늘리는 것이다. 이렇게 활력이 증가된다. 마치 경쟁적 구도처럼 작동하는 것이다. 과립구가 개별적으로 행동하는 것도 독특하고 같은 체내에서 경쟁하는 것도 놀라울 것이다. 활성산소는 산소와 성질이 다른 기체이다. 이것은 결국 산소로 돌아오긴 하지만 시간이 걸리게 된다. 우리 몸의 생동감과 활력은 과립구가 산소를 없애는 능동성에 의해 시작되며 산소부족으로 죽을 거 같은 상황을 해결하기 위해 호흡을 증가시킴으로써 완성된다. 그러나 **공급을 늘리더라도 계속 산소가 달리는 상황이다.** 이것이 활력의 시기, 예를 들어 강한 운동을 할 때이고 더 나아가 무리한 일과 염증의 시기이다. 무리함이란 것은 에너지의 산화가 너무 빠른 속도로 진행되어 산소가 모자라 상대적으로 부족한 상황이며 산화의 결과인 이산화탄소가 늘어나는 상황이다.

평시에 비해 활동 시와 염증 시엔 산소의 공급이 더욱 많다. 그러나 이는 산소가 달리는 상황이다. 과립구가 능동적으로 산소를 자꾸 없애려고 하는데 개체는 살기 위해 호흡을 증가시키며 산소를 다시 공급하는 상황이다. 몸 전체적으로 보면 그렇지만 개별적으로 보면, **과립구는 우리 몸에서 한 방향으로 움직이는 동력일 뿐이어서 염증에는 산소에 반하는 특성들이 나타난다.** 이것이 포인트이다. 우리는 독한 염증이나 암이 발생하거나 심해질 때 과립구가 증가하면서 숨을 쉬기 힘든 상황이 연출되는 이유를 알 수 있다(병이 있는 사람은 당연히 숨쉬기 힘든 상황을 피해야 한다). 염증이나 암이 약해질 때는 편하게 숨쉴 수 있다. 과립구가 산소를 싫어하지만 산소가 완전히 없어지면 과립구는 모두 죽어 염증현상도 존재할 수 없게 된다. 아이러니가 아닐 수 없다. 과립구는 상당히 어리석은 존재임에 틀림없다. 또한 원시적이기도 하다.

염증 조직이 발생하면 증가된 과립구를 유지하여 우리 몸이 무리한 욕망을 추구할 수 있게 하듯이 그 염증의 원인 세포인 과립구는 우리 몸에서 필요악의 존재이다. 산소를 없애는 나쁜 작용을 통해 활력이라는 긍정적인 결과를 만들어 내기 때문이다. 더 나아가 과립구는 사실 우리 몸에 있는 악의 근원이다. 인간의 염증과 면역, 인간이 이룬 사회 등 전체적으로 통찰해 보면 산소적인 것은 선이고 산소를 싫어하는 반산소적인 것이 악이라는 결론에 이르게 된다. 세상에는 신체 내부에 반산소적인 악이 강해 무리한 욕망으로 사는 사람이 있고 산소적 선이 강해 수용과 믿음(소통)의 마음으로 사는 사람이 있다. 과립구의 성질이 몸의 다른 모든 세포들과 다르고 이질적인 존재지만 몸을 자극하는 역할을 하는 것이다. 필요악적인 존재를 어떻게 다루어야 할까, 중요한 것은 관리이다. 과립구라는 문제아를 적정 수준으로 잘 유지하면 정상적인 아이들이 잘할 수 있는 동기가 될 수 있지만 문제아들이 지나치게 늘어나 버리면 우리 사회 또는 우리 몸 전체가 삐뚤어지고 비정상적이 되고 만다. 어떤 선까지는 활력이 증가하여 긍정적이지만 독한 염증이나 암이 생기고 나면 몸 통제를 벗어나 결국 병이 몸 전체를 집어 삼키게 될 것이다.

과립구가 산소를 싫어하는 성질은 운동선수의 무호흡증을 통해서도 확인된다. 인간 지구력의 극한을 겨루는 경기로 주로 마라톤을 연상하지만 그보다 더한 것이 있다. 동계 스포츠인 '크로스컨트리 스키'이다. 이 경기는 스키를 신고하는 마라톤이다. 경기가 너무 힘들어 선수들이 가장 무서워하는 것이 무호흡증이다. 운동을 하다 보면 호흡을 할 수 없는 답답한 상태에 도달하기도 하는데 생명이 위험할 수도 있다. 수영이든 육상이든 스키든 무관하게 아무리 좋은 운동이라도, 지구력이라는 활력을 끝까지 추구하다 보면 과립구가 지나치게 증가하기도 한다. 과립구가 지나치게 증가하면 무호흡증이 생길 수 있다.

왜 그럴까? 평소에는 과립구가 적은 상태이므로 몸은 호흡을 할 수 있다. 그러나 과립구가 지나치면 숨을 쉴 수 없는 것이다. 이 원리는 간단하다. 우리 몸에 무엇이 많고 우세하냐에 따라 판가름이 나는 것이다. 산소적인 세포가 우세하면 숨을 쉴 수 있고 과립구가 우세하면 흥분하여 호흡이 가빠지다 지나치면 숨을 멈추게 된다. 이러한 사실은 산소 혹은 반산소의 지배라는 상반된 상황을 우리에게 보여주고 있다.

숨을 쉬면 살고 숨을 멈추면 병이 심해진다★

과립구가 반산소적이고 염증도 그러하다면 몸에 병이 있을 때 우리가 자주 해야 할 일은 **긴장을 풀어주는 것과 길게 호흡을 하는 것이다.** 긴장을 풀어주는 것은 교감신경을 완화시키는 것이며 이 상태로 '호~'하고 숨을 쉬면 과립구의 증가를 막고 소모하여 낮출 수 있다. 아프다고 긴장을 강하게 하게 되면 과립구가 더 증가하게 되어 호흡을 증가시켜도 산소는 계속 달리는 상태가 되고 만다. 이 방법은 국소적 염증으로 인해 아플 때 쓰면 유용하다. 아픔의 고통이 강하게 올 때, 혈관계에선 과립구 수치가 정점(피크)에 오르게 될 것이다. 염증 부위의 아픔은 교감신경을 따라 온몸에 긴장을 뻗치지만 이 방법을 쓰면 과립구의 피크를 피할 수 있고 염증을 점차 약화시켜 나갈 수 있다. "너무 아픈데 어떻게 긴장을 풀 수 있어요?"라고 묻겠지만 모든 것은 순간에 결정된다는 것을 기억해야 한다. 염증이란 단순히 반산소적 메커니즘에 의해 작동한다는 사실을 잊지 말아야 한다. 한 번 실패하고 잘 안 되더라도 이 방향으로 가야 한다. 이것은 치유를 위한 방향성을 말하는 것이다. 지속적으로 시도해야 한다. 성공할 날이 반드시 있을 것이다.

암이나 그에 준하는 강한 증식성을 가진 염증이 발생할 때는 혈관계에 과립구가 큰 폭으로 증가하면서 밤에 잠이 오지 않고 숨을 쉬기 힘든 상황에 처하게 된다. 그 뒤, 전신에 증가된 과립구는 국소적으로 응집되면서 병조직이 발생하게 된다. 한곳으로 모이면 전체적으로는 레벨이 낮아지며 증상의 완화가 일어나며 타협되게 된다. 만약 여러분이 경쟁적 환경에서 힘들게 살다 스트레스에 짓눌려 숨이 쉬기 힘든 상황까지 몰리게 된다면 어떻게 해야 할까. 그때는 큰 병이 발생할 수 있음을 직감하고 만사를 잊고 긴장을 풀어주고 숨을 '호~'하고 길게 쉬도록 노력해야 한다. 물론 차분한 상태는 아닐 것이다. 하지만 흥분하며 고통을 표출하면서도 숨을 쉬어야 한다. 숨을 쉬면 살고 숨쉬기 힘들어지면 나쁜 병조직이 발생한다는 사실을 기억하면서 말이다.

염증이 우리 몸을 죽게 만들 때 극적 시점이 존재한다. 일반적으로 의사들은 감염이 전신으로 퍼져 패혈증이 나타나면 생명이 위험에 처할 수 있다고 알고 있다. 패혈증은 감염이 전신에 강해지며 백혈구(과립구)가 증가된 상태이다. 이럴 경우 매우 위험하여 순식간에 호흡이 멈추며 죽을 수도 있다. 패혈증은 과립구의 증가가 천장을 뚫은 것으로 볼 수 있으며 극한의 운동선수와 마찬가지로 반산소적인 상황이 강해지며 무호흡이 발생한 것으로 볼 수 있다.

입으로 '호~' 하며 길게 내쉬는 호흡을 심호흡이라고 부른다. 깊은 호흡이라는 의미이다. 호흡을 할 때 입으로 숨을 길게 내쉬면 깊게 비울 수 있다. 입을 통하면 코로 쉴 때에 비해 호흡이 크게 이루어질 수 있다. 깊게 비우면 또 많이 채워진다. 이것이 입으로 '호~' 하는 의미이다. 흔히 많이 알려진 용어로 복식호흡이 있다. 뱃속에는 공기가 들어가는 폐가 없다. 복식호흡은 심호흡을 뜻하는 다른 말인데 배로 숨을 쉰다는 의미를 지니고 있어 추천할만한 용어는 아니다.

혈관계에 펼쳐진 '과립구의 시대'는 산소 부족의 환경

과립구는 혈관계의 산소적 환경에서 살기가 힘들어 함께 모여 있고 숨는다고 하였다. 네 군데(골수, 간, 폐동맥, 비장) 특정지역에 많이 모여 있고 동맥보다는 정맥에 많이 있으며 정맥을 통해 잘 침투할 수 있다고 알려져 있다. 그러나 과립구가 일정 수준 이상으로 증가하면 위력이 강해지면서 산소 농도가 줄어든 동맥혈까지 골고루 증가되며 생존력을 점점 높여 나갈 수 있게 된다. 이때는 평소 저산소, 반산소적 환경을 구축하기 위해 죽어 나가던 과립구 세포들의 희생이 줄어들기 때문이다. 이렇게 일정 수준을 넘게 되면 소모도 줄어들어 보다 효율적으로 유지할 수 있게 되는 것이다. 이런 상태를 '과립구의 시대'라고 하였다. 과립구의 세상이 되면 과립구들은 잘 죽지 않고 오래 살면서 신체를 반산소적으로 강하게 지배할 수 있다.

운동을 심하게 하고 나서 숨이 찰 때, 고열과 같이 강한 전신 염증이 있어서 호흡이 가쁠 때, 온몸이 아파 누웠을 때, 무리하게 일이나 고민을 계속 하다 숨이 찰 때는 과립구의 시대가 펼쳐진 것이다. 일 몇 가지를 열심히 했고 더 이상 못할 것 같은데 또 하지 않으면 안 되는 일이 있을 때 그 사람은 스트레스를 받는다. 반산소적인 상황이 되면 일단 짜증이 나고 (염증적인 사람은) 화를 내기 쉽다. 이것은 염증적 발산이다. "일을 그만하고 쉬어라."고 하며 자신을 위하는 사람에게도 짜증이 나는 스트레스 상황이다. 이럴 때 계속하다가는 독한 염증이 발생할 수 있다. 그 상황의 심각성과 개인적 특성에 따라 각기 다른 부위에서 독한 염증이나 암조직이 생길 수 있는 것이다. 과립구의 시대를 자주 겪는 사람은 독한 염증(암)이 잘 발생할 수 있는 환경이거나 평소 계속 무리를 하며 사는 사람이다. 숨이 차게 살아가는 것은 좋은 것은 아니다. 쫓기는 삶이고 조급한 삶이며 제대로 된 휴식을 거의 못하는 삶이다.

호흡이 만성적으로 모자랄 수 있다

왼손에 힘을 주어 쥐거나 물건을 잡고 있으면서 자신이 숨을 쉬는 지 확인해 보라. 아마 숨을 쉬지 않을 것이다. 오른손을 책상에 누르며 기대 서 있어도 마찬가지이다. 한쪽 다리를 들어 발차기를 하고 있어도 코나 입의 호흡은 닫혀 있다. 이런 작은 실험은 우리 몸이 신체의 일부의 활력을 유지하는 메커니즘을 보여준다. 그것은 호흡을 차단하는 것이다.

과립구의 증가가 일상화되면 호흡의 중지도 일상화될 수 있다. 마르고 약한 사람, 만성 질환을 갖고 오래 살아온 사람들에게는 너무나 익숙하여 그동안 인지하지 못했던 사실이다. 이런 상황은 과립구의 비율이 높은 상태가 오래 지속되면서 발생하는 것이다. 반면 건강한 사람은 처음 움직일 때에는 호흡이 차단되다가 조금 뒤 강한 호흡으로 만회하며 따라가게 된다. 움직이면서도 호흡을 하는 것이다. 그러나 호흡을 하더라도 활력을 유지하기 위해서는 산소가 약간 부족한 상태를 유지해야 가능하다. 체격이 크면 과립구의 증가가 소폭 일어나더라도 일하기엔 충분한 활력을 낼 수 있기 때문에 강한 호흡과 함께 활력의 유지가 가능하다.

청소를 할 때 이것저것 치우며 계속해서 왔다 갔다 할 때 가끔씩 잠시 멈추고 심호흡을 하는지 확인해 보라. 일을 조금 하다 보면 힘들어 잠시 쉬며 호흡하고, 다시 또 일을 하는 사람은 건강한 사람이다. 그러나 상당히 오랫동안 멈추지 않고 계속 일을 해 나간다면 그 사람은 숨 쉬는 법을 잃어버린, 건강하지 않은 사람이다. 그는 호흡을 해야 하는 때를 놓치게 된다. 강한 사람에게는 평범한 일도 부족한 체력 때문에 과중한 일이 되어버리고 과립구의 비율을 더 증가시켜야 하기 때문에 호흡을 참으며 에너지를 더 짜내야 한다. 상당히 열심히 청소를 계속 하는데 왜 흥분하며 강하게 호흡하지 않는지 이상한 일이다. 이런 사람은 **자신이 숨을 잘 쉬지 못한다는 것을 아는 것이 중요하다.** 그리고 숨 쉬는 법부터 배워야 한다. 건강하지 않아 숨을 쉬는 법을 잃어버렸다는 사실을 알아야 한다.

많은 일을 하며 늘 바쁘게 아등바등 사는 사람, 높은 목표설정으로 늘 많은 일과 부담을 안고 해결하며 사는 사람, 평소에 계속해서 무리하며 잠도 적게 자고 근근이 사는 사람은 만성적으로 호흡 부족을 겪게 된다. 어떤 사람은 마치 숨을 안 쉬는 사람처럼 보이기도 한다. 만성질병이 있는 사람이나 마른 사람이 이런 경우가 많다. 편안히 마음 놓고 숨 한 번 제대로 못 쉬고 있지만 습관화되어 자신은 그것을 인지할 수 없다. 이런 사람은 증가된 과립구의 힘으로 언제나 많은 일을 하며 살아간다. 이를 유지하기 위해서는 잘 때도 긴장의 끈을 놓지 못하며 주먹을 꼭 쥐고 힘을 주며 자기도 한다. 주먹을 펴려 해도 잘 안 된다. 자신도 모르게 신경의 긴장이 작동하는 것이다. 이럴 경우에는 석가모니가 참선할 때와 같은 손가락 모양을 하면 도움이 된다. 엄지와 검지를 동그랗게 말아 'OK 모양'을 하면 손에서 힘을 빼는 데 도움이 된다.

　자기도 모르게 호흡을 자주 멈추거나 아예 미약한 상태로 지내게 된다. 호흡이 멈출 때 과립구가 증가하고 활력이 올라가기 때문에 활력을 끌어올리기 위해 자기도 모르게 이런 습관이 생긴 것이다. 이것은 멈춰야 할 몸을 쥐어짜서 계속 움직이는 것이다. 또 가끔씩 생기고 사라지는 염증의 힘으로 사는 것이다. 염증이 자주 발생하면 그것은 만성 염증이 있는 것과 유사한 효과를 낼 수가 있다. 그런데 염증의 힘으로는 정상적으로 성공하기 힘들다. 타인의 눈으로 볼 때 뭔가 비정상적으로 보이고 다급하다는 것을 느끼게 된다. 해도 해도 인정도 못 받고 실패할 가능성이 높다. 그러므로 염증부터 고치고 몸을 건강하게 만드는 것이 시급하다.

　건강이 좋지 못한 사람이 무의식적으로 자주 숨을 참게 되는데 자신이 호흡을 잘 못한다거나 부족하다거나 하는 생각은 하지 못한다. 사람은 태어나면서부터 자연적으로 호흡을 해왔고 특별히 배운 적이 없다. 배운 적이 없어도 잘하는 이가 있고 못하는 이가 있다. 호흡을 충분히 하지 못하고 사는 것을 의식하지 못하기 때문에 요가나 필라테스, 명상에서는 호흡을 가르치는 것이다. 건강한 사람은 긴장과 이완이 조화되어 충분히 호흡하며 살지만 건강하지 못한 사람은 숨을 참으며 모자란 힘과 에너지를 끌어올린 채 따라가기 바쁘고 할 일을 해내기 위해 무리하며 살고 있었던 것이다. 호흡은 앞에서 설명한대로 몸이 산소적이냐, 반산소적이냐의 우세여부에 따라 결정된다. 몸이 산소적이면 호흡이 자동적으로 일정 간격에 맞춰 일어나지만 반산소적 성향이 강할 때는 간헐적으로 호흡을 참으며 한숨을 쉬거나 호흡 부족에 익숙해지게 된다. 조금씩 숨을 쉬면서 산소가 부족한 저산소 환경을 유지하며 계속 움직이고 일을 손에서 놓지 않는 사람들의 모습이다. 계속 움직이며 정신없을 정도로 뭔가를 하는데 몸이 흥분되며 숨을 몰아쉰다거나 힘들어 하는 것을 볼 수 없다.

심지어는 산소가 부족한 것을 좋아한다. 바로 '산소 거부증'이다. 이런 특징은 환기를 싫어하는 라이프 스타일로 확인할 수 있다. 아이들이 자기 방문을 닫고 좁은 방에서 혼자 있기를 즐기는 경우, 집주인이 외부 창문을 잘 열지 않고 늘 닫고 지내는 경우, 주부가 문을 열지 않고 요리를 해도 싫지 않은 경우 등이다. 이런 사람은 저산소 환경에 잘 적응된 사람이고 건강하지 않은 사람이다. 건강한 사람은 그러한 환경의 집에 놀러가면 "집안 공기가 왜 이래?" 하며 즉시 창문을 연다. 하지만 오히려 당사자는 이런 저런 이유로 창문 열기를 싫어한다. 냉난방비나 외부의 미세먼지를 운운하겠지만 사실은 산소 거부증이다. 이런 경우 건강이 나쁘거나 나빠지기 쉽다.

낮에 일이나 바깥에서 만남을 하고 돌아온 엄마가 저녁을 준비한다. 바깥 활동으로 지친 상태에서 배가 고프기도 한데 요리를 준비해야 하는 상황이다. 요리를 준비한다는 것은 상당히 힘든 일이므로 활력을 내야 한다. 또 식사시간이 늦어질까, 서두르게 된다. 이때는 활력이 증가된 상황이므로 호흡을 멈추면서 과립구를 증가시키고 남은 에너지를 짜내야 하며 힘들다 보니 오히려 빨리 끝마치려고 더 서두를 수도 있다. 이때, 배고픔을 느껴 어느 정도 음식을 먹어 가면서 식사 준비를 한다면 활력은 더 증가할 수 있다(젊고 건강한 사람이라면 어느 정도 먹더라도 문제가 없는 경우도 있다). 또 불 주변의 산소 부족 상황까지 겹치면 염증 발생의 위험성이 높다. 저녁 식사가 완성되고 밥을 먹기 위해 앉았는데 엄마의 흥분과 활력증가는 쉬이 가시지 않는다. 이럴 때, 식사를 하는 자녀의 모습을 보며 화가 나거나 질책을 하며 불만을 쏟아낼 수 있다. 자녀는 뜬금없는 엄마의 질책에 마음이 불편하고 엄마에 대한 불편한 감정이 생길 수 있다. 지친 엄마는 이럴 때 어떻게 하는 것이 좋을까? 지쳐서 저녁 식사를 준비할 힘이 없을 때는 그 사실을 인지하고 일을 몰아치지 않도록 천천히 준비하며 차분해져야 한다. 복잡한 요리를 포기하고 간단히 준비할 수 있는 방법을 생각해야 한다. 음식을 사오거나 외식을 하는 것도 좋다.

대기질의 개선과 환기가 중요하다

필자 역시 한때 환기를 싫어한 적이 있다. 아내가 갑자기 창문을 열면 매우 싫었다. 춥다는 핑계였지만 돌이켜 보면 저산소 환경을 좋아한 것이었다. 그때는 환기를 하여 산소(신선한 공기)가 들어올 때 살 것 같은 기분, 행복한 기분을 알지 못했다. 물론 지금은 건강해졌기 때문에 신선한 공기의 중요성을 알게 되었고 공기가 나쁠 때는 즉시 환기를 한다. 더 나아가 밀폐된 방에 있을 때는 창을 약간 열어 두기도 한다. 외부의 미세먼지가 아무리 심해도 폐쇄된 좁은 실내보다 낫다는 것이 결론이다. 외부에 비록 나쁜 물질이 있더라도 산소는 충분하다. 그러나 집안에는, 특히 집이 작을수록 실내 산소 농도는 떨어지게 된다. 방안 공기, 집안 공기의 기본이 산소 공급이란 사실을 알아야 한다.

산소 거부증이 있는 사람은 환기를 할 때 좋은 느낌을 가지지 못한다. 저산소에 찌들어 있던 몸이 갑자기 산소를 만나며 불편해지는 느낌을 받게 되는 것이다. 집안에 산소가 적으면 무리하며 살게 되고, 물론 염증이나 암도 발생하기 쉽다. 병의 발생에 있어서 산소가 관계가 깊고 숨을 쉬지 못할 때 병드는 것이 사실이다. 자기 스스로 호흡을 못하게 될 수도 있지만 공기가 나쁜 경우에도 숨을 충분히 쉬지 못할 수 있다.

사람은 안 좋은 공기가 있을 때 본능적으로 숨을 멈추거나 호흡량을 줄이게 된다. 외부 유해 가스의 공급을 막기 위해서이다. 가령 불을 태우고 있을 때 연기가 발생하면 숨을 참는다. 대기의 질소 산화물, 황산화물과 같은 초미세먼지가 문제되는 것도 동일하다. 대기오염의 원인은 대부분 화석연료를 태움으로써 발생한다. 모두 인간 활동의 산물이다. 태울 때 나오는 것, 즉 **산화물은 생물체내로 유입되면 국소적으로 산소를 고갈시켜 과립구를 증가시키는 응집원이 될 수 있다.** 짜증과 화가 나는 사람들이 증가하고 제 성격에 못 이겨 독한 병조직이 생기게 될 것이다. 공기의 질이 나빠지면 과립구의 잉여로 무리하게 살던 약한 사람들과 스트레스가 많은 사람들에게 먼저 영향을 주어 병들게 만든다. 일반적인 사람도 부정적인 생각이 늘고 잠의 질도 나빠질 수 있다. 특히 온도가 갑자기 상승하는 초봄인 2월 말과 초여름인 5월 초, 그리고 6월 말에는 과립구의 잉여가 발생하는데, 이때 미세먼지가 겹치면 많은 사람들에게 문제가 발생할 수 있다. 과립구가 부족한 비교적 건강한 사람은 담배까지 피우는 경우도 많다. 산소를 공급하던 대기의 질이 나빠지면 그런 사람들도 병의 위험에 빠질 가능성이 높다.

인간은 처음에는 오염된 대기 환경에서 숨을 자주 참지만 산소를 충분히 얻지 못하게 되어 결국 숨을 쉬지 않을 수 없게 된다. 오염된 대기로 인한 체내 산소부족은 과립구의 증가와 병조의 발생과 관련이 깊다. 우리 눈에는 보이지 않는 곳에서 어떤 문제가 진행되고 있을지 문제의 심각성을 짐작하고도 남을 것이다. **대기오염에 덧붙여, 지구상의 인간의 활동 증가와 소비문화, 고열량의 웰빙 식단, 지구 온난화의 가파른 상승은 결국 부메랑이 되어 다시 우리 인간을 병들게 할 것이다.** 그렇게 병들어 죽게 되더라도 새로운 생명이 계속 태어나겠지만 이러한 사실을 알지 못한다면 계속된 죽음을 막을 길이 없다. 귀중한 생명들의 불행한 죽음을 막기 위해 의식 있는 노력이 필요한 시점이다.

다시 환기에 관한 내용이다. 특히 사춘기 때, 방문을 닫고 혼자 잘 있는 아이는 내성적인 성격을 가진 경우가 많다. 사춘기는 부모님과 떨어져 자신의 세계를 만들고 키워 나가는 시기이기도 하다. 그런데 무엇이 문제일까? 바로 산소부족이 문제이다. 문을 닫는 것은 좋은데 창문을 자주 열어서 꼭 환기를 해야 한다고 일러 주어야 한다. **방안에 산소가 부족해지면 생각에도 영향을 미쳐 부정적인 생각이 늘어날 수 있는 문제가 있다.** 원래는 혼자서 깊고 훌륭한 생각을 하기 위해 방에 들어간 것이지만 뜻과 다르게 산소 부족으로 나쁜 생각에 빠질 수가 있는 것이다. 실내에 퀴퀴한 냄새가 나면 이미 산소는 부족해진다.

창도 없는 작은 방에 있을 때는 방문을 열어 놓는 것이 꼭 필요하다. 프라이버시보다 중요한 것은 좋은 환경이다. 좋은 환경에 있으면 사람은 긍정적으로 발전할 수밖에 없다. 병든 사람, 죽은 사람에게 프라이버시는 없다. 병들기 전에 상대에 대한 의심을 버리고 차라리 마음을 열고 방문도 여는 것이 훨씬 더 지혜로운 일이다.

주부가 요리할 때 환기 부족이 건강이 미치는 영향이 크다는 사실은 이미 많이 알려진 사실이다. 불 주변으로 저산소 환경이 발생하고 일산화탄소가 증가한다. 이런 환경에서 환기를 하지 않고 요리를 오래 하다 보면 쉽게 힘들어지고 화나기 쉽다. 염증과 암의 발생도 증가할 수 있게 된다.

몸의 한쪽으로 가는 혈관이 좁아질 수 있다★ - 혈액순환장애의 원인

우리 몸은 활력을 증가시키기 위해 또 다른 수단을 가지고 있다. 사지 중 하나로 가는 혈류를 줄이는 것이다. 숨을 참는 저산소 환경과 증가된 과립구로 살아가는 사람은 염증 발생 빈도가 높고 염증의 힘에 의지해서 살아가는 사람이거나 중병이 발생되었거나 발생 가능성이 높아진 사람이다. 또 평상시 늘 무리하여 먹고 살기 위해 일을 해야 하기 때문에 음식을 섭취하고 다시 일과 약속, 스트레스, 가족문제로 돌진하는 사람이다. 끊임없이 일을 연속해서 해 나가며 대체로 완성도 높게 해내는 사람이다. 이런 삶은 달리 보면 미친 듯이 살아가는 것이다. 하루에 해야 할 일이 너무 많으면 대체적으로 이런 삶이라고 생각하면 된다.

이렇게 살다 보면 잠을 잘 때 어깨가 결리는 경우가 생기기도 하며 사지가 저린 현상이 나타나기도 한다. 몸이 눌리거나 하여 피가 잘 통하지 않아서 생기는 현상이다. 소위 말하는 혈액순환장애이지만 자연주의 의학적으로 해석하면 약간 다르다. 사지중 하나에 혈류가 줄어들면 나머지 몸은 활력이 증가할 수 있다. 동맥 혈류가 줄어든 곳에는 산소가 줄어들면서 과립구를 더 보유할 수 있다. 혈류가 줄어든 사지나 몸의 일부, 예를 들어 아픈 근육이 마치 병조직처럼 작용해 몸 전체의 과립구의 레벨을 올릴 수 있는 것이다. 이것이 몸의 일부를 단절시켜 나머지 몸의 활력을 올리는 메커니즘이다.

사지로 가는 혈류를 다 줄일 수는 없기 때문에 보통 하나가 선택되고 자주 이용된다. 이렇게 사지 저림과 피가 통하지 않는 현상이 나타나면 이미 건강이 좋지 않은 상황이라 할 수 있다. 사지 저림이 왜 나타났는지를 알아야 한다. 건강이 좋지 않은 것은 곧 무리해야 살 수 있는 삶이고 그렇게 살면 곧 무리함이 된다. 사지로 가는 혈액을 줄이면 나머지 몸의 혈압이 상승하여 추가적인 활력을 얻는 데 도움이 된다. 일부를 버리고 몸의 에너지를 남은 부분에 집중시키는 것이다.

이런 현상은 '다리 꼬기'에서도 확인된다. 사람들은 앉아서 대화할 때 다리를 꼬는 경우가 많다. 다리를 꼬는 이득은 한쪽 다리로 가는 혈액을 줄여 나머지 몸의 활력을 올리는 것이다. 다리를 꼬지 않을 때에 비해 몸에는 긴장감이 흐르며 정신의 집중과 생각이 향상될 수 있다.

소아마비 환자들 중에는 마비증상과 과립구 증가가 관련된 경우가 많다. 사지의 마비가 있고 상체와 머리 쪽에 열이 많은 경우도 가능하다. 소아마비의 환자들은 수영장과 같은 물에서 운동치료를 하는 경우가 많은데 증가된 과립구를 줄여주는 방법을 통해 면역력을 높여주면 치료의 효과를 높일 수 있을 것이다. 높은 과립구는 음식 조절과 발산과 소진이라는 방법으로 조절하는 것이 바람직하다. 운동은 스트레칭과 에너지 소모에 의미이다. 어릴 때 치료하면 성장의 잠재력이 있어서 치료 효과가 좋을 것으로 예상된다.

중병을 식이요법으로 잘 관리하여 악화를 막으면 시간이 지나면서 과립구가 높은 상태로 살 수 있는 삶이 나타날 수 있다. 이럴 때, 교감신경은 점점 발달하여 신체가 조여지는 증상이 생기고 심해질 수 있다. 당연히 호흡도 힘들다. 높은 수준의 과립구들은 병조직과 비슷하게 몸의 군데군데에 모이는 장소를 만들며 **신체의 경직**이 올 수 있다. **경직은 교감신경이 발달한 사람이 과립구 증가가 있는 때에 나타나는 중요한 증상이다.** 암이나 염증의 만성질환자뿐 아니라, 소아마비나 자폐증 환자들에게서도 팔, 다리의 경직이 흔히 관찰된다. 이럴 때 병약자의 몸은 조여든다, 경직된다는 생각까지는 못하지만 신체의 부분들이 걸리고 여러 곳이 불편하여 몸을 이리저리 움직이게 된다. 하지만 곰곰이 생각해 보면 이것은 자발적 의지가 없이 저절로 조여드는 것이다. 이유는 과립구 증가 때문이다. **조이는 부분을 스트레칭하고 호흡을 하는 것이 필요하다.** 건강이 많이 나아지고 나서도 이런 증상은 종종 나타날 수 있다. 염증이라도 생길라치면 과립구가 쉽게 증가하며 몸의 경직이 심해질 수 있다. 이때 할 수 있는 일은 **머리를 많이 쓰는 작업과 무리한 일을 그만 두는 것이다.** 그만 두고 기다리면 과립구는 더 이상 증가되지 않고 서서히 감소된다. 건강을 회복하고 나서도 과립구의 증가 속도가 빠른 특성은 (교감)신경의 발달의 형태로 남아 고치기가 쉽지 않다. 이렇게 설명할 수 있다. 한번 위기를 겪은 사람은 훈련이 되어 위기 대응 능력이 좋다. 우리는 과립구의 증가와 교감신경 작동이 특수한 삶을 가능하게 하고 필요에 의한 것이었음을 다시 상기할 수 있다. 유기체인 신체가 작동하는 방향성에 대한 이해가 우선되어야 그 균형을 바로잡을 수 있는 방법도 찾을 수 있다.

약해진 몸의 생략현상, 그 반대는 알아차림

몸의 일부에 혈류를 줄여 높은 활력을 유지하려는 경향은 관찰자의 눈에 잘 띄지는 않지만 생물체에서 흔히 활용되는 몸의 전략이다. 이런 시각에서 보면 염증 조직이나 암조직을 만든다는 것도 결국은 혈류가 줄어든 신체의 비율을 늘리는 행위에 불과하다. 염증 조직은 산소부족으로 혈관이 발달하고 암조직은 크기가 빠르게 성장한다고 이미 설명하였다.

이런 원리를 좀 더 확장하면 **'생략 현상'**으로 볼 수 있다. 신체의 일부를 생략하는 것이다. 무리하며 정신없이 빠르게 많은 일을 하며 숨도 못 쉬고 살아가자면 작은 것을 놓치고 잃어야 한다. 작은 것을 하나하나 생각하다가는 속도가 느려져 다급한 생존 환경을 버텨 낼 수 없다. 전쟁과 같은 급한 상황에서는 깨끗한 환경유지와 청결한 신체 관리에 소홀해질 수밖에 없듯이 교감신경이 발달하여 전투적으로 사는 사람은 작은 것들은 무시하기 마련이다. 우리의 두뇌는 고도로 발달하여 적절히 건너뛰는 생략 기능까지 갖추고 있는 것이다. 물론 생략하지 말아야 하는 것도 생략하고 마는 실수를 범할 수는 있지만 전시 상황에서는 그것이 중요하지는 않다. 그런데 생각만 그런 것이 아니라 몸도 그렇다.

몸의 일부를 버리고 관리하지 않는 것은 생략하는 현상이다. 이런 의미를 생각한다면 암조직은 생략된 조직이며 사지에 혈액을 줄여 점점 버리는 것도 생략으로 볼 수가 있다. 당뇨나 고혈압 환자에게 오는 통풍이란 병도 비슷한 맥락에서 볼 수 있다. 흔히 발쪽의 말단부에서 혈액공급이 막히는 것이 통풍이다. 당뇨, 고혈압은 에너지와 활력이 증가되는 대사성 질환이다. 신체의 일부를 생략함으로써 활력을 높이는 것이다.

염증에서도 생략현상이 나타난다. 몸을 군데군데 만지고 건드리다 보면 아픈 데를 발견하게 되는데 가만히 있을 때는 느끼지 못하는 경우가 많다. 유방암의 자가 진단도 자주 만져보는 것이다. 몸의 어딘가에 통하지 않는 곳이 있다면 만졌을 때 어색하고 불편할 수가 있다. 중국 고서인 '중용'에 '불성무물'이란 말이 있다. '정성이 없다면 어떤 것도 존재할 수 없다'는 뜻이다. **정성을 기울여 신체도 각 부분들을 확인하고 인지하는 시간이 필요하다. 그렇게 할 때 그 부분의 존재가 살아나게 된다.** 혹시 염증이 있는데 모르고 있는 곳은 없는지 말이다. 신경으로 느끼지 못했다면 생략된 것이다. 염증은 보이지 않은 곳에서 자라서, 커져서야 발견하게 되는 경우가 많다. 빨리 발견하면 그만큼 치료가 수월하고 빠르므로 확인해서 느껴보는 것이 중요하다. 계속해서 아픈 곳을 묻어 둔 채 살아가지는 못한다. 언젠가는 드러나기 때문에 가능하면 빨리 찾아보도록 하자. 건강이 나빠진 몸에서는 생략현상이 많이 나타나기 때문에 건너뛰어 느끼지 못하는 부분이 많아진다. 몸의 각 부분들은 자세히 들여다 보려면 **조용한 시간**이 필요하고 그것은 곧 **알아차림**이 된다.

6) 염증은 몸 전체와 부분을 오간다

염증은 몸 전체로 확산(온몸이 아파지는 것-몸살이라고 보면 된다)되기도 하고 국소부위에 응집(또는 응결, 전체 몸은 완화된다)되기도 하며 염증은 악화와 완화가 일어난다. 전신과 부분을 오가며 악화되기도 하고 완화되기도 하는 것은 단계적 진행의 의미가 있다. **우리는 나을 때, 호전될 때 몸살이 올 수 있음을 기억해야 한다.** 몸살의 어원은 '몸을 살린다'에서 온 것이라고 한다. 국소 부위에 응집되며 전신 증상의 완화가 일어나는 것은 과립구의 비율이 계속 높아져 있을 수 없기 때문에 일시적인 '타협점'이 형성되는 것이다. 이런 특징은 온몸이 유기적으로 연결되어 있고 과립구가 몸 전체를 돌아다니기 때문에 생기는 현상이다.

반산소적인 과립구는 불리할 땐 한 곳으로 몰리고 가능할 땐 온몸에 골고루 퍼져 아프게 하며 '과립구의 시대'를 열고 싶어 한다. 국소적 염증이 생겨 그 부위가 아프다가 증상이 온몸으로 확대되면 조짐이 좋지 않다. 몸 전체로 확대될 때는 전신에서 염증 반응이 나타나다 국소부위에 응집되면 몸 전체는 일단 정상이 된다. 그러나 몸 전체적으로 아프고 힘들다가 완화기로 들어가더라도, 응집된 국소 조직의 크기가 증가하면 좋지 않은 것이다. 한번 과립구의 시대를 열 때마다 그 숫자를 조금씩 증가시킬 수 있는데 그만큼 병조직의 크기를 얻게 되는 것이다. 병조직이 많이 커지고 과립구의 증가가 많이 높아지면 전신의 염증 증상이 없더라도 결국 과립구의 비율은 정상을 넘어서게 된다. 과립구가 신체 몇 부위에 국소적으로 응집된 상태고 전신 통증은 없는 차분한 상태(통상 아침을 굶고 피검사할 때의 상태)에서 과립구의 비율이 70%에 이르면 과립구는 매우 높은 것이다.

나을 때는 이와 반대이다. 염증 증상이 온몸으로 확대되어도 조짐이 좋다. **몸살이 오면 무조건 나쁘게만 봐서는 안 된다.** 확대되면 아프고 발산하면서(이때 **기다릴 수 있어야 발산이 모두 이루어질 수 있다**) 병소의 크기가 점점 줄어가다 마지막에 국소 부위의 염증이 사라질 때는 또 다시 온몸으로 털어 내게 된다. 온몸으로 털어 내는 것은 활동이 빨라지고 많아지며 염증세포를 소모하는 것이다. 과립구를 바닥까지 잘 소모시킨다면 국소적 응집 없이 나을 수 있다. 전신의 염증이 국소적으로 응집된 흔한 예는 몸살이 와 온몸이 아픈 뒤 코에 염증이 남으며 콧물을 훌쩍거리게 되는 것이다. 콧물이라는 국소적 염증의 수준이 약하면 몸 전체의 통증 없이 바쁜 일에 집중하다 활력을 통해 과립구를 털어 내며 낫기도 한다. 염증은 활력의 연장선에 있기 때문이다.

병이 있는 사람은 이런 병의 악화와 완화의 특성을 알고 병세를 잘 판단하면 치료에 큰 도움이 된다. 다음은 **국소부위에 있는 병조직의 악화와 완화에 대한 설명★**이다. 중병을 치료 중인 환자에게는 중요한 부분이니 잘 살펴보자.

몸 전체적으로 과립구 증가증이 있을 때

몸 전체적으로 과립구 증가증이 있으면, 몸 일부에 암조직이나 염증조직이 형성될 수 있다. 병조직은 스트레스, 무리한 생활, 강하고 지속적인 활력을 유지하다 국소적으로 응집되며 발생하는 것이다. 국소부위에 병조직이 발생하면 과립구들은 국소부위에 모여들고 일단은 전신혈관에서 과립구 레벨을 낮출 수 있어서 신체는 위기를 모면할 수 있다. 그러나 몸에 병조직을 갖게 되면 다시 과립구의 증가가 쉽게 수시로 나타날 수 있다. 그러므로 병이 있으면--검사 시 증가된 과립구가 병조직에 숨어 있어서 정상으로 나온다 하더라도--실제로는 몸 전체적으로 과립구가 증가된 것으로 보아야 한다. 병조직이 있으면 과립구 증가를 수치적으로는 낮추지만 과립구의 증가된 레벨이 유지되어 과립구 증가 증상이 자주 나타나게 된다. 피검사 결과에서 과립구가 정상이더라도 병이 존재할 수 있는 것이다. 그래서 자연주의 의학에서는 혈액검사 결과보다 신체 염증의 존재 여부, 독한 염증 혹은 암의 증상 여부를 갖고 검사 없이도 신체를 진단할 수 있다.

병조직의 발생★

스트레스나 할 일이 많지 않다면 병조직은 앞서 설명한 과립구를 자극하는 상처의 병균이나 체열에 의해 쉽게 발생할 수 있다. 그러나 현재 우리가 관심이 있는 심각한 병들은 대뇌와 연결되어 있다. 이런 병조직은 또 다른 의미를 갖는데 **의지적 필요에 의한 과립구의 유지**라는 점이다. 독한 염증이나 암조직은 개체의 의지적 필요에 의한 것이 많다. 두뇌에서 의지가 강해질 때 보통 스트레스도 강해진다(과립구가 증가된 상황이다). 이럴 때 병부위가 조이는 느낌을 받거나 통증을 느끼게 된다. 이런 상황은 **두뇌와 교감신경으로 연결되어 교감신경이 조여지면서 병조직이 성장하는 상황**이다. 성장된 조직은 더 많은 과립구의 피난처가 되어 앞으로 두뇌의 무리한 욕망을 더욱 지원하게 될 것이다. 필요에 의한 병조직이란 이런 의미이다.

병조직에서 교감신경은 중요한 역할을 한다. 강한 염증의 경우 신경이 예민해지면서 그곳을 센터로 하여 온몸에 신경을 뻗친다. 이는 실례를 보면 알 수 있다. 심한 충치로 인해 신경염증(치수염)이 최고조로 이른 치아를 예로 들어 보자. 이런 치아를 치료할 때는 국소마취를 하여도 아픈 경우가 많은데 치수의 염증 조직을 뜯어낼 때 환자는 그 아픔과 전율을 머리끝부터 발끝까지 느낀다.

여성들의 경우 남편 혹은 엄마나 자식과의 심각한 문제로 고민하다 보면 **숨을 쉬기 힘들어지면서** 가슴이나 아랫배(주로 자궁)가 **조이는 경우**가 있다. 신경이 드물어 둔한 뱃속에 있어서 그렇지, 바깥쪽 피부에 있었다면 무척이나 통증이 심했을 것이다. 숨을 쉬기 힘든 것은 과립구의 피크가 높을 때 나타나는 현상이다. 혈관을 조여 혈액과 산소의 공급 부족이 발생하는 것은 교감신경의 잘 알려진 특성이다. 이런 상황은 혈관계에 증가된 과립구가 신체부위 한 곳으로 응집하면서 병조직이 발생하는 상황이다. 독한 염증이나 암이 생길 때도 비슷하다. 생긴 후에 염증의 행동 스타일과 암의 행동 스타일이 다를 뿐이다. 염증은 불이고 암은 얼음이라 하였다. 염증은 보다 열정적이고 암은 조용하게 감춰져 열정이 잘 느껴지지 않는다. 그러나 둘 다 집요하다는 점에서는 동일하다.

과립구 증가증 중에는 자신의 의지와 무관한 것도 있다. 고열이나 전신 염증(통증)이 발생하는 경우이다. 고열이 발생하면 과립구는 크게 증가된다. 이것은 신체적 필요에 의해 과립구가 증가되는 것이다. 그 필요란 것은 에너지를 소모하여 소진에 이름으로써 면역력을 얻으려 하는 잠재적인 것이다. 이것도 필요에 의한 과립구 증가라는 측면은 비슷하며, 과립구 세포가 의지와 관계된 활력, 에너지를 소모하는 발열과 염증의 공통 원인이라는 점과 관련이 있다.

몸 일부의 병조직이 커지며 악화될 때

몸 일부의 병조직이 커지고 악화되면 멈출 수 없이 더 빨라진 활력을 보이며 스트레스 받는 정도가 심해지면서 과립구의 폭증이 일어나며 숨을 쉴 수 없을 정도가 되기도 한다.

이처럼 전체 몸에서 과립구 증가증이 강하게 오고 그것이 국소부위로 응집되며 염증조직의 크기를 키우게 된다. 이런 사실은 병조직의 발생시점과 비슷하게 나타난다. 그러므로 전신의 과립구가 증가하는 증세가 올 때는 먹지 않는 것이 중요하고, 특히 음식을 배불리 먹은 상태에서 소위 열 받는 것을 조심해야 한다. 영양이 가득 찬 상태에서 흥분하여 바쁘거나 스트레스를 받으면 (중병이 있는 경우) 병조직은 쉽게 악화가 일어난다. 흥분할 때 암 부위나, 체내 장기 혹은 외부 피부의 염증 부위에서 조이고 통증이 오기도 한다. 피부가 가려운 것도 염증과 관계있다. 그런 증상과 함께 악화가 일어날 수 있다.

건강한(면역력이 대체로 정상인) 사람의 작은 염증(피부염 같은)은 음식을 먹은 상황에서도 악화가 일어나며 발산하고 낫기도 한다. 이것은 임파구(B세포와 활동으로 만들어진 T세포)의 치유이며 과립구 증가가 심하지 않은 경우이다. 저녁 식사를 하고 밤이 되며 부교감이 강해지면 몸의 면역력이 강해지면서 낮의 긴장에 의해 증가된 과립구가 염증을 만들며 악화가 일어난다. 그러나 아프더라도 충분히 발산시키고(건강한 사람의 염증은 주로 피부로 나타나므로 아프더라도 긁어주는 것이 발산시키는 것이다. 외관상 염증이 커지더라도 그 과정을 거쳐 낫게 된다), 다음 날 음식을 조절하여 먹지 않고 에너지를 쭉 빼주면 하루 만에 정상이 될 수 있다. 건강한 사람은 염증이 생기고 악화되고 낫는 속도도 빠르다.

우리 신체에서 다양한 조직(비만조직, 암조직, 염증조직)의 힘은 단순히 크기에 비례한다. 악화란 병조직의 크기가 증가하는 것이다. 크기가 커지면 그만큼 과립구를 많이 품을 수 있고(holding) 수시로 더 높은 과립구 증가증이 나타날 수 있다. 이것은 진폭이 커지는 것이다. 작은 염증이 하나 있을 때에 비해 큰 염증이 생기면 과립구의 증가는 더 강하고 빈번하게 나타날 수 있다. 구체적으로 이런 생각을 하진 못하지만 암환자들도 자신의 모습을 느끼며 끝이 오고 있다는 것을 직감하게 된다.

우리는 염증을 쉽게 오해한다. 많은 의사들이 염증 반응이 과도하기 때문에 이를 약으로 조절해야 한다고 생각한다. 어느 정도 일리 있는 말이다. **염증이 잘 커지고 과도하게 일어나는 이유는 그만큼 에너지를 빠르게 소모하고 염증의 시기를 빨리 끝내고자 하는 것이다.** 염증을 과도하게 만드는 근본적인 이유는 자신의 생각과 의지라는 필요와 관련 있다. 전신으로 확대되고 개체를 아프게 하고 위협하면서 개체가 포기하도록 만드는 것이다. 그러므로 약으로 억제해서 염증의 발산을 막으면 병의 크기를 키울 수 있어서 문제다. 우리의 입장에서는 염증이 커져서 좋을 이유는 없다. 염증의 코스를 잘 읽어 커지지 않도록 잘 관리하고 잘 발산시켜 끝내는 것이 필요하다.

몸 일부에 존재하던 큰 병조직이 나을 때

몸 일부에 존재하던 큰 병조직이 나을 때는 몸 전체가 아프며(몸살) 발산하고 나서는 보통 작은 염증 여러 개가 인접한 부위나 다른 곳에 나타난다. 큰 염증이 약해지며 분산되는 것은 염증이 흩어지면서 낫는 특성에 기인한다. 과립구가 증가하고 모여 더 큰 염증을 형성하면 국소염증이 점점 강해지는 것이고, 나을 땐 과립구가 줄어들고 흩어지면서 주변에 작은 염증들이 발생하게 된다. 다시 작은 염증이 나을 때는 전신의 확산 없이 염증 부위에서 약간의 아픔을 발산하면서 나을 수 있다. 과립구가 약간 증가되었을 때는 온몸으로 흩어져 활력을 통해서 사용되고 소모될 수 있다. 과립구 자체가 병이나 정상에서나 흩어졌다 모였다 하는 특성을 갖고 있는 것이다. 이 과정에서 궁극적으로 병조직이 낫기를 시작하려면 과립구가 감소된 소진의 경험이 있어야 한다. 또 **전신으로 확산되며 온몸이 아프고 강해질 때(면역력이 강해지려 할 때)는 더 이상 먹지 않는 것이 좋다.** 아플 만큼의 에너지는 이미 장전된 것을 알아야 한다. 악화될 때와 나을 때 모두 전신 확산이 나타날 수 있으며 먹지 않아야 하는 것은 동일하다. **낫기 위해 전신이 아파지며 몸살이 올 때 침상에 누워 쉬며 잠을 잘 것을 추천한다.**

염증이 나을 때, 치유되는 과정의 중요한 특징은 잠이 오면서 낫는 것이다. 발산의 시기나 조직이 치유되는 날들 모두 잠을 자는 것이 좋다. 낮잠이 심하게 오는 경우도 있다. 낮잠을 깊게 자면 한 단계 낫고 이어서 저녁에 깊이 자고 나면 다음 단계로 낫는 것이다. 이런 식으로 단계가 올라간다. 잠을 깊게 자지 못하고 생활로 바쁠 때는 치유가 멈추고 정체된다. 그러므로 중병이 있을 때는 그런 생활을 멈추는 지혜가 필요하다.

몸 일부의 작은 염증은 과립구의 잉여가 적을 때 나타나지만 면역력이 줄어드는 중년 이후에는 몸의 이곳저곳을 돌면서 낫지 않고 오래 지속될 수도 있다. 한 곳에만 머물러 있으면 그곳의 기능에 문제가 생기기 때문에 그곳은 나으면서 다른 곳에서 다시 발생하게 되는 것이다. 이를 '**염증이 돌아다니는 현상**'이라고 한다.

보통은 큰 염증을 한 번에 털어 낼 수 없기 때문에 전신으로 발산을 하다(이때는 아프다) 약화되며 국소적 염증을 형성하는 **염증(암)의 정체기**가 나타난다. 정체되며 타협점이 형성되는 것이다. 이때는 염증의 재강화를 막기 위해 관리를 잘 해 나가야 한다. 음식 섭취를 조절하고 부교감적 휴식과 잠의 시간을 늘려야 완치에 이를 수 있다. 지금 일이 급하다고 하더라도 여유를 가져야 한다. 또 몸이 건강해지면 더 잘 할 수 있으므로 기다릴 필요가 있다.

심한 염증으로 사람이 죽을 때는 과립구 시대의 종말이라고 할 수 있다. 병조직이 몸을 삼킬 정도로 범위를 크게 확대하고, 혈중에 산소를 싫어하는 과립구가 지나치게 증가하면 호흡을 멈추게 만든다. 숨이 멎은 뒤 과립구들은 잠시 활개를 치며 기뻐하겠지만 몸담고 있던 개체가 생명을 잃게 되어, 심장도 멈추고 혈류가 정지되면 영양소의 공급을 받지 못하면서 그 많던 과립구들도 결국 모두 죽게 된다.

치유의 두 과정★

죽지 않을 정도라면 염증이 클수록 낫는 기간도 길다. 붉은 염증 조직이 존재할 때 우리는 무조건 아직 낫지 않았다고 생각하지만 과립구가 소진되면 면역력이 반등하면서 치유가 시작된다. '낫는다'는 것은 과립구의 소진과 생체조직의 재생이라는 두 관점에서 보아야 한다. 과립구의 완전 소진 또는 최소한 큰 부분의 감소가 먼저이며 생체조직의 치유는 시간이 걸리는 것이다. 심한 병이라도 면역력이 한번 반등하면 낫는 것은 시간문제이다. 심한 경우는 계단을 내려가듯이 단계적으로 나을 수도 있다. 눈으로 볼 때 조직이 전과 비교해 다르다는 것을 알기는 어렵다. 그러나 병조직에서 **'힘이 빠졌다'** 는 사실을 2~3일이 지나며 느낄 수 있다. 그 힘은 바로 과립구이다. **그 조직에 과립구들이 모여들지 않는다.** 병조직에서 독함이 사라진 것이다. 과립구의 레벨이 감소하거나 소진에 이르면 병조직은 그 줄어든 만큼 점차 치유가 일어나게 된다. 암도 마찬가지이다. 병을 일으킨 근원적인 힘은 과립구의 증가였다. 과립구의 소진이 이루어지면 면역력은 상승하면서 자연적으로 낫게 되는 것이다.

암치료를 위한 면역력에 있어서 NK세포가 관심받고 있다. 그러나 필자는 NK세포를 중요시하지 않는다. 그 이유는 다음과 같다. NK세포는 골수에서도 만들어지고 흉선에서도 만들어진다. 다시 말해 NK세포는 B세포처럼 골수에서 만들어져 낮에 과립구가 증가할 때 함께 있는 임파구를 구성한다. 밤에 흉선에서 T세포가 만들어질 때 그곳에서 함께 만들어진다. 밤에 잠을 잘 못자면서 과립구 증가가 지속된다면 골수에서도 만들어질 것이다. 이 상황을 해석해 보면 하루의 세 국면의 전환에 의해 극적으로 증가하는 세포가 아니며, 일정한 상수처럼 기본 베이스로 깔려 있는 면역력의 의미이다. 또한 본 책과 필자의 면역요법에서 이야기하는 소진과 온열을 쓰면 NKT세포(흉선에서 만든 NK세포)도 늘어나게 될 것이다.

필자는 **병조직의 치유를 과립구 감소와 함께 병조직의 처리라는 두 관점에서 보고 있다.★** 조직에 모여 있든 산재되어 있든 간에, 우리 몸의 이상 세포(암세포, 염증-빠른 산화에 의해 손상된 세포 등)는 저절로 사라지지 않는다. 그것들을 **처리하는 특수한 역할을 띤 세포들이 바로 T세포이다**(특히 암세포를 죽이고 처리할 수 있는 cytotoxic T세포들이 그 역할을 할 것으로 보고 있다). 암세포들이 산재되어 있는 경우는 평상시의 경우이고 양이 적어 처리하는 데 별 문제가 없다. 중요한 경우는 조직(조직은 엄청난 양의 세포로 이루어져 있다)을 형성한 독한 경우이다. 과립구를 최소로 낮추면서 밤에 T세포를 극적으로 증가시킨다면 승산이 있다. 하지만 T세포가 충분하지 않다면 과립구는 조직에서 떨어지지 않을 것이며 조직도 처리할 수 없다. 과립구가 조직에서 떨어지고 T세포가 극대화되어 병조직이 처리된다면 다른 조직으로 대체될 수 있다. 빈자리를 정상 조직을 만드는 과정이 이어지게 될 것이다. **필자는 병조직 처리와 재생을 다른 과정으로 보고 있으며 재생 과정에는 '대식세포'가 중요한 역할을 하는 것으로 보고 있다. 정리하면 병조직 치유는 세 과정으로 이루어진다. 바로 과립구의 소진 ⇨ 병조직 세포들의 처리 ⇨ 정상조직으로의 재생성이다.★** 소진은 하룻밤에 끝날 수도 있지만 조직의 처리는 여러 날이 걸린다. 또 한 가지, 정상조직으로의 재생은 영양소의 공급이 이루어져야 가능하다.

만약 암조직을 수술로써 잘 제거하게 된다면 어떻게 될까? 병조직이 사라진다고 병의 원인인 과립구가 줄어든 것은 아니다. 병조직은 과립구가 쉴 때 모이는 장소라고 설명하였다. **증가된 과립구는 모이는 장소, 즉 포커스를 잃고 흩어지면서 다른 염증들이 나타나게 된다. 이것이 암수술 뒤 폐렴 같은 중증 염증이나 수술부위의 감염이 많이 나타나는 이유이다.** 사실은 대부분의 경우 수술부위가 감염이 된 것은 아니며 증가된 과립구로 인해 수술부위가 낫지 않는 것이다. 낫지 않는 이유는 증가된 과립구들이 쉴 장소가 필요하기 때문이다. 금방 전신으로 확산되며 고열이 나타나는 것이 대부분이다. 전체의 고열 발산을 통해 증가된 과립구은 줄어들고 수술부위는 낫게 된다.

포커스를 없애더라도 다른 염증으로 과립구의 에너지를 발산하고 소진되어야 회복되는 것이다. 그러므로 수술해서 제거했다고 끝난 게 아닌 것이다. 환자 입장해선 어떨까. 다른 염증으로 과립구를 발산하며 죽을 뻔해야, 다시 말해 사지를 경험하고 와야 마침내 낫게 되는 것이다. 이럴 때 보통, 힘든 병이 우연히도 두 가지가 연이어 왔다고 생각하지만 사실은 다르다. 두 병이 서로 관련이 있는 것이다. 큰 병은 단계가 약해지는 과정이 반드시 일어난다. 이제 그 자세한 내용만 이해하게 되면 암을 포함한 난치성 질환들도 쉽게 치료할 수 있다.

다시 정리해 보면, 병조직의 존재 이유는 증가된 과립구가 쉴 곳이란 의미이다. 병조직의 모양은 이상하지만 큰 의미가 없다. 증가된 과립구를 위한 수단일 뿐이다. 소진까지 발산하여 소모하면 증가된 과립구는 바닥까지 줄어들게 된다. 과립구가 줄어들면 병조직은 시간이 지나면서 자연히 처리된다.

치유기간이 길면 중병이 있었다는 의미이다. 역설적으로 **치유 기간은 중병이 존재했는지의 여부, 과립구의 증가 정도를 보여주는 지표가** 될 수 있다. 이러한 **치유기간에 영향을 줄 수 있는 요인은 영양소의 보충, 낮잠과 밤잠을 충분히 잘 수 있는 환경 등이다. 결정적 전환이 일어나 병이 반전되었다면 사실 깊은 잠을 잔 만큼 낫는다.** 보통 사람들은 치유 기간의 차이를 경험하기 힘들지만 중한 병이 나을 때는 단계적으로 떨어지거나 치유기간도 길다. 한 달 가까이 이어지기도 한다. 의학이 발달한 현대에는 중병의 진단을 의학적 검사를 통해 알게 되는 경우가 많다. 비록 병이 속에 있어 보이지 않더라도 독하며 과립구의 증가가 많은 것은 중병이다. 치유기간인지 알려면 병세를 꺾는 과정이 있었는지 먼저 알아야 한다. 꺾였으면 병조직이 낫는 상황이 몸 전체적으로 일어난다. 또 치유기간인지 알기 위해서는 나을 때의 몸의 상황을 스스로 인지할 수 있어야 한다. **낫는 작용이 일어날 때 몸의 느낌은 한마디로 '부교감'**이라고 말할 수 있다. 몸이 무겁고 힘들며 잠이 많이 오는 상황이 일어나며 낫는 것을 한 번만 경험하게 된다면 낫는 과정이 어떤 것인지 배울 수 있다.

'염증이 전체와 부분을 오간다'는 사실은 병의 코스를 읽는 데 매우 중요한 사실이다. 우리는 몸이 아프면 무조건 심해진 것으로 생각하는 경향이 있기 때문이다. 그러나 조건을 잘 만들어주면 전체로 확산될 때가 나을 수 있는 상황이 된다. **병이 온몸에 기세를 뻗칠 때는 두려움이 강하게 엄습하고 부정적 마음이 들며 '어둠의 밤'을 보내야 한다**(특히 암환자에게 이것이 강하게 나타난다). 우리는 이때 **'흔들림 없이'** 치유의 조건들을 잘 관리하여 **'밤을 지나며 의식이 없는 잠 동안'** 중병의 극적 전환에 도달하도록 해야 한다.

암은 수술을 해도 문제가 많다. 쉬운 양성이 아니라면 수술을 하다 제거할 수 없는 부분이 있기도 하고 항암, 방사선 치료로도 완치가 안 될 수도 있다. 이런 암들에 대해 해결책을 찾는 것은 정말 중요한 일이다. 염증과 면역의 원리를 제대로 이해하면 그동안 접근 불가능하던 질환들에 대해 논리적인 치유전략을 도출할 수 있다. 치유의 조건을 의도적으로 성립시키는 것을 치료라고 한다. 이런 과정에는 **병의 진행을 읽고 결정적 시기를 예측하는 판단력이 절대적이다. 이것이 의사의 중요한 역할이다.** 이 판단은 경험이 많고 지력이 충분한 사람이 해야 하며 어줍지 않은 사람들이 의사를 믿지 않고 나서면 결정적인 시기에 승산은 떨어진다. 기존의 관념대로 좋은 것들을 하고 자연 치유되길 기다리는 것이 아니다. 이것은 치유의 원리에 입각한 치료기법이다.

곁가지 ▶ 암을 치료할 수 있는 새로운 길이 열리다

그동안 우리는 염증에 대해 공부하며 새로운 사실들을 많이 알게 되었다. 그런 내용들을 이해해 가면서 암을 새롭게 볼 수 있는 시각도 생길 수 있었다. 독자 중에는 여전히 의문의 여지를 갖고 있어서 아직 그 새로운 내용들을 접수하지 못한 분도 많을 것이다. 그렇다면 암을 쉬운 방법으로 치료할 수 있다는 결론은 무색해질 것이다.

예로부터 의학은 염증과 암 조직을 바라보며 치료의 대상으로 삼아 왔다. 병조직을 도려내기도 하고 긁어 내면 나았기 때문에 그것을 치료로 보았다. 그런데 병조직은 약(약초)을 먹고서도 나았다. 그래서 병이 약으로도 치료될 수 있음을 배웠다. 이 두 가지는 의학의 주류를 이루게 되어 '외과'와 '내과'가 된다. 염증은 약을 잘 먹으면 낫기도 하였지만 그렇지 않은 경우도 있었다. 수술도 마찬가지여서 잘 제거하지 못하면 재발이 일어났다. 이런 문제 때문에 잘 치료하는 '명의'가 출현하게 되었다.

그런데 염증과 달리 암은 약이 잘 통하지 않았다. 약은 몸 전체에 쓰는 것인데 전체적인 방법으로는 암의 치료 효과가 별로 없었기 때문이다. 그래서 암조직을 제거하는 수술이나 방사선을 통한 파괴술이 '주'를 이루게 된다. 그러다 나타난 것이 골수 이식이다.

골수이식은 몸 전체적으로 영향을 미칠 수 있는 새로운 방법이었다. 몸 전체의 혈액을 이루는 혈구세포들을 대체적으로 새롭게 다시 만드는 방법이다. 의학은 골수이식이 다수의 암의 재발을 막는 데에 효과적인 이유를 논리적으로 이해할 수가 없었다. 하지만 경험적으로, 제거 수술 후 골수를 이식하는 방법이 효과적임을 알게 되었다.

의학이 병에 대한 치료라고 말하는 것은 이렇게 경험적이었다. 필자의 자연주의적 의학은 몸의 자연적 원리와 치유의 조건을 이해함으로써 이런 치료적 관점의 불완전성을 완성하는 것이다. 몸의 관점에서 낫는 것은 치유라 부른다. 염증과 면역의 진실을 알고 생명을 완전히 이해하게 된다면 치유적 관점에서 생각이 가능해진다. 적절한 치료시점을 알 수 있게 되어 치유를 방해하는 치료 행위도 제거할 수 있다.

지금까지의 치유와 치료는 비슷하면서도 서로 달랐던 것이 사실이다. 앞으로의 세계는 병조직의 생성원리와 전체 몸과의 상관관계를 모두 이해하고 치유적 관점에서 새롭게 치료를 생각할 수 있다. 원래 명의는 경험을 통해 감각적으로 이런 원리를 체득한 사람이었다. 이제부터는 많은 사람들이 명의처럼 될 수 있는 길이 열린 것이다.

진실들이 밝혀지면서 암을 보다 정확히 바라볼 수 있게 되었고 보다 쉽게 치료할 수 있고 관리할 수 있는 길이 열리게 되었다. 새롭게 중요성을 띠게 된 내용들도 많다. 먹고 사는 법의 표준(standard)이 만들어질 수 있게 되었고 산소공급의 중요성과 몸 관리의 방향성, 자신의 몸 상태를 판단하는 방법들을 알게 될 것이다. 만성질환인 비만과 염증, 암에서 공히 나타나는 현상의 뼈의 약화이다. 또 뼈를 강하게 하는 방법이 건강을 지키는 데 중요하다.

일각에서는 면역력 상승으로 암을 치료할 수 없다고 말하는 사람이 있다. 그 논리는 이렇다. 암은 자기 세포이기 때문에 외부 병원균을 향한 면역력은 무력하다는 것이다. 말도 안 되는 논리다. 면역력은 외부만 향하는 것이 아니다. 내부를 수리하고 정리하는 작용도 하고 있다. 또 우리가 TV를 통해 보듯 수술할 수 없는 단계의 불치의 암이 자연 치유된 사람이 존재하는 것은 어떻게 설명할 수 있겠는가. 조건만 맞으면 우리 몸은 스스로 치유하는 능력을 가지고 있다. 그러나 지금까지 자연 치유가 한계가 있었고 치유의 조건에 대해 완전히 알지 못했던 것이 사실이다. 암은 자기 세포이며 이상이 생긴 것이다. 그러나 우리 몸의 면역력은 생명체의 유지를 위해 몸을 이루고 있는 수많은 세포들의 문제들을 치유하고 정상적으로 관리하는 작용을 늘 해왔다.

암을 보다 쉽게 치료하는 방법은 근본적으로 과립구를 줄이는 방법이다. 앞서 과립구에 대해 압축적으로 설명했는데 다시 반복하면 과립구는 우리 몸의 세포 중 평균 수명이 가장 짧아, 짧은 시간에도 상당히 줄어들 수 있다. 과립구가 줄어들면 다른 조건을 맞추고 방향성을 갖고 기다리면 암조직은 치유된다. 또 이런 과정에서 필요한 의사의 도움과 판단은 치료 행위가 될 것이다.

나을 때의 통증★

일반적으로 나을 때도 아픈 증상이 일어난다. 독한 염증은 나을 때도 상당한 수준의 독기를 발산한다. 아픈 만큼 낫는다고도 할 수 있다. 아픔의 강렬함은 독한 삶과 무리함의 절규이다. **약한 염증들이 나을 때 아픈 경우는 보다 약하고 둔한 통증인 경우가 많다. 약하던 염증이 문제를 일으키며 더 심해지며 아픈 것은 보다 강한 통증이며 결과적으로 염증의 확장을 초래한다.**

치과 치료를 할 때 환자들이 앞선 치료 후에는 괜찮다가 어제는 좀 아팠었다고 보고하는데 이를 낫는 과정이라고 설명하면 환자들은 뜻밖이라는 반응을 보인다. 사실 그 결과는 치아의 객관적 상황을 확인한 후에 확신할 수 있다. 치아의 흔들림이나 고름의 생성 등 염증조직 증가의 소견이 없으면 치아는 조금 아프면서 더 나은 것으로 볼 수 있다. 낫기 위해 아플 때 두려워하여 약을 초반부터 먹는 사람들이 제법 있다. **낫기 위한 아픔을 약을 통해 억제하면 근본적으로 치유가 일어나지 않거나 시간적으로 더뎌진다.** 이런 경우 참을 수 있을 때까지 참다가 너무 심하면 약을 먹도록 설명한다. 약을 안 먹으면 더 좋겠지만 최대한 기다리고 견디면 그만큼 치유와 가까워지기 때문이다. 의사의 말을 듣는 사람은 잘 낫게 되지만 그렇지 않은 사람은 힘들다. 중병이 있거나 발병하려는 사람들은 의사의 말을 따르지 않고 살기 위해 자신의 생각대로 행동한다. 의사는 이런 병자에게 해 줄 것이 사실상 없다. 낫기 위해 온몸에서 염증의 발산이 일어날 때 그것을 잘 알고 기다릴 수 있어야 병을 회복하고 건강에 이를 수 있다.

염증이 돌아다니는 현상★

과립구의 레벨이 높아져 있다면 우리 몸은 그만큼 쓰고 그만큼 생산하는 체제로 굴러간다. 과립구의 잉여분은 몸 어딘가에 염증을 만듦으로써 존재할 수 있다. 그 **염증을 치료하기 위해서는 궁극적으로 전체적인 과립구의 레벨을 완전히 낮춰야 하는데 그 레벨을 낮추기 전까지는 염증이 몸 안에서 자리를 바꿔가며 돌아다닐 수 있다.** 염증이 한 군데에 있다 보면 시간이 지남에 따라 그곳이 치유가 일어나야 하므로 다른 곳으로 자리를 옮기는 것이다. 염증이 돌아다니는 것은 과립구의 집합소가 바뀌는 개념으로 보면 된다.

염증이 돌아다니는 현상은 기회를 활용하는 모습을 보이기도 한다. 주변에 큰 염증이 발생하면 과립구는 그쪽으로 붙게 되어 다른 쪽은 약화되는 것이다. 또 한 부위의 염증이 가라앉으면서 다른 곳에 비슷한 염증이 발생하면 몸 전체적으로 봤을 때는 과립구의 증가가 그대로 유지되고 있다고 보아야 한다. 과립구가 크게 증가될수록 병은 심하고 확실해진다. 그렇지 않고 약간의 증가일 때는 돌아다니는 현상이 잘 나타날 수 있다. 특히 중년 이후에 흔히 나타난다. 젊을 때는 병이 생기고 낫는 것이 확실한 경우가 많지만 중년이 지나면 면역력이 떨어져서 약간의 증가가 문제가 될 수 있다.

치과에서는 이런 현상이 심심치 않게 확인된다. 28개의 치아와 잇몸을 치료하고 있고 목과 코, 얼굴 피부 등 염증 호발 부위가 많이 존재하기 때문이다. 구강 영역에서는 치아의 시림과 같은 섬세한 반응들이 나타나므로 확인이 유리하다. 심한 시림으로 힘들어 하는 환자들도 많다. 치아의 시림은 약한 염증 혹은 초기 단계의 염증으로 환자는 이를 정확히 구별할 수 있다.

염증은 흩어지면서 낫는데 이것도 돌아다니는 것으로 볼 수 있다. 약화되면서 다른 곳에 작은 염증이 출현하는 것이다. 필자도 오랫동안 환자를 보면서도 알지 못하였었고 관련성을 찾지 못하였었다. 그러나 한 책을 통해 알레르기가 돌아다닌다는 사실을 알고 나서 바라보니 염증 전체가 그랬고 그때부터는 보이기 시작하였었다.

2013년에 방영된 MBC 드라마 〈구암 허준〉 44회를 보면 염증이 돌아다니는 현상을 보여주는 일화가 나온다. 무식한 돌쇠의 어머니가 눈이 멀어 치료하는 과정에서다. 돌쇠는 허준이 조심하라고 했던 것도 모르고 약(부자)을 지나치게 많이 사용해 부작용으로 엄마의 눈이 멀게 된다. 허의원은 해독하기 위해 먼저 탕약을 쓴다. 눈물과 통증이 나타나자 침을 사용하는데 스승인 유의태에게 나을 수 있을지 물어본다. 그때 유의태는 2개의 증상이 더 나타나야 한다고 말을 한다.

"머리를 들 수 없을 정도로 심한 뒷골 통증이 나타나면 '팔미산'을 쓰는데 통증이 복부로 내려가게 된다. 그러나 위장의 통증은 두통보다는 덜해진다. 그렇게 줄여 나가야 한다. 침을 써 위장을 치료하다 보면 다시 양 어깨 뒤에 통증이 머물게 되는데 이곳은 직접적으로 눈병과 관계되는 곳으로 뜸으로 치료를 해야 한다." 허준의 스승은 눈이 낫는 과정에서 통증이 돌아다니며 줄어든다고 한 것이다. 필자는 이 드라마를 보며 염증이 돌아다니는 흥미로운 사례로 느꼈었다. 드라마에선 '뒷목과 어깨의 증상'으로 표현하였지만 사실 이는 혈관계를 돌아다니는 과립구가 만들어 내는 것이다. 눈이 안 보이게 된 '큰 염증'이 낫는 과정에서 다른 곳으로 흩어지며 염증이 출현하고 그렇게 염증의 발산이 이루어지며 점차 약화되는 모습을 보여주고 있는 것이다.

한 사례로, 한 환자(여, 15세)의 교정 진료가 마무리 단계에 있었다. 교정 후 보정을 위해 유지 장치를 부착하는 날, 아래-입술-왼편 점막에 생긴 구내염(궤양처럼 점막이 작게 패여 날카로운 통증이 심하고 식사 시 자극이 되는 것) 때문에 매우 아파하였었다. 환자는 "교정 장치를 제거하는 날쯤, 입안에 구내염이 발생했다."고 하였다. 잇몸치료를 위해 일주일 뒤에 다시 내원하였는데, 아랫입술의 구내염은 어느새 나아 있었고 오른쪽 입술 코너 쪽에 새로운 구내염이 발생해 있었다. 이렇게 염증은 옮겨 다닐 수 있는 것이다.

상식적으로 불편하던 교정 장치를 제거한 뒤 염증이 발생할 리가 없다. 염증이 생긴 것은 이렇게 설명할 수 있다. 두툼한 교정 장치를 하고 있는 동안 입술은 불편하였을 것이다. 이것은 입 주변의 활력이 증가된 상황으로 볼 수 있다. 오랫동안 부분적으로 활력이 증가하면 입술 주변에는 과립구들이 모여 있게 된다. 입안 장치의 불편감을 입주변의 증가된 과립구가 지탱할 수 있게 하는 것이다. 그 장치가 사라지자 과립구는 할 일을 잃게 되었는데 금방 사라질 수 없는 상태여서 이때 구내염을 만들며 모여 있을 장소를 찾은 것이다. 환자는 또 머리 쪽에 증가된 과립구를 활용해 스트레스를 견디고 두뇌의 스피드를 올리며 학습했을 것이다. 이런 필요와 감소될 수 없는 환경에 의해 잉여 과립구는 줄어들지 못하고 잠시 염증을 만들며 지속하게 된다. 이 환자의 경우를 보면 염증은 돌아다님을 알 수 있고 부분적 활력 증가도 염증으로 대치될 수 있음을 알 수 있다. 그 염증은 결국 사라졌을 것이다.

이와 같이 치과에서 환자를 보다 보면 염증이 옮겨 다니는 현상은 자주 확인이 된다. 흔한 것이 치아의 시림현상이다. 한 곳의 시림을 때워서 치료해도 계속 불편한 경우가 있다. 이것은 그 치아의 파인 곳을 통해 일어나던 발산, 즉 과립구의 소모가 막혀서 일시적으로 생긴 것이다. 교합(치아의 맞닿음)을 조정하여 무리함을 없애 주면 대부분 개선되지만 계속해서 괴롭히는 경우도 있다. 또 다수 치아의 파임(치경부 마모증)이 있는 경우 염증이 돌아다니는 현상을 자주 보게 된다. 한 곳을 치료하면 시림이 사라지고 다른 곳이 시려지는 것이다. 두뇌와 가깝다 보니 환자의 예민함과 짜증이 증가되는 경우도 있다. 이럴 때 환자의 생활을 상담하여 치유 쪽으로 유도하면 좋아지게 되는데 환자가 의사의 말을 잘 들을 때 가능하다.

병원에서는 큰 이상이나 문제를 병으로 분류한다. 그렇게 심해지며 완전히 자리 잡기 전에는 그냥 소소한 증상일 뿐이었다. 전에는 증상으로만 생각하고 무심히 보던 것을 자세히 들여다보니 모두 염증이었고 그것이 비교적 작고 일정한 양으로 유지되며 왔다 갔다 한다는 것을 알게 되었다. 그것이 염증이 돌아다니는 것이다. 이것은 과립구의 행동 특성이기도 하다.

약간의 스트레스는 도움이 된다는 말이 있다. 약한 염증도 긍정적인 면이 존재한다. 스트레스나 염증이나 사실 비슷하다. 둘 다 과립구가 증가되어 나타나는 현상이기 때문이다. 약한 염증은 신체의 부분들을 강하게 만드는 역할도 하고 있다. 우리는 많이 쓰면 근육이 발달하고 관절이 굵어진다고 알고 있다. 많이 쓴다는 것은 활력이 증가된 것이며 신체의 발달은 이런 과립구의 증가의 결과이다. 염증이 생기면 혈관이 생성되고 확장되며 조직이 붓는데 이것을 이용하는 것이다. 약하게 장기간 일어날 때 관절과 근육이 발달할 수 있다. 운동 후 근육이 아프거나 관절을 많이 써 아픈 경우 그것이 약하면 그 부위가 강해지고 있는 것으로 생각하면 된다. 보통은 정신이 없기 때문에 이런 사실을 인지할 수 없다. 일하며 그냥 열심히 살다 보면 손가락 마디나 어깨와 팔뚝이 굵어지는데 이를 자세히 보면, 무리하고 약하게 아픈 과정을 통해 발달하고 있음을 알 수 있다. 젊었을 때 고우셨던 어머니가 우리 자식들을 키우느라 고생하시어 손마디와 팔뚝, 장단지가 굵어지셨다고 생각한다. 어머니는 저녁이 되면 어김없이 팔다리와 손마디가 아프다며 주무르셨고 이내 곯아떨어져 코를 골며 주무셨다. 이런 꾸준한 삶이 젊을 때 아름다웠던 여성을 강인한 어머니의 몸으로 변화시킨 것이다.

저절로도 낫는 약한 염증과 병원에서 치료를 필요로 하는 진짜 염증은 무엇이 다를까. 사실 거의 동일하다. 약한 염증에 대처하는 올바른 방법은 무리를 하고 난 뒤 충분히 쉬어주는 것이다. **우리는 쉰다는 것이 어떤 것인지 잘 모르는데 쉬는 것에는 먹는 것을 중단하는 것도 포함된다.** 이렇게 하면 염증이 발달하지 않고 약하게 끝낼 수 있다. 필자는 이것을 '**가늘고 길게 빼준다**'라고 표현하고 있다. 강렬한 것은 되도록 짧게, 그 뒤 약하고 길게 빼주는 삶의 방식이다. 먹는 것도 그렇고 활동하는 것도 그러하다. 병과 가까운 사람들은 이렇게 살아야 한다. 그렇게 하면 염증으로 나빠지는 것이 아니라 염증을 통해 강해질 수 있다.

　이 사실들을 생각해 본다면 사람이 **약간의 과립구 증가가 있을 때 근육을 발달시키는 운동이 도움이 됨을 알 수 있다.** 특히 겨울로 가는 가을에 운동을 하면 큰 도움이 된다. 남자는 근본적으로 힘든 일을 하게끔 만들어졌다, 달리 말해 일을 하며 진화해 왔다. 그래서 근육 사용의 필요성은 여자에 비해 크다. **근육을 써서 발달하면 과립구의 분포범위가 늘어나 과립구 과잉의 문제, 즉 병의 발생이 다소 줄어들 수 있다.** 증가된 과립구가 염증조직을 만들면 병의 세력이 순식간에 다시 강해질 수 있다.

　과립구는 건강한 상황에 최적화되도록 세팅이 되어 있다고 볼 수 있다. 그래서 남자들의 경우 병약한 상황이 오래 되면 근육도 적어지게 되는데 이는 역으로 염증의 가능성을 높이는 상황을 초래할 수 있다. 건강할 때 근육을 증가시키는 것은 과립구의 분포범위를 늘려 사용과 감소에 도움이 된다. 그래서 **병을 극복한 후엔 일을 하고 움직이는 육체노동 또는 운동을 해 건강의 안전 영역으로 들어가야 한다.** 또 생각해 보면 염증의 운명은 결국 호흡에 의해 갈리게 된다. 호흡이 부족하면 무리가 되고 호흡이 충분하면 도움이 되는 것이다. 그것이 우리가 일하다 주로 무리하지만 운동을 할 때는 별로 무리하지 않는 이유이다.

7) 염증은 흩어지면서 낫는다

염증을 낫게 하기 위해서는 흩어야 한다. 과립구라는 놈들은 모이면 강해지는 특성이 있다. 고로 **흩어주는 법들이 치료가 될 수 있고 우연에라도 흩어지면 낫게 된다.** 염증이 낫고 과립구의 세력이 약해질 때 활력이 증가하는 현상도 있는데 이것은 온몸으로 흩어서 과립구를 소모하며 털어내는 것이다.

염증이 커가는 것도 전체와 부분을 오가며 염증조직이 성장하고 염증이 낫는 것도 흩어지면서 다른 염증이 생기기도 하며 낫는 것이다. 이 염증이란 표현은 토탈(전체적인 몸) 개념이며 시즌 개념이다. 이 말로 설명할 수 있다. "이번에 생긴 어느 국소부위의 염증은 전체로 확산되었다가 점점 성장하여 최고를 치고, 다른 곳에 새로운 염증들이 나타나며 약화되었고, 결국 일에 열중하게 되면서 끝나게 되었다." 전체적 염증 증상이나 국소의 염증이나 모두 하나에서 출발하였다는 의미이다. **최초 발생 부위를 아는 것이 의미를 가진다. 그 부위를 치료하는 것이 중요하기 때문이다.** 중간에 새로운 염증 조직이 생기는 것도 모두 하나로 볼 수 있게 된다. 이렇게 표면적인 염증 표현의 이면에 있는 과립구의 흐름을 읽는 것이 매우 중요하다. 흩어진다는 것은 다른 염증이 나타나는 것을 의미할 수도 있지만 잘 흩어지면 한 번에 낫기도 한다.

암이 생기고 수술이나 투병과정에서 몸이 많이 약해진 사람의 과립구를 흩는다는 게 사실 말처럼 쉽지는 않다. 이유는 **'상당한' 소진이라는 '터닝 포인트'까지 갔다 와야 하기 때문이다.** 필자는 이를 **'꺾는다'**고 표현

한다. 중병일수록 회복에 대한 저항력이 강하다. 말 그대로 독하다. 과립구를 흩기 위해 시도하는 과정에서 방향성을 잃지 않고 생활과 몸 관리를 해 나가는 것이 중요하다. 첨언하면 비교적 건강한 사람에게 나타나는 염증은 조금 다른 방식도 가능하다.

수술을 통해 염증이나 암조직을 제거하거나 긁어 내는 것도 조직파괴를 통해 포커스를 분산시키는 행위이며 과립구는 자리를 잃고 떠돌다 사라질 가능성이 증가한다. 음식을 먹는 것도 마찬가지이다. 환자는 염증에 해롭게 음식을 먹으며 그 염증을 악화시켜 왔을 것이다. 그 음식 대신 약을 먹으며 염증에 대한 지원이 끊어지며 과립구들은 힘을 잃고 떠돌다 죽는 운명에 처하게 된다.

얼굴이나 어깨 등 상체에 염증이 있을 때는 **차가운 하체에 온열을 가하면 과립구들은 따뜻한 곳을 찾아 이동하게 된다.**[11] **이런 식으로 온열을 조절하면 흩어서 염증을 치료하는 데 도움이 된다.** 따뜻하게 해야 할 하체부위에 옷을 두껍게 입어주는 것도 도움이 된다. 두통이 있는 경우 하체에 열을 가하는 반신욕을 하면 두통의 원인인 두뇌 쪽에 쏠린 과립구들이 하체로 흩어지면서 두통이 드라마틱하게 낫는 것을 경험할 수 있다. 이러한 사례는 과립구를 흩어지게 하는 치료법들이 중요한 의미가 있음을 보여주는 것이다. 자연주의적 치료법에서 흩어지게 관리하는 것은 중요한 테크닉이다.

---

11 2장 '과립구가 좋아하는 세 가지 환경(저산소 환경 혹은 지역, 산성 환경 또는 지역, 열이 나는 고온의 신체 부위)' 참조.

드라마 〈구암 허준〉 79회를 보면 한의학에서 암을 치료하는 방법을 잘 보여주고 있다. 드라마 극본을 한의학적으로 어떻게 고증했는지는 알 수 없으나 필자가 알고 있는 사실들과 매우 관련성이 높아 소개하려 한다.

주상전하가 아끼는 공빈마마의 오빠가 구안와사(얼굴 한쪽이 마비되어 입이 한쪽으로 돌아가는 병)가 생겼는데 민간에서 잘 치료가 되지 않아 궁중 의료진의 치료를 받기 위해 궁에 오게 되었다. 구안와사는 비교적 쉽게 치료되는 병이라 담당의가 치료하였으나 병이 재발하여 허준에게 기회가 오게 되었다. 그러나 허의원은 병의 뿌리가 반위(위암)에 있음을 알게 되고 치료가 어려운 암에도 굴하지 않고 구안와사보다 반위에 집중하여 치료하는 길을 선택한다. 그런데 그 환자가 허준에게 대하는 태도가 너무 심하기 그지없다. 아무리 여러 의사들을 만나 치료받으며 힘들었고 권력층에 있는 사람이라 하더라도 허준이 성심껏 치료하고 있는데 해도 해도 너무 할 정도였다. 구안와사는 치료하지 않고 반위를 치료하기 위해 자신에게 쓴 약을 먹으라고 하는 허의원을 눈에 가시처럼 미워하여, 약을 가져오면 약을 엎어버리고, 심지어는 밤늦게 약을 직접 들고 온 허의원에게 무거운 물건을 던져 발등을 찍히게 해 큰 사고까지 발생한다. 하지만 허의원도 집요한 면이 있다. 한발 물러설 법도 한데, 흔들림 없이 확신을 가지고 정확한 치료에 몰두한 것이다. 약을 달이는 부분에서 작은 착오도 생기지 않도록 직접 달이고, 약을 먹는 것을 확인하기 위해 직접 들고 갔던 것이다. 그럼에도 불구하고 의사를 원수 보듯 바라보며 화를 내고 상해까지 입히는 환자는 좀 이상해 보인다. 그러다 뜸을 뜬 자리에 화농이 생기고 온몸에 열이 나더니 결국엔 혈변까지 나오게 된다. 환자는 이런 증상에 괴로워하며 허의원을 불신하지만 허의원의 생각은 다르다. 혈변까지 나오면 반위가 낫는다고 생각한 것이다(이 사실을 기억하라. **중병을 치유하고 건강의 단계가 상승하기 위해서는 다양한 발산의 표현을 피하려 해서는 안 된다**). 그러다 결국 병이 나은 환자는 정말 온화한 성품으로 이전과는 다른 사람이 되었다.

이 드라마를 본 사람들은 좀 과장해서 연기를 하는 것이라 생각했겠지만 필자는 환자가 충분히 그럴 수 있다고 생각했다. 이런 내용들은 염증의 특징들을 비교적 정확히 보여주고 있기 때문이다. 암이 나을 때는 다른 부위에서 염증(화농)이 발생하며 분산되어 흩어지고, 고열이 생기며 전신으로 확산된다는 것, 혈변은 출혈 성향의 증가로 과립구를 줄이기 위한 증상으로 볼 수 있다. 독한 염증을 가진(또는 독한 염증의 성향) 환자는 집착이 생기는데 만약 '의사가 신경을 거슬리게 한다'는 생각이 들면 의사는 그 멍에를 웬만해선 벗어날 수 없다. 의사는 치료 시에도 환자의 그런 행동을 보면 독한 염증의 가능성을 지닌 사람으로 생각하고 재발에 유의하고 신경 써야 한다. 이렇게 환자의 심리는 닮은 면이 많다. 필자도 여러 해 동안 치과를 운영하며 환자의 의심과 위협적인 행동에 억울했던 적이 한두 번이 아니었다. 환자가 그런 시각으로 바라볼 때는 더욱 천천히 설명하며 의심을 살 만한 행동을 하지 않도록 유의해야 한다. 그리고 환자의 몸이나 구강에 염증이 있을 때는 흥분하며 환자의 성격이 달라질 수 있음을 이해하고 있다. 이러한 염증의 특징을 알고 난 이후에는 어떠한 환자의 몰상식한 행동에도 좌절하지 않게 되었다.

드라마에서 허준은 환자의 오해와 나쁜 행동을 이해하고 감정의 흔들림 없이 끈기 있게 버티며 확신에 찬 의술을 시행하여 환자를 치료해 낼 수 있었다. 평소 성격이 날카롭고 예민한 환자는 귀 내측의 머릿속에 염증(부음)으로 인해 신경이 눌려 구안와사가 올 수 있으며 암이나 염증이 나을 때, 과립구가 줄어드는 과정에서 활력이 넘쳐 화를 확 내거나 물건을 던지며 갑자기 꽉하는 행동을 할 수가 있는 것이다. 그러다 그 병이 나으면 환자는 의식을 갖추어 흥분성도 가라앉고 차분해지는 모습으로 돌아오게 된다. 필자는 치과 치료를 하면서 그런 변화를 늘 보고 있다.

큰 염증은 보통 작은 염증들이 여러 개 출현하며 낫기도 하고 작은 염증이 있을 때 다른 곳에서 생겨나며 심해져 큰 염증이 될 수도 있다는 것을 알아야 한다. 각 염증은 과립구가 모이는 곳이다. 크게 모이는 곳을 형성해 갈 때 강해지며 작게 모이는 곳들이 나타나며 흩어지면 낫게 된다. 이 경우 염증 부위는 주로 피부를 상상하면 된다. 어깨, 무릎, 코, 배 등이다. 그러나 그 과정에서 앞서 설명한 전체와 부분을 오가며 돌아다니는 현상이 나타난다. 국소적 부위에 있는 염증 하나가 강하게 세력을 뻗치며 온몸을 휩싸면 마음은 두렵고 절망적이 된다. 당연히 아픔도 찾아온다. 그러나 **치유의 조건이 성립한다면 위태로워 보이는 과정이 낫게 되는 과정이 된다.** 이를 한 번 경험해 본 사람은 자신의 생각과는 반대로 낫게 된다는 것을 깨달을 수 있다. 과거에는 비슷한 과정에서 생사가 결정 날 때 이를 구분할 수 없었지만 이 책을 보며 치유의 조건들을 배우게 되면 두려운 과정을 담담히 통과할 수 있을 것이다.

과립구의 증가가 높고 강도가 높은 중병자에서 가장 마지막에 건강함에 이르기까지 몸의 상태는 단계적으로 좋아진다. 이러한 사실을 알면 중병이 나을 때 증상을 보아 다른 염증이 생기더라도 당황하지 않을 수 있다. 우리 몸이 이런 식으로 작동하고 있었다는 사실이 놀라울 것이다. 이것이 몸의 증상을 단순히 보지 않고 더 깊이 생각하고 과정으로 받아들이는 자연주의적 관점이다.

염증(병)이 나을 때 신체의 활력이 증가한다★

염증조직이 더 커지고 작아지는 과정에서도 활력이 증가할 수 있다. 그러다 염증이 사라지려면 마지막에는 결국 신체의 활력으로 떨쳐 내야(발산해야) 한다. 그래서 염증이 나으려고 할 때 신체의 에너지가 넘치는 현상이 나타날 수 있다. 원인은 염증 지역의 크기가 감소되면서 신체에는 과립구의 잉여(surplus)가 나타나기 때문이다. 이런 연결성은 염증이나 활력이나 원인이 동일하다는 것을 확인시켜주는 것이기도 하다. 활력으로 떨쳐 낼 때 좋은 방법은 해야 할 일을 열심히 함으로써 소모하는 것이다. 과립구라는 것은 원래 목적한 일을 하기 위해 만들어진 것이다. 그러므로 움직이는 것이 소모시키는 방법도 되는 것이다.

특별히 할 일이 없다면 평소 안 하고 미루어 두었던 일을 하는 것도 좋다. 집안 청소나 정리를 하거나 직장에서 늦게까지 여유를 갖고 일을 하는 것이다. 운동을 하는 것도 좋다. 햇빛을 받으며 걷는 것도 좋고 자전거를 타거나 집안에 운동기구가 있다면 이를 이용할 수 있다. 파워 있는 운동보다는 충분히 호흡하며 천천히 하는 유산소 운동이 도움이 된다. 땀이 잘 나지 않는 사람은 일을 하는 것이 좋다.

중병이 있거나 병이 나으려 할 때 행동상의 주의할 점이 있다. 음식 섭취를 조절하며 면역요법에 따라 체내 **에너지를 가늘고 길게 사용해야 한다**는 것이다. **이렇게 하려면 천천히 움직이며 호흡을 의미 있게 해야 한다.** 일이나 활동을 할 때 속도가 제법 빨라지기도 한다. 조절이 어려울 때도 있다. 이럴 때 **속도가 계속 빨라지면 안 되며 절제가 중요하다.** 성교는 병의 재활성화에 기여할 수 있다. 쉽게 화가 날 수도 있고 스트레스를 받아 정신이 날카로워질 수도 있다. 절제를 못하면 염증은 나으려다 말고 살아남거나 전보다 심해지게 된다. 과량의 과립구는 보통 이틀 정도 안정된 생활을 하면 감소될 수 있다. 큰 조직이 나을 때는 시간이 더 걸린다. 이 기간 동안에는 과식을 해서는 안 되며 활동은 한 가지씩 차분히 해 나가야 한다. 눈을 감고 명상과 기도를 하며 힘든 때를 잘 견디면 과립구는 단계적으로 줄어들고 얼마 지나면 몸의 컨디션이 상승하게 된다.

조직의 크기가 클 때 낫는데 시간이 더 걸리는 이유는 하루에 처리할 수 있는 양이 정해져 있기 때문이다. 그 조직은 염증이라는 빠른 산화로 인해 손상된 조직들과 정상적인 형태가 아닌 이상 세포인 암조직이다. 하루에 처리할 수 있는 양이 정해져 있다 함은 부교감신경이 작동하고 더 나아가 T임파구의 비율이 증가될 수 있는 시간이 한정되어 있음을 뜻한다. 치유는 지속적이지 않고 상황에 따라 조금씩 이루어짐을 뜻한다. 정말로 강력한 잠이 오고 자는 만큼 낫는다.

염증이 줄어들려고 할 때 전신의 활력이 증가하면서 신체가 오작동하여 다치는 경우가 있다. 치과 환자 중에 국소 염증을 억압한 날, 발목을 접질린 사람이 있었다. 다음 내원에서 발목에 붕대를 감고 나타난 것이다. 우연의 일치로 생각할 수 있겠지만 필자의 눈에는 흔히 포착되고 있는 사실이다. 한 사례로, 김 씨(남, 49세)는 간의 무리와 만성피로가 심했고 치아의 염증이 있었는데 필자의 면역요법을 이해하고 지키기 시작할 즈음, 갑자기 넘어져 앞니가 부러지는 사고를 당했다. 발목을 접질리거나 앞니가 다치면 당분간은 조신하게 지내게 될 것이다. 병조직에서 과립구가 떨어지고 과립구의 잉여가 있는 상태에서 자신도 모르게 액션이 과하여 실수를 할 수 있다. 부작용 없이 병을 털어 내기 위해서는 병이 낫기 시작하면 조신하게 지내고 성욕도 절제할 필요가 있다.

병의 뿌리를 뽑아내기 위해서는 특수 목적을 위해 만들어진 과립구들을 다 써서 소모하는 것이 필요하다. 활동을 위해 쓰는 것은 발산의 일종이며 끝까지 쓰는 것은 소진이다. 증가된 과립구를 소모하여 낮추고 흥분을 가라앉히고 다시 차분해지게 되는데 이 상태는 과립구의 수준(레벨)이 초기화된 것이다. 염증성이 완전히 가라앉게 하려면 여러 차례 초기화 시도가 필요하기도 한다.

이 시점에서 독한 염증과 보통 염증을 재고찰하면 이 둘은 염증 조직의 형성 측면에서 차이가 난다. 독한 염증 조직은 잘 사라지지 않는다. 그러나 보통 염증은 얼마 지나지 않아 다른 곳으로 옮겨가거나 분산되어 최초 발생 부위의 염증은 사라진다. 면역요법에 따라 잘 생활하면 점점 줄어드는 방향으로 간다. 그걸 모른다면 당연히 반대로 갈 가능성이 높다. 중병이 아니라면 더 위험한 상황을 넘어 가까스로 좋아지기는 할 것이다. 피부의 보통 염증이라면 가려우며 염증(붉은 것)이 나타나지만 금세 빠른 속도로 낫는다. 조직을 형성했다고 볼 수 없을 정도로 빨리 사라지는 것이다. 한번 염증의 표현(발산)을 하면 소진에 이르러 몸은 깔끔해진 기분이 들며 염증은 낫기 시작한다.

이런 **보통 염증은 건강한 상태의 사람이 적당히 무리했을 때 나타나는 것**이다. 독한 염증 조직은 전신으로 확대되어 크게 발산하며, 즉 아픈 후에 낫는 과정으로 이어지지만 보통(일반) 염증은 과립구의 증가가 적고 온순하여 국소부위에서 아프게 터트리는 정도로 끝낸다고 볼 수 있다. 이것은 염증의 발생 자체가 발산의 과정이 되고 그 후, 몸이 무거운 부교감의 시기가 찾아오며 낮잠도 오며 염증 부위의 치유가 촉진된다. 이럴 때 잘 먹으면 영양소를 보충하고 그 에너지를 이용해 잘 치유하게 된다.

> **곁가지** ▶ **몸의 강약과 무리함의 상관관계**
>
> 1. 건강한 사람이 약간 무리를 했을 때 ⇨ 보통 염증 ⇨ 자고 나면 자동으로 치료된다.
> 2. 건강한 사람이 갑자기 심한 스트레스(큰 무리함)를 받았을 때 ⇨ 암 ⇨ 암을 치료하면 건강으로 복귀된다.
> 3. 염증이 자주 일어나 약해진 사람이 평상시처럼 움직일 때 ⇨ 보통 염증 ⇨ 이때, 염증을 조절하여 '건강'으로 옮겨 가는 게 좋다. 방법은 필자의 면역요법이다. 체력을 축적하면 무리함의 역치를 높일 수 있다.
> 4. 염증이 자주 일어나 약해진 사람이 점점 욕망을 키워 많이 무리를 했을 때 ⇨ 독한 염증(암으로 갈 수도 있다) ⇨ 건강의 가장 낮은 단계이다. 늦었지만 충실히 몸을 관리하고 무리하지 않고 살아야 한다. 과립구 증가가 잘 일어나는 몸은 고치기 어렵기 때문이다.

치료 시기의 문제

위험천만하게도 염증은 크게 터트리려는 특성이 있다. 염증은 신체가 에너지를 폭발적으로 사용하는 상황이고 반산소적인 과립구의 세력이 강해지면서 생기는 현상이다. 죽음에 이르지 않는다면 염증은 심해져 때가 되면 강하게 발산하며 과립구의 수는 줄어들게 된다. 위기가 곧 기회가 되는 것이다. 그러나 크게 터트릴수록 후유증이 발생할 수 있는 문제가 있다. 따라서 우리는 되도록 작게 터트리도록 노력하며 방법과 수단을 동원해야 한다. 이것이 제대로 된 치료 방법이다. 염증이 더 커지려고 할 때는 작게 터지지 않는다. 그렇다면 어떻게 다루어야 할까? 제일 중요한 것은 영양공급의 차단이다. 이렇게 하여 염증이 커지는 것을 막으면 시기가 무르익으면 작게 터트릴 수 있다. **크게 터지도록 더 올라가는 것은 교감신경과 관련된 개인의 의지와 욕망이 크거나, 태워야 할 에너지가 많기 때문이다. 크게 터트리면 빨리 에너지 소모를 끝내고 영양을 공급받을 수 있다.**

약(집에서 먹는 소염제 등)으로 치료할 때는 기다렸다가 약을 먹는 것이 좋다. 약으로 무조건 병을 피하려고만 해선 안 된다. 통증을 견디며 결정적인 순간에 약이든 수술이든 치료적 개입이 들어가야 하는 것이다. 기다렸다가 결정적인 순간에 고름을 빼야 하며 제법 불편해도 기다렸다가 약을 먹는 것이 확실히 낫기 위해서는 중요하다. **치료는 염증의 발산이 어느 정도 진행된 연유에 들어가는 것이 맞다.** 병자가 불평하거나 미워하며 떠나더라도 말이다. 이런 방식은 병원에서 환자를 치료할 때도 중요한 원칙이라 할 수 있다. 흔한 생활 질환인 감기나 몸살, 배탈에서도 충실히 따라야 한다. 생활 질환의 경우 가능하면 자연치유로 끝까지 가는 것이 좋다. 그렇다고 무작정 끝까지 기다리는 것이 아니라 심하게 아파지면 약을 쓸 수 있다. 염증이 충분히 영글면 소파하거나 절개 및 배농(고름 빼는 것)을 하여 염증 조직을 파괴해야 한다.

자연주의적 치료도 경험이 필요하다. 처음부터 염증의 발산을 막으면 염증은 잘 낫지 않거나 교묘히 다시 나타난다. 병의 이런 특성은 다음과 같이 표현할 수 있다. **병조직은 추구했던 만큼의 크기로 자리 잡기까지 가파르게 성장을 추구한다.** 만약 정신적 스트레스였다면 그 정도에 따라 병조직은 크기를 추구한다. 그렇다고 초기 치료가 완전히 안 되는 것은 아니고 약화되는 경우가 많다. 이것은 최소화하는 것과도 관계있다. 한 번에 치료가 안 된다면 선불리 포기하지 말고 배운다고 생각하고 꾸준히 관리하며 다시 기회를 포착하여 병조직을 공격해야 한다.

지금까지는 다시 나타난 염증을 이전 것과 따로 떼서 생각하였지만 이제는 그렇게 바라봐서는 안 된다. 그 연속성을 읽어 내며 치료해야 정확하고 제대로 된 치료가 가능하다. 이것이 진정한 내과 진료이다. 환자의 행동특성이나 식이, 수면의 질을 파악하며 과립구의 흐름을 주목해서 관찰해 보면 염증이 끝나지 않은 것임을 알 수 있다. 작은 염증의 경우 2~3일의 염증기가 존재한다면 그 다음은 회복기가 온다. 회복기엔 회복의 특성이 나타나는데 이것이 없으면 이번 시즌에 생긴 염증이 끝난 것이 아니다. 난치성 만성 염증이나 암이 발생한 사람은 이 염증기와 회복기, 둘 다 시간적으로 상당히 많이 늘어나게 된다. 앞으로 의사와 환자는 **지금이 염증기에 있는지, 회복기가 진행 중인지를 파악할 수 있어야 한다.**

곤혹스러운 염증의 재발

치과 치료를 하는 것이 과거에 비해 힘들어졌다. 여러모로 어려움이 산적해 있지만 특히 신경치료(근관치료)를 하였을 때도 재발이 증가하고 있다. 지금까지 치과의사들은 이런 부분을 자연스럽게 받아들여 왔다. 신경치료의 성공률은 원래 80% 수준이라고 생각하고 있다. 그러나 이 문제는 성격 좋은 의사가 AS차원에서 봐 줄 수 있는 정도를 넘어섰다. 이 문제에는 심각한 점이 있다. 신경치료를 한 뒤에는 통상 크라운이라고 하는 금니, 은니를 하게 된다. 이 크라운을 하고 나서 보통 6개월에서 1년 뒤에 신경(치수)과 관련된 염증이 재발하면, 했던 크라운을 잘라서 철거하고 어려운 재신경치료를 한 뒤 크라운을 새로 제작해야 하기 때문이다. 이것은 의사에게 경제적 어려움을 가중시키게 된다. 돈 잘 벌기로 소문난 의사들의 고통은 환자의 기쁨이라고 생각할 사람도 있겠지만 이런 상황이 늘다 보니 직업적 회의감마저 들게 된다. 크라운 가격이 비싸다는 사람도 있지만 세상의 가격들은 모두 그만한 가치가 있어 존재한다는 사실을 알아야 한다. 안타깝게도 이런 사실이 정량화되어(그 양이 파악되어) 이야기되고 있지는 못하다. 이런 상황에 대한 의학지식이 아직 부족하기 때문에 그 실태조차 짐작하지 못하는 것이다. 신경치료의 재발에 영향을 끼치는 요인은 일반적으로 기술적인 부분으로 미세치료의 한계로 생각하지만 사실은 전혀 다르다. 염증의 치료라는 의미가 가장 중요하다. 염증의 원리를 활용하고 1년 정도가 지났을 때 재발이 크게 줄었다는 사실을 알 수 있었다. 이 책에서 소개하고 있는 관념으로 치료를 하다 보면 몸을 읽게 되는데 재발이 생길 거 같은 사람들이 1년이 지나도 이상이 없었기 때문이다. 요즘엔 특히 이런 의심이 드는 사람이 많다 보니 신경치료를 할 때마다 아예 염증이 완전히 소멸되었는지 루틴하게 확인하게 되었다. 이것은 불과 10년 전만 해도 필요 없었던 의술이다. 신경치료 하나를 제대로 하자면 몸 전체의 흐름을 반드시 읽거나 심지어는 호전시켜야 하는 상황이 된 것이다. 단적으로 말하면 염증이나 암, 대사성 질환 등을 다른 과들이 너무 열심히 치료해대는 통에 몸의 문제를 결국 치과에서 모두 해결해야 할 상황에 처한 것이다. 사실 치과의사들이 감당하기엔 역부족이다.

이런 재발률 증가의 원인에는 사회적 상황이 크게 작용하였다. 경쟁과 스트레스, 바쁘고 할일이 많은 우리 국민들의 생활은 염증을 잘 낫지 않게 만드는 요인이다. 잘 낫지 않는 염증을 다루며 치료해 내려면 염증을 다루는 지능적인 접근이 필요한데 이것은 지금 책에서 설명하고 있는 염증에 대한 사실들을 배우고 나야 응용될 수 있는 부분이다.

한 사례로, 정 씨(남, 30대 초반)는 손과 팔의 피부에 유난히 상처가 많이 있었다. 아토피성 혹은 지루성 피부를 자주 긁어서 생긴 핏자국이 있는 상처가 심해 보였다. 손톱 부근을 뜯은 상처는 약간의 정신 병력을 짐작하게 했지만 기본적으로 흥분된 성격을 조절할 줄 아는 절제력 있는 사람이었다. 이 환자는 어금니 하나에 문제가 생겨 신경치료를 열심히 하고 크라운을 하였었다. 그러고 나서 6개월이 지났을 때 재발하여 내원하였는데 다시 치료하면서 두 가지 사실을 생각하게 되었다.

첫째, 신경치료의 재발 가능성을 예상할 때 앞으로는 환자의 몸과 마음의 상황을 더 잘 살펴야겠다는 것이었다. 피부 염증을 자주 앓는 사람은 신경 치료가 잘 낫지 않아 재발도 잦을 수밖에 없다. 피부 외의 부위에 염증이 생겼을 때 과립구의 위력이 강하여 잘 낫지 않는 것이다. 이런 경우 서두르지 않고 염증의 억압과 충분한 발산을 시켜야 한다.

둘째는 염증을 좀 더 자극적으로 다루어야겠다는 생각이었다. **염증을 너무 조심스럽게 다루다 보면 잘 낫지 않는다.** '쇠뿔도 단김에 빼라'는 말처럼 **염증도 꿈틀거리며 달아올랐을 때가 나을 수 있는 기회이다. 염증을 물리적으로 자극하더라도 음식이 조절된 상황에서는 악화되지 않고 조금 심해지는 듯하다(발산의 시간) 오히려 낫게 된다.** 입원시킬 수 없어 환자 관리가 잘 안 되는 상황이라 하더라도 온건한 자극을 활용하면 국소부위의 치료 가능성은 높아진다.

용감한 의사, 무식한 의사

〈구암 허준〉 드라마를 보면 약이 좋다고 지나치게 쓰다 독이 퍼져 어머니의 눈을 악화시켰던 무식한 돌쇠가 동네 환자들을 치료하는 내용이 나온다. 이는 의술의 특성을 보여주는 정말 적절한 내용이 아닐 수 없다. 나중에 허준에게 야단을 맞고 그만두게 되지만 허준이 문제가 생겼을 때 결정적인 도움을 주었다. 흥미로운 거머리 치료 이야기 때이다. 허준이 왕자의 심한 종기를 치료하기 위해 고심하고 있었을 때 돌쇠가 거머리로 종기를 치료하는 모습을 보고 힌트를 얻게 된다.

무식하고 용감한 사람(?)이 의료행위를 잘할 수 있는 특성이 있다. 기본적인 의학지식은 필요하지만 성격상 과감하고 단순한 사람이 특히 외과적 시술을 잘할 수 있다. 드라마에서 돌쇠는 종기로 고생하는 환자들을 잘 치료해 동네에 소문까지 난다. 옛날 의학을 배우는 체계가 없을 때에는 그럴법한 이야기다. 돌쇠는 엄마가 아플 때 허준이 치료하는 모습들을 보기도 하였고 민간요법을 잘 알았다. 때마침 마을에 종기로 고생하는 사람들이 많았다면 한번 해볼 수 있는 것이다. 잘 된다면 수요가 있으니 소문이 나게 될 것이 뻔하다.

필자가 여기서 이 이야기를 하는 이유는 염증의 특성을 보면 과감함이 도움이 되는 경우가 많기 때문이다. 염증은 크게 터트리려는 속성이 있고 크게 터지면 낫게 된다. 그런데 더 아프고 병소가 더 커지는 것을 불안해하는 환자를 감당하려면 감각이 둔한 사람이나 간이 큰 의사라야 감내할 수 있는 것이다. 특히 피부처럼 표면에 있는 염증은 중병이 아니어서 죽음에까지 이르는 경우가 거의 없다. 치과도 비슷하다. 치과는 구강내과가 있긴 하지만 대부분 외과적 영역이다. 환자를 용감하게 아프게 할 수 있는 의사가 환자를 치료할 가능성이 높다.

돌쇠가 통할 수 있었던 이유는 사실 알고 보면 쉽다. 크게 터지면 무조건, 아니 대부분 낫는 경향이 있기 때문이다. 드라마에서 보면 돌쇠는 환자가 아파해도 개의치 않고 인정사정없이 종기를 짜 버린다. 환자를 좀 아프게 하였지만 돌쇠도 괜찮은 의사였던 것이다. 하물며 치과에서 아프지 않게, 정확히 말해 덜 아프게 하며 약과 시술을 통해 정확히 치료를 한다는 것은 정말 어려운 일이다. 환자들은 그 가치가 얼마나 높은 것인지 감히 알 수 없을 것이다.

요즘은 무식한 사람들이 용감한 세상이다. 강하게 피력하는(어필하는) 사람, 기 센 사람에게 이익이 돌아가기 때문에 다들 용감해졌다. 그러나 진정한 용기는 진정한 앎으로부터 나온다. 언행을 조심하고 배우기를 힘쓰는 자세가 필요하다.

8) 염증은 몸에서 에너지가 새는 부분이다

염증이 몸의 어느 부위에 있다는 것은 몸 전체적으로 또 다른 의미를 지니고 있다. 먹었을 때 에너지가 몸의 어디론가 새고 있다는 사실이다. 몸 전체를 바람을 넣은 튜브로 본다면 이 튜브가 새어 공기가 빠지고 있는 곳이 국소 염증조직이 된다. 이런 상태에선 음식이라는 바람을 계속 집어넣어야 되기 때문에 튜브는 불안정해진다. 이것이 염증을 가진 몸의 상태라 생각하면 된다. 우리 몸은 빵빵하게 될 수 있는 새지 않는 상태에서 움직여야 한다. 그러나 음식을 먹으면 빵빵해지는 순간은 잠시이고 금세 바람이 빠진다. 증가된 과립구로 인해 **소화가 잘 안 되는 듯하다가 갑자기 배가 쑥 꺼지는 느낌**이 들 수 있다(배가 허한 느낌으로 사실 진정한 배고픔과는 거리가 있는 상태-가짜 배고픔이라 부른다). 조절이 잘 안 되고 비틀거려서는 사실 무슨 일도 제대로 할 수 없다.

에너지가 샌다는 것은 제어력이 뒷받침된 바른 활력과 근육의 힘을 쓰기 어렵다는 의미를 지니고 있다. 먹은 것(음식, 그 에너지)은 병으로 샌다. 새기 때문에 더 많이 먹으려 하여 폭식, 빈식이 발생하는데 이때 오히려 병이 강해질 수 있다. 에너지가 새기 때문에 먹는 것의 의미는 달라진다. 염증이 강할 때라도 할 일이 있기 때문에 먹게 되는데 이때 먹는 것은 잘 먹은 것이 아니다. 그러므로 병이 발생하면 하던 일을 멈추고 병부터 치료해야 한다. 그리고 치료하고 나서 제대로 먹어야 한다. 그러므로 완전히 낫기 전까지는 먹는 것과 행동하는 것을 조심해야 한다. 물론 지금까지 치료도 불완전하였고 치료할 수 없는 병들이 많았기 때문에 어쩔 수 없이 병든 몸으로 일하며 살아야 했지만 앞으로는 의학이 좀 더 완벽해 질 것이므로 치료율과 치료기간이 많이 개선될 것으로 본다.

이 씨(여, 44세)는 오른쪽 어금니 두 개의 갑작스런 염증으로 내원하였다. 검사해 보니 치아의 뿌리 모양에 약점이 좀 보이긴 하였으나, 기골이 좋고 강해 보이는 스타일이었다. 잇몸은 붓고 치아는 흔들리는 상황이어서 응급처치를 실시하였다. 환자는 작년 구강검사 때 아무 이상이 없다고 했는데 갑자기 이렇게 심해질 수 있냐고 물었다. 환자의 말대로 급진전된 것이라면 그것은 중년에 따른 몸의 변화와 관련될 가능성이 높았다. 얼굴과 몸을 보아하니 당뇨가 의심되었다. 환자는 자신의 아버지가 당뇨였다고 하였다. 그래서 피검사를 권유했고, 며칠 후 그녀는 검사 결과 공복에 120 정도로 거의 당뇨라는 말을 들었다고 하였다. 치과용 엑스레이를 보니 오른쪽 세 개의 치아에서 염증이 형성된 상태였다. 세 개는 **병의 크기**로 생각하면 된다. 세 개면 꽤 큰 편이다. 염증부위는 클수록 위험하다. 빨리 정식 치료가 필요하다고 판단되었다.

흔한 피부질환도 크기에 따라 염증이 몸에 미치는 영향력이 다르다. 병의 크기는 과립구의 증가량, 그리고 에너지가 새는 정도와 관련이 있는 것이다. 클수록 몸의 조절력 상실과 비틀거림은 심해진다. 환자에게 발생한 당뇨병은 혈당이 상승되고 소변으로 배출될 수 있다. 에너지인 포도당을 버리는 것이다. 당뇨도 몸에서 에너지가 새는 것으로 염증과 비슷한 측면이 있다. 이렇게 몸에서 에너지가 새면 조절력이 나빠진다. 잘 느끼는 사람은 먹는 에너지가 근육의 힘으로 잘 이어지지 않고 몸에 조절된 힘(매가리)이 없다는 사실을 느끼기도 한다. 그러나 보통 환자 자신은 이런 조절력 상실을 알아채기 힘들다. 사람은 원래 자신이 먹고 행동하는 법이 달라진 것을 잘 알 수가 없다. 먹고 행동하는 것이 '필요성(need)'에 의해 동기가 유발되기 때문이다. 먹고 싶어서 혹은 누가 어떻게 했기 때문에 행동을 취하는 거다. 생각과 관심은 오로지 그 '필요'를 향해 있을 뿐 자신이 하고 있는 것은 간과되기 쉬운 것이다.

만약 환자의 오른쪽에 심한 두 개의 어금니를 빼서 염증을 낫게 해주더라도 또 다른 치아에서 새로운 염증이 나타날 가능성이 높다. 염증은 돌고 돌며 단계적으로 약화가 일어나기 때문이다. 과립구의 증가가 바닥까지 줄지 않는다면 그렇게 될 것이다. 그렇다면 우리는 어떻게 해야 할까? 하루 동안 사용하는 활력을 줄여야 한다. 사람의 활력은 이어서(연속되고 일관성 있게) 나타나므로 활력이 높다는 것은 지속적으로 흥분되어 있다는 것과 비슷하다. 그래서 활력을 줄이는 것은 흥분을 가라앉히는 것이다. 일과 휴식의 재조정이 필요한 것이다. 중년의 시기에 청년 때처럼 무리를 하다가는 에너지가 새는 곳들이 나타날 가능성이 높다. 인간은 적응의 동물이라 가만히 있는 것이 처음에만 조금 이상하게 느껴지지, 적응되면 이전과 큰 차이를 느끼지 못한다.

환자는 염증이 급성일 때(붓고 아플 때), 만성일 때(붓기와 통증은 거의 없지만 약간 부은 상태를 유지하는 상태), 그리고 염증이 나았을 때 자신의 삶을 돌아보며 염증이 삶의 활력에 어떤 차이를 일으켰는지 확인해 보는 것이 좋다. 아파서 아무것도 못했는데 무슨 말일까. 온몸이 아픈 것은 염증이 전체로 확산되며 강하게 발산하고 나으려 할 때이다. 온몸이 아플 때는 사실 국소적 염증으로 무리하며 사는 것이 지나고 난 뒤다. 아플 때는 몸이 아프고 불편하므로 생활의 활력을 내기 힘들다. 그러나 에너지 관계를 이렇게 바라보면 된다. **아플 때는 몸의 아픔 자체가 활력상황이 되고 그 아픔으로 에너지를 빠르게 소비하고 있는 것**이다. 먼저 이 아픔 이전에 자신이 무엇을 했는지 생각해 보아야 한다. 생각나는 문제도 있을 것이다. 나았을 때는 뭔가 차분해지며 활력이 떨어진다. 활력이란 정량화되기 힘든 부분이지만 자신의 빠르고 쉬지 않는 활동이 염증과 관련된다는 사실을 확실히 이해하게 된다면 사는 방법이 달라지고 삶은 재구성될 것이다.

염증의 크기가 크고 심할수록 그 폐해는 심하므로 (하루 이틀 기다릴 때는 있지만) 염증은 오래 가지고 있으면 안 되고 빨리 치료되어야 한다. 염증은 새는 부분이라 하였다. 자주 먹는 것은 염증을 겪으며 얻게 되는 습관이다. 치유가 되는 방향은 반대다. **먹지 않고 자주 기다려야 한다.** 배고프다고 자주 먹으면 그것은 염증과 활력을 이어가는 역할을 하므로 자주 먹어서는 안 된다. 자주 먹지 않는다는 것은 과립구의 계속된 증가를 막는 의미와 염증 시 소화가 늦어지는 측면을 고려한 것이다. 궁극적으로는 염증 시엔 소화불량이 잘 일어나므로 자주 먹을 필요가 없다. 증가된 과립구가 다 소진되고 나서 충분히 멈추었다가 다시 먹어야 한다. **기다림은 완전한 회복과 건강의 전제**이다.

9) 염증은 몸에서 길을 만든다

염증은 한번 길을 만들면 그곳을 계속 드나들며 염증조직을 공급하는 혈관인 동맥과 정맥이 발달한다. 길은 다닐수록, 즉 염증이 여러 번 발생할수록 넓어져 고질병이 된다. 이런 점은 암, 대사성질환도 마찬가지이다. 처음으로 암이 발생한 부위를 수술로 제거하여 치료하면 그 부위는 길이 막히고 암이 생길 필요가 있을 때는 다음 순위에서 암이 발생하게 된다. 두 차례 이상 암이 거쳐 간 이후에도 살아남으면 암은 염증으로 대체되기도 한다. 염증과 암은 과립구의 증가라는 공통점이 있으므로 서로 밀접한 관계가 있다. 대사성 질환도 과다한 에너지의 사용 통로라는 점에서 염증이나 암과 상호 보완적이고 비슷한 측면을 지닌다. 암이나 독한 염증을 수술에 의하지 않고 자연적으로 치료한다는 것은 재발이라고 하는 매우 힘든 문제와 맞닥뜨리게 되는 것이다. 길이 금세 막히지 않기 때문이다(몸의 상태에 따라 상당히 오랜 시일이 걸리지만 결국 막힌다). 물론 수술해도 시간이 지나면 새로운 길이 생겨날 수 있지만 치유하여도 자주 재발하는 것도 쉽지 않는 문제이다.

우리 몸은 한 부분을 자주 활용하면 그 부분이 발달하게 되는데, 염증도 자주 겪고 점점 강력한 염증을 겪게 되면 새로운 에너지의 사용처가 되면서 그 조직은 쉽게 발달하게 된다. 그래서 강력한 염증이 몸을 휩쓸고 가면 크고 많은 길이 생겨 낫더라도 문제 있는 몸이 되는 것이다. 그래서 재차 염증이 발생하기 쉽다(돌아다니는 것과 다르게 해당부위의 재발을 일컫는다). 그 속박에서 벗어나기란 웬만큼 어려운 일이 아니다. 또 염증이 잘 생기는 사람으로 살아간다는 것은 참으로 힘든 일이다. 그래서 염증이 재발하여 더 강한 염증이 생기기 전에 방법을 찾아야 하며 몸은 건강할 때 지켜야 하는 것이다.

한번 염증이 일어났던 곳은 다시 염증이 발생하기 쉽다. 그건 특히 **'정맥'의 회복이 늦기 때문이다.** 과립구는 평상시 동맥보다 정맥에 많이 분포하고 있다. 그것은 정맥 쪽에 산소가 더 적기 때문이다. **염증 후 정맥이 발달하면 정맥에 많은 과립구들이 염증이 생겼던 지역으로 모여들기에 유리해진다.** 정신적인 병력을 지닌 사람의 안구 핏줄을 관찰하면 정맥이 확장된 소견이 나타난다. 눈과 머리로 피가 자주 쏠리면서 안구의 정맥이 확장되는 것이다. 정맥은 동맥에 비해 탄력성이 적고 잘 늘어나는 특성이 있어서 줄어드는 데도 시간이 많이 든다. 그래서 염증으로 인해 한번 정맥이 발달하면 오래가고 그 자리는 염증이 잘 발생하는 지역이 되는 것이다. 강한 염증 후에는 오랜 시간 관리가 필요한 이유이다.

강한 활력으로 화를 내거나 큰 소리를 낼 때, 혈압은 상승하며 온몸으로 가는 혈액은 강해지는데 염증이 생겨 혈관이 굵어졌던 곳은 더 많은 양의 혈액을 받게 된다. 그래서 강한 활력은 염증조직의 재발로 이어지게 되고 그로 인해 고생하게 되면서 정상적인 활동은 멀어지게 된다. 강한 활력으로 혈압이 상승할 때 몸에는 염증이 발생하면서 바람 빠진 튜브처럼 얼마 뒤 압력이 떨어지게 된다. 이렇게 화를 내거나 활동력을 상승시키고 흥분되었을 때 제어가 되는가의 여부는 몸의 건강 상태에 의해 결정되는 것이다.

고혈압이나 당뇨가 있는 사람은 염증 조직이 잘 생기지 않는 튼튼한 몸을 가진 사람들이 많다. 흥분된 혈액이 염증으로 새지 않으니 혈관에 높은 압력이 걸리는 것이다. 그러나 이런 상황이 고혈압 약을 먹으면서 조절되고 오래 지나면 결국 강하던 부분에서도 염증이 발생하게 된다(우리 몸은 에너지가 과다할 때 이런 식으로 가능한대로 돌려막기를 해야 한다). 고혈압이 있는 경우 눈의 실핏줄처럼 외부에 있는 안전한 것이 터지다가 나이가 들고 약해지면 뇌혈관과 심장혈관에 문제가 생길 수 있다. 혈관의 염증과 파열로 피를 쏟는 것은 에너지를 버리는 행위로 볼 수 있다(자가 출혈과 사혈의 의미는 생로병사 책에서 많이 다루었던 부분이다).

고혈압과 당뇨가 지속된 사람은 특히 치주염의 발생빈도가 높다. 약을 먹으면 혈압과 당수치는 정상이 되더라도 생활습관이 잘 변하지 않으므로 과잉의 에너지는 해결될 길이 없다. 이러한 상황은 결국 염증이라는 대체재를 찾게 되고 에너지의 발산이 일어나게 되는 것이다. 아이러니한 설명이지만 특히 치주염이 잘 생기는 이유는 치아를 없애 버리면 먹는 것을 줄일 수 있기 때문이다. 그래서 현대에 와서 식생활이 좋아지면서 치아질환이 늘어나게 된 것이다. 제어력 있는 강한 활력으로 정상적인 생활을 하려면 염증이나 당이 새는 부위들이 막혀야 한다. 다양한 곳의 염증으로 몸이 헐렁하지 않고 뭔가 탄력적이 되려면 염증이 낫고도 일 년 이상이 지나야 비교적 정상적인 생활이 가능하다. 그러므로 한번 큰 병을 앓았던 사람은 사계절이 두 번 바뀌는 2년 동안은, 추가적인 활동을 자제하며 몸 관리를 잘해야 한다.

제어력을 잃었을 때 염증이 발생할 수 있고, 염증을 가지고 있을 때 제어가 쉽지 않다. 나은지 얼마 되지 않았을 때는 마치 바람 빠진 풍선과 같아서 다시 염증으로 채우기가 쉽다. 처음에 풍선을 불 때는 탄력적이어서 힘이 들고 강한 활력을 만들어 낼 수 있다. 그러나 한번 부풀었다가 바람이 빠진 풍선은 다시 불기가 수월하고 조직이 늘어나서 쭈글쭈글해진다. 그러나 우리 몸은 풍선과 다른 생명체라서 회복이 가능하다. 관리를 잘하면 시간이 지나며 처음과 같은 탄력성을 회복하게 되는데 생각보다는 많은 시간이 걸린다는 것이 문제다.

심한 염증 후 회복된 건강의 한계

탄력성의 회복이란 활력을 발휘할 때 높은 혈압으로 신체 각 부위를 채워도 몸에서 염증이 생기지 않고 저항성을 가진다는 의미이다. 그런데 회복되어도 아무래도 처음보단 못하다. 그러니 무리까지는 아니더라도 제대로 활동을 하려는 것조차 욕심이 된다. 금방 무리함으로 달려가는 것도 문제다. 더 기다려야 하는 것이다. 특히 음식을 먹을 때 빈식스타일로 조금씩 자주 섭취하면 활력의 증강이 쉽게 일어나, 원래 부위에 염증이 발생하거나 다른 부위에 새로운 염증 통로를 뚫게 될 수 있다(음식을 먹을 때마다 그것을 다 썼는지 확인하는 내용이 면역요법의 중요한 내용이다). 몸이 회복된 많은 사람들이 몸이 조금만 괜찮아지면 다시금 해야 할 일로 달려갔다. 습성, 습관이란 잘 바뀌지 않는다. 그러다 다시 몸이 나빠져서 상담을 받고 좋아지기도 하였다. 이런 사람들에게 꼭 하는 말이 "2년 동안 잘 관리해야 어느 정도 원할 때 제대로 움직일 수 있다." 것이다. **염증이 재발하면 쉽게, 처음보다 더 심해지며 몸을 심하게 집어 삼키는 경우가 흔하니 더욱 조심해야 한다.** 어떤 사람은 말하지 않아도 일 년이 넘도록 철저히 관리하였다. 평생 고생했던 것의 해답을 찾아서인지 그 가치가 사뭇 다르고 행동력이 있는 사람이라는 생각을 하였다.

염증이 돌아다니는 것도 길을 뚫었던 곳들 중에서이다. 소소한 피부의 염증으로 죽음까지 발전하는 경우는 거의 없다. 필자처럼 피부의 염증들을 오래 겪다 보면 발생 부위가 달라지며 점점 염증이 강력해짐을 알게 되었다. 이전 책에서 소개한 대로 얼굴, 두피, 겨드랑이, 사타구니, 항문 등 여러 부위에서 피부염을 겪었다. 사타구니 염증(한선염)보다 겨드랑이 염증(겨드랑이에도 '한선'이 있다)이 훨씬 강력했다(어깨뼈가 조금 휘어 혈액 순환의 어려움 때문으로 추정). **좋아지는 과정도 거슬러 올라간다.** 염증이 반복되는 몸에서 건강이 일차적으로 회복될 때까지는 그렇다. 오랜만에 예전 염증 부위에서 염증이 발생하는 것은 나쁜 뉴스라기보다는 오히려 기쁜 소식이다. 아픈 부분이 발생하였을 때 면역요법에 의해 몸 관리를 잘 하면 염증이 잘 마무리되면서 길이 막히고 강해지면서 몸에는 약점이 점차 줄어간다. 건강해진 이후에도 몇몇 부위의 염증은 반복적으로 일어난다. 여전히 가장 약한 곳이기 때문이다. 몸의 발산의 필요에 의한 것도 있고 그 부위들이 더 강해지는 의미가 있다. 염증성이 높은 원인은 근본적으로 몸이 염증을 배워 비장이 발달했기 때문이다. 그러나 상황은 전과 차이가 난다. 면역력이 상승하면 몸에 힘이 생기고 염증의 발산과 회복이 좀 더 강력하고 빠르게 이루어진다. 하룻밤 자고 나면 회복이 되는 것이다.

청소년기에 흔한 염증

두피의 기름이 많거나 비듬이 많은 것도 영양과다와 관련된 것이다. 영양이 과다할 때는 얼굴이 붉어지거나 귀가 빨개지는 증상이 나타나기도 한다. 이런 증상들은 청소년기에 흔히 나타난다. 코피가 잘 나는 것은 에너지 과다도 원인이지만 그것보다는 치유의 시간 부족에 무게가 실린다. 음식을 자주 먹는 것이 치유와 면역까지 영향을 미친다고 보면 된다.

얼굴에 여드름이 생기면 그건 이미 염증과의 공생이 시작된 것이다. 약한 몸에 비해 학습이나 생활의 무리함이 원인인 경우가 많다. 코나 목의 염증(감기 같은)이 빈번하게 나타나기도 한다. 청소년기의 이런 염증은 성장과 성숙에 따른 면역력 저하와 관계된 경우가 많다. 또 청소년기에는 학업, 공부라는 것이 크게 요구되는 시기이기도 하다. 머리를 쓰고 암기를 하는 것은 포도당과 함께 젖산을 많이 활용하는 것이어서 스트레스까지 있을 때는 상당한 수준의 염증성이 나타날 수 있다. 또 이러한 의식적 활동이 부교감의 시간을 강하게 억제하면 성장에 영향을 미쳐 성장 저해까지 나타날 수도 있다. 덜 크게 되는 것이다.

청소년기에 여드름이나 비염이 생기면 아이가 "무리한 활력으로 생활했구나." 라고 생각하여, 친구를 만나거나 전자제품 같은 다른 활동을 또 하려는 아이에게 기다림과 회복의 시간을 갖도록 지도해 주어야 한다. 이것은 주로 필자의 면역요법을 이야기하지만 무엇보다 활동을 멈추는 것이 중요하다. 활동을 멈추는 것은 무리함을 없애고 휴식으로 이어질 수 있다.

염증이 한번 길을 만들면 좀처럼 없애기가 어렵다. 이럴 때는 우스갯

소리로 "뿡을 뽑아야 한다." 에너지를 끝까지 소진시키는 것, 한계와 같은 어떤 선을 넘어야 하는 것이다. 음식을 중단하고 활동을 하다 멈추고 잠과 휴식을 이어가야 한다. 또 온열요법이 도움이 된다. 지속적인 염증에는 건강 식단(생로병사 책의 소양인식, 마늘과 닭고기 같은 열성식품들도 해롭다)이 필요할 수도 있다. 청소년기 염증은 공부하고 또 무리한 공부로 인해 발생한 스트레스를 해소하기 위해 활동하며 살아가는 아이들의 생활과 밀접한 관련이 있기 때문에 멈추기가 좀처럼 쉽지 않지만 종종 시도하며 효과를 낼 수 있는 어느 선만 넘으면 상황을 역전시킬 수도 있다.

여드름, 코나 목의 잦은 염증 같은 문제도 길을 알면 해결 가능하다. 코나 목에 생긴 염증 내부는 잘 볼 수 없다. 그러므로 그 환부의 크기는 보통 증상으로 짐작할 수밖에 없다. 여드름은 다수의 얼굴 피부 염증이 군집으로 있는 경우다. 그 전체적인 범위 내에서 각 여드름은 새로 생기고 낫기를 반복하게 된다. 나아도 약간 빨간 자국이 남으며 완전히 낫지 않는 것은 필요에 따라 다시 활동하기 위함이다. 군집으로 있는 병소의 크기는 그 전체적인 범위로 가늠해야 한다. 범위의 넓이가 넓을수록 위력이 강하다고 보면 된다. 처음에 하나에서 시작했겠지만 얼굴의 상당 부분으로 범위를 확대하는 것도 금방이다. 여드름의 확산을 제어할 수 없다고 생각하는데 자세히 관찰하면 그 범위를 확대해 가는 과정도 시간이 꽤 걸리는 것을 알 수 있다. 반대로 줄이는 것도 가능하다. 그러나 염증이 꺼질 때는 전체적으로 약화가 일어난다. 범위는 그대로이면서 터지는 곳은 없어지며 중간 중간에 완전히 나은 곳이 나타나는 식이다.

추운 겨울철 바깥에서 친구들과 놀며 소진하는 것이 많은 도움이 될 수 있다. 과립구의 과부족이 나타나는 계절에 소진을 잘 시키고 몸을 풀어주며 충분히 쉬어 주는 것이다. 추운 겨울, 논다고 바빠 잘 먹지도 못하며 바깥에서 돌아다니다 들어오면 염증이 강해져 터지는 곳이 몇 군데 나타난다. 바깥에서 찬바람을 맞으면서 놀아 심해졌다고 생각하기 쉽지만, 사실은 활발한 놀이라는 에너지 발산 과정에서 함께 강해진 것으로 소진하고 자고 나중에 먹으면 염증이 오히려 약화된다. 이 방법은 약하게 여러 차례 시도할 수도 있고(성장기엔 약하게 하는 것이 잘되는 편이다) 강하게 한 번에 틀어쥐는 방법도 가능하다. 활동하고 싶을 때는 먹지 않고 발산시키면 되고, 지치면 따뜻하게 자면 된다. 또 자고 나서 먹으면 되니 참 간단하지만 실제로 해보면 먹으려 할 때 막는다는 게 쉽지는 않다. 이렇게 필자의 면역요법을 잘 시행하면 결국 염증으로 가던 에너지가 체중으로 가며 체력이 상승하면서 염증은 끝이 난다. 그 결과, 무리하던 생활은 안정이 되고 하루의 활력은 적절한 수준에 타협점을 찾게 된다.

공부의 경쟁이 치열해 끝도 없는 상황이지만 무리하지 않고도 달성할 수 있는 방법은 존재한다. 공부란 게 다른 사람과의 경쟁이 아니라 바로 자신과의 싸움이기 때문이다. 여드름 같은 염증이 생기면 에너지가 새고 생활은 출렁거리게 되기 때문에 노련한 사람이라 하더라도 고도의 절제력과 집중력을 필요로 하는 학업의 성취는 어려울 수 있다. 자신의 몸 관리도 공부의 과정이라고 생각하고 정신을 차려 자신에게 있는 조절력 부족의 원인들인 염증이나 정신력, 먹는 것 등을 관리해 나가야 한다.

염증이 자주 발생하면 혈관, 신경, 비장이 발달한다

염증이 자주 발생하거나 오래 지니고 있으면(만성병) 그 조직을 공급하는 혈관이 발달한다. 그것만이 아니고 신경도 함께 발달한다. 우리는 신경의 발달을 잘 생각하지는 않는데 염증이 강하게 느껴지며 더 아파질 때 신경이 발달하고 있는 것이다. 독한 염증의 경우 정신과 연결되어 스트레스에 염증조직이 직접 반응하기도 한다. **스트레스는 발달된 교감신경을 통해 혈관을 조이며 염증 조직을 더욱 강하게 압박한다.** 이 경우 산소가 부족해지며 과립구의 집중은 심해지고 이를 보상하기 위해 혈관이 굵어지고 혈관들의 숫자가 많아지면서 조직은 커지며 성장하게 된다고 하였다.

피부는 비교적 건강한 사람에게 염증이 일어나는 장소이다. 피부염에 대해선 이전 책에서 많이 다루었던 분야이다. 아토피성 피부염은 몇 군데 피부에서 생겼다 나았다 교대로 반복적으로 나타나게 된다. 이런 사람은 염증이 자주 일어나는 사람이다. 특히 성인기에 아토피뿐만 아니라 지루성 피부염도 빈발한다. 건선이나, 드물지만 건선과 유사한 필자의 한선염은 만성 염증이다. 만성적인 염증을 가지고 있는 사람도 염증이 빈발하게 된다. 만성적으로 신장염(콩팥병), 간염이 있다고 한다면 그것은 그곳에 염증 조직을 형성하였다는 의미이다. 병조직이 존재하면 온몸으로 확대되어 아프게 하면서 콩팥과 간의 염증은 악화와 완화를 거듭하게 된다. 간염과 신장염과 같은 장기의 염증은 금세 단독 장기 전체로 퍼지게 된다. 그 후에는 추가적인 염증을 원하며 구강에 치주염이 오는 경우가 많다.

전신으로 염증의 기운을 강하게 뻗칠 때가 새로운 염증이 생기는 시기이다. 그래서 만성염증이 존재할 때 새로운 염증도 잘 발생하게 된다. 만성 염증조직은 없애야 하는데 그게 현재 의학으로는 쉽지 않다. 책에서 밝히는 병조직의 악화와 완화의 방향성과 치유로 가는 관리법에 대한 이야기는 이런 부분을 해결할 수 있는 것이다. 자기 진단이 어려운 경우와 두려움이 있는 경우, 정신적 문제가 있는 경우에는 치유에 대해 잘 아는 의사의 도움이 필요하게 될 것이다.

염증 부위가 아프면 온몸을 긴장시킨다. 이런 식으로 **염증을 자주 겪으면 교감신경망을 발달시켜 몸 전체적으로 신경이 발달한 사람이 될 수 있다.** 온몸의 교감 신경이 발달하여 날카롭고 예민해지게 된다는 것은 성격의 변화를 의미한다. 따라서 염증을 자주 겪으면 성격에 영향을 미쳐 염증형 인간이 될 수 있다. 종내에는 몸의 약함과 신체의 염증 성향은 유전되어 후손에게도 영향을 미치게 된다. 한 가지 희망적인 것은, 역설적이게도 염증성향과 신경의 민감성에도 불구하고 놀라운 절제력으로 이를 유지하면서 인간의 높은 수준의 능력을 발달시키기도 한다. 이런 민감형의 사람도 진화적으로 필요한 인간의 한 유형임에 틀림없다.

염증 부위와 신경의 연결은 치과치료를 해보면 잘 알 수 있다. 심한 염증이 있는 신경(치수)이나 잇몸을 치료할 때는 마취를 했음에도 불구하고 환부를 터치할 때마다 환자가 들썩거리는 경우를 보게 된다. 이때 환자는 머리부터 발끝까지 긴장과 통증이 전달되는 것을 느낄 수 있다. 이럴 때는 마취를 더하며 노력하지만 통증이 불가피한 경우가 많다.

한 사례로, 이 씨(여, 50대 중반)는 스케일링을 받기 위해 일 년 만에 치과를 방문하였다. 치아가 날 때 자리를 잘못 잡아 앞니는 서로 떨어지고 (전치부 오픈바이트) 양쪽 어금니만 강하게 닿는 구조를 하고 있어서 그런지 치아가 무척 시려 하였다. 그러나 이런 구조를 가지고 있다고 하여 다 시린 것은 아니다. 몸이 편안하면 염증성이 약하여 구조가 좋지 않아도 시리지 않을 수 있다. 스케일링을 할 동안 환자는 의사의 동작 하나하나를 의식하며 신경을 계속 곤두세웠다. "환자분, 호흡이 달리지 않게 숨을 쉬어주세요. 자, 양치하시고 한숨 돌리면서 심호흡을 해주세요." 너무 시리고 민감해 하여 환자는 중간중간에 양치를 하고 쉬면서 큰 숨을 쉬며 흥분을 계속 가라앉혀야 했다. 시린 치아는 염증 성향이 있고 열이(과립구가) 몰려 있는 경우로 이런 현상이 계속될수록 치아 자체와 몸의 신경은 점점 더 민감해지게 된다. 긴장하며 숨을 참는 것, 신경이 집중 발달하는 것 등이 치아의 시림에 연동해서 움직이게 되는 것이다.

검사 결과 5개의 치아에서 치경부 마모증과 함께 매우 시린 증상이 나타나고 있었다. 이런 경우 염증이 생기기 전 단계로 시림 현상은 약한 초기 염증이라고 할 수 있다. 전체 시림의 정도가 높다는 것은 증가된 과립구와 관련이 있다. 그 정도는 신체의 상태가 개선되면 단계적으로 천천히 떨어질 수 있는데 6개월까지 걸릴 수도 있다. 시림이 단계 단계로 떨어지는 것은 다른 염증들과 마찬가지이다. 시림이 줄어들더라도 치경부 마모증은 치아를 약화시키므로 때워 주는 것이 좋다. 환자분들은 시려서 때우는 경우가 많지만 사실 시림은 몸 전체의 염증성의 문제여서 내과적인 것이고 형태적 결손은 치과 고유의 치료 영역이 되는 것이다.

이 환자는 좌우상하에 치경부 마모증이 있었는데 오른쪽 위 치경부 마모증의 시린 정도가 가장 심하였다. 이런 장소는 치아가 세게 맞닿는 곳이다. 처음엔 먼저 닿다가 시간이 지나 마모가 일어나면 균형이 맞아지게 된다. 오른쪽 마모증을 먼저 치료하였는데 다음 내원 때 남은 부위에 시린 정도가 약간 증가하는 모습을 보였다. 이것은 염증세포들이 붙어 있을 자리가 사라지자 일부는 줄어들고 일부는 다른 곳으로 쏠려서 그렇게 된 것이다. 염증세포는 자리를 잃으면 줄어들거나 다음 자리로 움직인다고 하여 돌아다닌다고 표현하는 것이다.

몸의 염증성이 개선이 되지 않으면 이런 신경의 발달은 점차 심해져서 매우 심각한 수준이 될 수 있다. 치아의 시림현상을 경험해 보지 못한 사람들은 감히 상상할 수도 없는 심각한 수준이다. 그 정도로 심각하여도 치과에서 검진하면 염증이 아닌 경우가 많고 정상이다. 치아의 시림은 그만큼 정상적인 범주에서 신경이 얼마나 발달하고 민감해질 수 있는지 보여주는 예라 할 수 있다.

심한 염증을 치료할 때는 먼저 최대한 마취로 잠재우고 자극되어 아플 때마다 시간을 갖고 양치를 하며 꾸준히 심호흡을 하는 것이 중요하다. 호흡을 길게 충분히 해주면 그 염증은 해소의 길로 가지만 치료라는 것도 자극이 될 수 있어서 환자와 엇박자 나서 호흡의 차단과 연결되어 버리면 의료행위 후 염증이 더 심각해지는 상황이 발생할 수 있다. 염증을 치료하는 힘든 길을 갈 때 환자가 의사를 따르지 않고 신뢰하지 않는다면 차라리 치료를 포기하는 편이 낫다. 예상되는 치료 상황을 천천히 설명하고 치료 시 기다리며 천천히 진행해야 좋은 결과가 나온다.

염증이 자주 일어나면 장기의 발달에도 영향을 미치게 된다. 염증이 자주 생긴다는 것은 과립구의 무리한 증가가 자주 일어난다는 의미이다. 과립구의 생산과 소모가 많은 신체 상황을 예상할 수 있다. 과립구의 생산은 주로 골수에서 이루어지지만 파괴는 간이나 비장에서 주로 하게 된다. 이때 비장은 엑스트라이다. 간의 작용으로도 부족하여 비장이 발달하는 형국이다. 그래서 사람이 **염증이 자주 일어나면 비장이 발달하게 된다.** 심한 염증을 한번 겪고 나면 다시 염증을 겪을 때 심각해지기가 쉬운 이유는 염증을 자주 겪을 때 발달하는 비장으로 가는 혈류가 잘 줄지 않기 때문이다. 이런 점을 개선하는 방법으로는 비장 부분 절제술이 도움이 될 수 있다.

한국의 한의학에서는 비장이 발달하면 '소양인'으로 분류한다. 소양인은 신경도 발달하여 예민하고 날카로운 경우가 많다. 사실 비장만 발달하는 것은 아니고 **간의 능력이 합성 쪽보다는 분해 쪽으로 기울어지게 된다는 점도 중요하다.** 간의 합성 능력은 떨어져 살이 잘 찌지 않고 혈구세포(적혈구와 과립구)를 분해하는 시간이 늘어나게 되는 것이다. 백혈구인 과립구에 비해 훨씬 많은 양이 존재하는 것이 적혈구이다. 적혈구도 염증이 강하거나 자주 일어날수록 파괴가 많아져서 시효가 다 된 것은 백혈구와 함께 파괴되고 처리된다.

비장의 발달은 염증 시 증가하는 혈구세포의 처리를 위한 것이다. 여기에 함께 발달하는 것이 있다. 간과 비장, 콩팥의 처리속도에 영향을 미치는 갑상선이다. 염증이 자주 일어나면 갑상선 호르몬도 능력 발휘를 해야 할 경우가 많아지고 따라서 갑상선도 발달하여 커지게 된다.

배가 아플 때는 과립구를 줄일 수 있는 좋은 기회

건강한 사람은 염증이 생기는 흔한 포인트가 존재하지 않는 사람이다. 갑자기 암이 생기는 경우는 어쩔 수 없지만 암이 생기는 상황을 이해한다면 이마저도 도중에 멈출 수 있다. 이런 건강한 사람도 생길 수 있는 염증 포인트가 있는데 위장관의 염증이다. 위와 장은 어쩌면 몸의 모든 염증 포인트 중 가장 낮은 단계의 포인트가 될 수 있다. 배탈의 경우 매우 고통스럽게 식은땀을 흘리며 힘든 경우도 있지만 그건 중단 단계이며 비교적 가벼운 배탈이 해당된다.

가벼운 배탈이 나면 배가 사르르 아프면서 설사나 무른 변을 통해 뱃속에 든 모든 것을 버리게 된다. 배탈이 나면 가급적 빨리 음식을 버리고 공복을 만들며 단식을 하게 된다(음식을 끊게 되는 것). 이때 빨리 먹으려 해서는 안 된다. 배가 버리려고 하는데 먹는다는 것은 어불성설이다. 배탈은 그나마 좋은 염증이다. 왜냐하면 먹은 것을 버리게 되므로 염증의 악화가 적고 시간이 지나며 자연적으로 과립구의 레벨은 정상화될 수 있기 때문이다. 고로 가벼운 배탈이 나을 때는 적극적인 활동을 연기하고 몸이 회복되기를 기다리기만 하면 된다. 염증이란 게 대게 좋지 않지만 약간의 염증은 존재하기 마련이다. 그런 차원에서 보면 배탈은 이로운 점이 많다. 살다보면 활력과 회복을 반복하고 그러다 보면 지나쳐 몸이 무리하기 마련인데 이때 증가된 과립구가 위장에 모이면서 염증이 발생하면 그 무리함이 중단되어 큰 병을 예방할 수 있다. 특수 부위, 예를 들어 콩팥, 무릎에 만성 염증이 있던 사람이나 피부에 염증이 잘 생기던 사람이 몸 관리가 잘되어 병이 낫고 건강에 가까워지면 배탈 같은 긍정적인 염증이 나타나게 된다.

염증은 발산을 통해 사라진다고 하였다. 그 말은 터트리면서 꺼지는 것이다. 아파야 염증이 발산하며 사라진다. 피부나 구강의 염증을 치료를 할 때도 염증이 독할 때는 매우 아프다. 이런 상황은 매를 먼저 맞는 것과 같다. 천천히 나누어 겪을 것인지 선제적으로 먼저 고통을 맞이할 것인지의 선택이다. 필자가 추천한 면역요법을 잘 시행한다면 이런 염증을 겪는 데 큰 도움이 된다. 이렇게 하면 심한 아픔을 나누어 시간을 들여 천천히 해소할 수 있고 재발을 줄여 병원 치료의 확실성을 높일 수 있다. 만약 염증을 잘못 관리하게 된다면 더 커져 더 큰 아픔을 치러야 할 수도 있다. 강한 치료의 의미는 있다. 염증이 더 커지는 것을 막고 미리 소멸시켜 안전해지는 것이다. 염증은 끝까지 가는 성향이 있고 막다른 길에 도착한 환자는 어떤 고통도 이겨 내게 될 것이다. 두려움에 맞서서 극단의 아픔을 이겨 냈을 때 확실히 낫고 환자는 더 강해질 수 있다.

강한 치료의 의미가 퇴색되는 상황은 이렇다. 치료해도 새로운 염증이 곧 발생하는 경우이다. 이때는 힘든 치료가 반복되어야 한다. 안타깝게도 현대에는 이런 환자들이 증가하여 의사와의 마찰도 늘게 된 것이다. 이런 상황에서 올바른 생활법의 의미를 지닌 면역요법이 얼마나 중요한지 다시금 생각하지 않을 수 없다.

현대와 같이 복잡해진 사회에서는 염증이 오래된 스트레스와 관계된 경우가 있다. 오래된 마음의 상처, 자존감의 상실, 자신의 긍정적인 의지가 꺾인 경우 등도 언젠가는 그런 상황이 다시 일어나면 그때 대화를 통해 잘 터트리고 이해하고 인정하여 해소되면 사그라지게 될 것이다. 잘 터트리고 잘 관리하면 그 길은 막히게 된다. 이렇게 하고 나면 다음 단계로 배탈이 오면서 몸이 조절하기 쉬운 상태에 도달하게 된다. 가벼운 배탈의 염증은 염증의 길들 중에 가장 좋은 길이니 이것마저도 기다리지 못하고 싫어해서는 안 된다는 뜻이다. 자극적인 음식에 취약하여 배탈이 오는 경우도 있지만 이때도 가늘고 길게 잘 빼서 소진시켜주면 위장은 오히려 점점 더 강해지게 된다. 나쁜 것은 서둘러 복귀하려는 마음이고 서둘러 남들처럼 아무거나 편하게 먹고자 하는 것이다. 그렇게 하면 증가된 과립구는 계속 이어지고 염증은 새로운 길을 찾으며 발전하게 된다.

10) 염증은 피로의 연장선에 있고 깊은 잠을 통해 치유된다

염증은 피로와 비슷한 위치에 있으며 피로가 다른 형태로 응집(또는 응결)된 것이다. 그 이유는 몇 가지로 생각해 볼 수 있다.

첫째, 염증이 활력의 무리함의 결과라면, 그 염증은 활력 뒤에 오는 피로와 비슷한 현상으로 볼 수 있다. **정상적인 피로가 회복이 된다면 무리한 피로의 결과가 병조직이 된다.** 우리는 '피로'라고 하는 느낌에 대해 사실 잘 모르고 있다. 몸이 무겁고 피로하면 그것을 피로라고 생각하고 열심히 일한 후에는 피로가 찾아온다고 흔히 생각하고 있지만 사실은 그렇지 않다. 경우에 따라 아무리 기다려도 피로감이 찾아오지 않는 상황도 존재한다. 사람에 따라 지속적으로 오래도록 일하는 능력이 가능한 이유는 피로를 느낄 수 없기 때문이다. **열심히 일한 경우에도 증가된 과립구가 줄어들지 않으면 피로감은 느낄 수 없다. 끈기가 있는 사람은 피로도 늦게 찾아오지만 피로 회복의 속도도 느려진다고 보면 된다.**

염증과 공생하며 무리한 삶을 이어가는 사람은 피로를 잘 느끼지 못한다. 하루를 열정적으로 일하고도 잠을 적게 자고 아침에 일찍 일어나는 아침형 인간이 있다. 잠을 조금 잤는데 쉬는 날에도 활동은 오히려 더 많다. 아침부터 음악듣기, TV 보기 등 활동은 계속된다. 어떤 사람은 보통 사람이 하는 이상으로 오래도록 또는 강도 높게 일하는 사람이 있다. 그것은 강한 육체노동보다는 지속적인 노동이나 열정적인 말과 행동일 경우가 많다. 퇴근 후 집에 와서도 집안일을 잘 챙기는 사람은 일하고 돌아왔는데도 피곤해 보이지 않는다. 이런 사람은 과립구의 증가가 감소되지 않았기 때문에 피로를 느끼지 못하고 계속 일할 수 있는 것이다. 과립구는 해야 할 일들에 맞춰 할당되어 만들어진다. **해야 한다고 생각하는 남은 일이 있다면 그 일을 위해 만들어진 과립구는 소모되지 않는 것이다.** 줄어들려고 하면 다시 먹어서 에너지를 보충하게 될 것이다.

이럴 때 방법은 두 가지이다. 오늘 그 일을 하거나 아님 진정으로 포기하거나이다. 일을 하는 것은 그 일을 위해 할당된 과립구를 소모시키는 방법이다. 그러나 불가능한 욕망도 있을 수 있다. 그럴 경우 그 과립구는 소모될 수 없고 병을 만들게 된다. 그래서 중요한 것은 생각이다. '내일 해도 된다'로 생각을 바꿔야 한다. '대충해도 된다'고 생각하며 완벽함을 줄여야 한다. 하고 싶은 일이 10가지 있다면 그 모든 것을 다할 수는 없다. **암에서도 과립구가 증가한다. 특히 암 치료에 있어서 중요한 것이 마음에 대한 정리이다.**

다른 방법이 있다. **먹는 걸 멈추면 지치는 느낌이 발생한다.** 물 외엔 아무것도 먹지 않고 계속 일해 보라. 하루가 지나기 전에 반드시 지치고 피로해질 것이다. 이때가 소진된 것이다. **피로의 느낌은 부교감 상황에서 느껴지는 것**이고 교감적 상황에서는 느낄 수 있는 것이 아니다. 교감에서 부교감으로 전환이 일어난 후 느껴지는 것이다. 우리는 저절로 지치게 된다고 생각하지만 그것은 건강할 때이고 면역력이 정상일 때이다. 그러나 면역력은 쉽게 변화한다. 우리의 의지가 강할 때 면역력은 약해지게 된다. 그러므로 저절로 지치게 되는 것은 진실이 아니다. 많은 일을 하였어도 (그 사람의 생각에) 전쟁이 끝나지 않았다면 먹고 잠시 쉬었다가 계속 움직이게 된다. 병이 나면 지치지 않고 계속 일하게 된다. 그 느낄 수 없었던 피로는 병의 형태로 지속되며 죽은 뒤에 영원한 안식을 하게 될 것이다. **피로감은 증가된 과립구가 바닥까지 줄어들었을 때(소진)나 B나 T세포가 증가하는 부교감 상황에서 느껴지는 것으로 정리할 수 있다.** 피로감이 오면 물리치려 하지 말고 기뻐하라. 중병환자에게는 사실 피로감만큼 반가운 게 없다. 면역력이 좋아지면서 낫고 있다는 신호이다. 시간이 걸리므로 기다려야 한다.

'긴장되는, 신경이 민감한(nervous)'이란 의미는 주로 교감신경과 관계된 것이다. 신경의 발달은 일시적이거나 지속적일 수가 있다. 일시적인 경우는 병으로 인해 과립구의 세력이 강해진 경우이다. 지속적인 경우는 신경이 민감한 상황을 자주 겪어 많이 씀으로 인해 발달한 것이다. **크고 작은 염증이 자주 일어나는 것도 교감신경을 발달시킨다.** 이렇게 되면 교감신경이 발달하여 교감신경항진증이 되기도 한다.

건강한 사람은 교감이 덜 발달되고 부교감과 균형이 잡혀 있는 사람이다. 둘이 균형적이면 과립구가 쉽게 바닥까지 줄어들 수 있다. 반면 교감이 발달하면 과립구를 바닥까지 줄이기가 힘들고 피로감과 멀어 밤이 되어도 잠이 잘 오지 않게 된다. 이런 상황은 중병의 발생과 관계 깊다. 또 자율신경이 균형적인 건강한 사람은 밤이 되면 쉽게 피로감을 느끼게 되지만 교감이 발달한 사람은 피로가 지연되어 잘 느껴지지 않고 잠에서 쉽게 깰 수 있다.

40대인 필자는 체력이 부족한 면도 있지만 대체로 정신적, 육체적 노동 강도가 높은 삶을 살고 있다. 그래도 스트레스가 심한 경우가 아닌 평상시엔 그렇게 사는 것이 즐겁다. 그런 삶을 사는 것이 나의 바람이었기 때문에 건강이 전제된다면 좋다. 그러나 저녁이 되어서도 계속 더 많이 일하는 데는 한계가 있다. 저녁에 에너지를 보충하고 조금 피로하여 쉬다 늦게 잠들면 최소 8시간은 자야 한다. 아침에 일어났을 때 피로감과 무거움이 더 강하게 느껴진다. 아침에 피로감이 더 느껴지는 것은 부교감의 유도가 뒤늦게 일어났기 때문이다. 출근해서 움직이면 그 피로는 보통 오전 12시가 지나야 완전히 회복된다. 잠을 1~2시간 더 잤다면 깔끔히 회복되고 일어날 수 있었을 것이다. **피로회복의 시간은 낮의 노동강도를 반증할 수 있다.** 생각보다 많은 피로가 발생하는 것이 현대의 치열해진 작업 환경이다. 건강이라는 것은 매일 회복을 위한 노력을 통해 유지될 수 있다. 우리는 적은 시간을 자고 많은 활동을 하길 원하지만 피로를 회복하기 위해서는 생각보다 많은 시간이 걸리게 되었다.

　나는 얼마 전까지 염증과 오랫동안 공생하며 살아왔다. 나이가 들며 집 안팎으로 모두 다 해야 하는 성격이었다. 젊은 날엔 계속 무리하며 살아도(그렇게 사는 것이 열심히 사는 것이라 생각했다) 중병이 발생하지 않았지만 40대 즈음하여 문제가 생기기 시작하였다. 젊을 때부터 하루를 열심히 살았는데 무리하여도 피로를 잘 느낄 수 없었고 밤에 피로하여 잠들어도 6시간 정도만 자고 일어나면 상쾌한 듯했고 남은 피로는 만성화되었다. **만성피로**는 쌓이다가 2~3일에 한 번씩 깊은 잠이 오며 회복되곤 하였다. 그런 특성을 이용해 고의로 그렇게 살며 많은 일을 해 왔다. 그러나 나이가 들자 이 문제는 표면으로 나타나기 시작하였다. 피로하지 않은 대신에 염증이 발생한 것이다. 그 염증을 통해 무리한 생활은 더 증폭되어져 갔다. 매일 매일 피로를 제대로 풀고 있는 지금은 독한 염증이 잘 생기지 않지만 그렇지 못했을 때는 염증이 생김으로써 무리한 생활은 지속될 수 있었다. 무리함의 피로는 보이지 않게 염증에 차곡차곡 쌓이며 조직의 크기를 키워가게 된다. 염증이 피로에 대응될 수 있는 두 번째 이유로 중한 염증이 나을 때, 여러 날 동안 밤잠을 깊게 잘 자는 경우를 들 수 있다. 이런 상황이 2~3주나 이어져 식사만 하고 나면 잠이 오기도 한다. 여러 차례 독한 피부 염증이 생기고 낫고를 반복하면서 처음으로 알게 되어 타인을 통해서도 확인된 사실이다. 잠만 오래 자는 게 아니다. 피곤하게 느껴지고 자고 나면 묵은 피로가 풀리는 듯하다. 이런 사실을 목격하면서 몸에서 **염증이 낫는 것이 피곤이 풀리는 것과 비슷하게 느껴진다**는 사실을 알게 되었다. **피로가 잠을 통해 회복되듯이 무리한 피로가 응결되어 생긴 염증(또는 암)도 나을 때는 더 오래, 더 깊게 잠이 오게 된다**(그래서 만성병을 자연주의적으로 치료할 때의 중요한 접근법이 깊은 잠을 이끌어 내는 것이다. 또 이런 상황을 통해 우리는 자신의 병이 낫고 있음을 추정할 수 있다). 나을 때는 보통 때보다 차분하여, 먹고 영양소를 보충하면 낮잠도 오고 비교적 밤에도 편안하게 잘 수 있게 된다. 낮에는 교감신경의 작용이 약하다. 낮잠을 잤는데도 밤잠이 별로 나쁘지 않고 먹으면 소화도 잘되며 식사의 간격이 짧아도 음식의 부담이 적다. 섭취한 영양소를 바탕으로 자는 동안 임파구의 치유가 일어나는 것이다. 이런 상황은 먹은 영양소를 회복과 치유에 적극적으로 사용하고 있음을 보여주는 것이다.

만성적이고 반복적인 염증들이 거의 비슷하고 고열을 동반한 급성 독감의 경우도 나을 때는 깊은 잠이 오게 된다. 과립구의 증가와 관계된 병들이 모두 비슷하게 나타나는 것이다. 만약 우리가 현재가 아닌 암이라는 명칭이 생기기도 전인 과거에 살고 있다고 가정해 보자. "며칠을 잠을 잘 못 잤더니 소화도 안 되고 몸이 이상하여서, 병이 났구나." 라고 생각할 수 있다. 그 뒤 몸에 신경을 쓰며 관리를 잘했는데 어느 날 꿀잠이 와서 여러 날을 푹 잤더니 몸이 정상적으로 돌아올 수 있는 것이다. 이렇게 병은 피로와 먼 친척쯤 되는 관계에 있다고 할 수 있다.

잠을 통해 낫는다는 사실을 알 수 있는 다른 사례가 있다. 일하다 허리나 발목이 다치거나 제법 상처가 나 다친 날 밤에는 잠이 깊게 오게 된다. 우리는 이런 사실에 대해 별 생각 없이 반복된다고 생각하지만 자신이 자는 잠을 잘 관찰해 보면 누구나 경험하고 있는 사실이다.

사례로, 박 씨(남, 50세)는 왼쪽 위 치아가 씹을 때마다 좋지 않은 느낌이 든다며 내원하였다. 그 치아는 어금니 두 개가 연결되어 크라운으로 씌워져 있었는데 앞쪽 치아(16번 치아)에 통증이 있었다. 검사와 엑스레이는 모두 정상이었다. 이런 통증은 치아 아래에 마치 좁쌀이나 자갈이 박힌 것처럼 씹을 때 그 부분이 자극받으면 기분 나쁜 통증이 일어나는 것이다. 몸에 염증이 생기면 그 부위는 부어오르려 하는데 치아 주변에 염증이 생긴 경우, 치열이 맞추어져 있어서 맞닿는 이에 부딪혀 올라오는 데 어려움이 많다. 특히 크라운 두 개가 연결된 경우는 꼼짝달싹도 못하게 된다. 그러다 보니 오히려 치아 뿌리 쪽에 뭐가 박힌 듯이 느껴지는 것이다. 치아 뿌리와 잇몸뼈 사이에 있는 그 자갈은 바로 염증이다. 염증의 크기는 작지만 독하여 존재감을 과시하고 있었다. 이런 경우 치아 내부가 썩어 오염이 있는 경우는 새로 치료를 해야 하며 경우에 따라서는 약만으로도 효과를 보기도 한다. 문진 결과, 환자는 "염증이 생기기 전 여러 일로 정신이 없었다."고 하였다. 육체적으로 정신적으로 무리한 것이다. 이런 경우 '그 무리함의 피곤이 응집되어 염증이 되었다'고 할 수 있다. 몸 전체의 피곤은 풀리지 못하고 염증으로 국소부위에 응집되며 보류 혹은 연기되는 것이다.

병은 약점에서 발생한다

무리함이 염증을 형성하게 된다면 반대로 **염증은 피곤의 응집체(또는 응결)**이다. 이는 언젠가는 해결해야 할 잠재적인 골칫거리가 하나 생긴 것이다. 왜냐하면 이런 국소염증은 결국 다시 전신으로 털어 내야 하는 것이기 때문이다. 작은 염증의 경우 잠을 한 번 자는 것으로도 회복이 가능하다. 잠을 자는 것도 전신이 멈추고 쉬어야 하므로 전신으로 털어 내는 것이라 할 수 있다. 치아에 생긴 염증조직은 보통 독하기 때문에 사라지기보다 발전하는 경우가 더 많다. 그런 상황에서는 보통 먼저 약을 써 보고 안 되면 치아를 뜯어내게 된다. 다행스럽게도 해당 환자는 무리했음을 잘 이해하였고 약을 먹으며 휴식을 취하여 염증이 나을 수 있었다. **무리하면 신체에 존재하는 약점(weak point)에서 염증이 발생한다.** 첫 번째 약점을 없애면 다음 약점에서 나타난 것을 흔히 보게 된다. 무리하며 피곤을 적시에 풀지 못하고 과립구의 증가를 이어간 것이 염증이 생긴 원인이다. 중간에 일을 중단하고 휴식 후 필요한 영양소를 공급받으며 회복했다면 염증까지 가기 전에, 이번 '활력과 회복의 주기는 끝날 수 있었을 것이다.

씌워진 치아 두 개를 뜯게 될 수 있음을 알고 나서 환자는 상황의 심각성을 인식하게 되었다. **환자의 마음에 염증이 삶의 결과란 걸 알고 받아들이면 염증이 나을 가능성은 높아진다.** 이것이 알아차림(깨달음 또는 의식)의 힘이다. 우리 의사들은 병을 통해 무리함을 판단할 뿐이다. 그 무리함은 사람에 따라 각기 차이가 난다. 남들만큼 활동하지 못했더라도 그것은 주관적인 생각이고 욕망일 뿐이다.

앞선 환자의 경우 정리하면 많은 일과 문제들을 지속하며 쉬지 못하고 살다 보니 보이지 않게 피곤이 쌓이고 이것이 응집되는 곳이 필요한데, 신체 내에 큰 약점이 없다 보니 보철로 연결된 치아 부위가 약점 1순위가 된 것으로 볼 수 있다. 치아는 각자 따로 있길 원하는데 묶여 있으면 무리가 되는 약점이 될 수 있다(이 사실이 획일적인 것은 아니며 묶는 것이 장점이 되는 경우도 있다). 염증이 무리함의 결과이듯이 쉬지 못한 피로가 쌓여 염증이 생기고 염증이 나을 때는 피로가 풀리는 것과 비슷하게 낫는다. 그래서 큰 염증이 나을 때 잠이 많이 오는 것이다. 그리고 **잠을 잘 때 의식의 소실이 강하게 온다.** 깊은 잠이다. 우리 몸은 깊은 잠을 잘 때 치유가 일어난다. 반대로 **응급적이고 급한 치유가 필요할 때, 우리 몸은 의식을 끊어 놓는 경우가 있다.** 생명을 지속하려는 면역의 힘이 잠을 부르는 상황이다. 염증은 과도하게 깨서 생활하면 생기는 것이고 치유는 의식을 잃은 깊은 잠을 자는 동안 일어난다.

고열처럼 전신에 염증이 있을 때나 운동처럼 전신의 활력을 일으킬 때는 과립구가 강력하게 작용한다. 둘 다 강하게 에너지를 발산하고 피로 또는 지침을 얻게 되는 과정이다. 운동하여 피로해졌을 때뿐만 아니라 온몸이 아프고 나서도 우리는 완전히 지쳐서 깊이 잠들게 된다. 그래서 병을 낫게 하는 것은 묵은 피로를 일으키는 것이고 그것이 드러내도록 기다려 주는 것과 잠잘 수 있는 여건을 조성하는 게 중요하다.

11) 염증은 정신에 영향을 미쳐 조급함, 집착, 두려움, 부정적 생각을 일으킨다

우리 몸에 염증이 생겼을 때는 정신 상태에도 영향을 주게 된다. 건강한 몸을 가졌을 때와는 달리 염증의 상황과 연관된 정신 상태가 있는 데 그 첫째가 **조급함**이다. 특히 염증이 스트레스와 관련된 것일 때 그 문제를 빨리 해결하고자 하는 조급함이 매우 강해진다. 옆에서 지켜보면 정말 '미친 듯이' 일을 해 나간다. 방금 전까지만 해도 "아, 힘들어. 더 이상 못 하겠다."고 했었는데 갑자기 빠르게 움직이는 것이다. 이런 스피드의 배경은 빨리 스트레스의 원인 중 하나를 해결해야 다음 스트레스도 해결할 수 있기 때문이다. 이런 사람은 "누가 해줄 것도 아니잖아." 라는 말도 많이 한다. 스트레스 때문에 힘들어서 그만큼 빨리 해결하고자 하는 욕구도 강해지는 경우이다. 그런데 그것만이 다가 아니다.

염증의 영향을 받는 조급함은 그렇게 의식할 수 있는 것이 아니며 무의식중에 주로 나타난다. 그 이유는 과립구 자체가 본질적으로 조급함의 특성을 지니고 있기 때문이다. 과립구는 에너지를 빠르게, 즉 조급하게 사용하는 역할을 맡고 있어서 산소를 활성산소로 분해하며 젖산을 빠르게 증가시킨다. 이런 특성은 세포의 행동에도 반영되어 매순간 빠르게 혈관계를 왔다 갔다 하며 성격이 급해 오래 살지 못한다. 이러한 과립구가 증가하면 과립구적인 특성이 개체에게도 영향을 끼쳐 나타나게 되는 것이다. 과립구에게는 내일이 없다. 많이 살아야 최대 5일에서 활력적으로 움직일 때는 평균 이틀이면 생명이 끝난다. 그래서 오늘 모든 것을 다

끝내야 하는 것이다.

그러나 문제는 또 있다. 활력과 스피드가 너무 빠르다 보니 오히려 일이 제대로 되지 않는다. 빨리 끝났다고 하는 결과만 보기 때문에 과정에서 문제가 있었는지 볼 겨를이 없다. 그 일을 왜 해야 하는지, 꼭 해야 하는지 생각할 겨를도 없다. 빨리 다음 것을 처리해야 한다. 자동차를 타고 빨리 달릴 때도 천천히 걸을 때처럼 보고 생각하는 데 있어서 많은 것을 인식한다는 것은 불가능하다. 우리 몸은 스피드를 낼 때는 인식과 행동에서 생략 및 건너뛰는 현상이 나타나게 된다. 상황이 이런데도 정작 본인은 모든 것이 최고 속도로 움직이고 있기 때문에 완전하다고 착각하는 경우가 많다.

또 바쁘다 보니 타인을 오해하여 문제가 잘 생긴다. 해결해야 할 문제만 많은 부자이다. 일복 아니 문제복이 많아 매일 바쁘게 돌아다닌다. 모두 과립구와 조급증이 불러온 상황이다. 증가된 과립구는 유지되려는(이이 기려고 하는) 성향이 있어서 계속 해야 할 일이 생기게 된다. 다른 사람이 보기에 그 사람은 문제를 찾아다니는 것처럼 보이기도 한다. 그 사람 주변으로 늘 시끄러운 일들이 많다. 예민하고 까다롭다 보니 온통 맘에 안 드는 것뿐이어서 잘못됐다며 화내고 분노하며 발산하고 돌아다니게 되는 것이다.

염증이 자주 발생하다 보면 몸 전체의 신경도 발달하게 되어 살이 잘 안 찌게 되고 점차 예민해진다. 반대로, 신경이 예민하면 다시 염증도 쉽게 발생하게 된다. 이런 사람은 스트레스에 취약하다. 그래서 쉽게 화를 내거나 짜증을 낸다. 성격이 급하고 흥분성이 높다. 이런 사람은 몸에 산소가 부족하여 안정적이지 않기 때문에 환경에 민감하게 반응하는 것이다. 이럴 때는 별거 아닌 것에도 스트레스를 받고 그에 대한 생각을 멈출 수 없어지기도 한다. 이것이 염증과 관계된 두 번째 특성인 **집착**이다.

남들이 봤을 때는 별거 아닌 것도 중요한 일이 되고 큰 일이 되고 만다. 자신이 어떻게 하고 사는지 한번 잘 생각해 보아야 한다. 독한 염증이 있거나 생기려는 사람은 집착이 대단하다. 알맞은 복수 또는 문제 해결을 안 하면 잠도 잘 오지 않는 경우가 많다. 문제를 늘 이고 산다. 사악한 의도로 자신을 건드린 사람에 대해 계속 원통해 하거나 성공과 인정에 대한 집착이 대단한 경우도 많다. 엄마는 스마트폰만 늘 하고 있는 자식이나 맨날 돈 들이는 일만 생기는 자녀를 보면 화가 난다. '열심히 일하고 살아도 끝이 없다.'고 생각한다. 이러한 집착은 그 사람을 향해 터트리지 않으면 잘 해소되지 않는다. 눈물 흘리면서 마음을 터놓고 이야기하는 것도 한 방법이 될 수 있지만, 그 문제를 스스로 너무 집착하여 기다리지 못하고 지나치게 생각한 것은 아닌지 따져봐야 한다. 그렇다면 원인은 증가된 과립구이다. 무리하게 살고 있으니까 병이 생긴 것이다. 모두 자신의(정신없는 가운데 일어난) 선택이고 욕망이다.

과립구는 늘 생존의 위협을 받기 때문에 살기 위해서는 산소가 적은 곳으로 늘 신속하게 움직여야 하다 보니 그런 집착이 생겼는지도 모르겠다. 과립구는 반산소에 대한 집착이 대단하다. 어떻게 태어난 세포의 인생인데 과립구의 시대도 한 번 제대로 못 만들고 죽으면 되겠느냐는 것이 과립구의 입장이다. 개체의 정신은 과립구가 증가할 때 언제나 영향을 받으며 염증이 자주 일어나는 사람은 이런 특성이 무의식중에 습성화되어 버린다.

염증이 있는 사람에게 잘 나타나는 세 번째 정신적 특징은 **두려움과 부정적인 생각**이다. 독한 염증이 있거나 생기려는 사람, 치아의 염증이 잘 나을 수 없는 몸의 환경을 가진 사람들을 상담하다 보면 두려움을 느끼는 사람들을 흔히 보게 된다. 두려움의 원인은 과립구라는 세포 자신이 죽을까봐 늘 불안해하기 때문이다. 이런 사람들에게 면역요법의 내용인, 음식을 자주 먹지 말고 배고픔을 기다려 보라고 말하면 굉장히 비관적으로 듣는다. 이때 나는 이런 생각이 든다. '병조직이 이 사람을 조정하고 있는 것이다.' 증가된 과립구들은 사라질 것 같은 위험을 느끼고 두려워하며 개체를 조정하고 있는 것이다. 주인은 무의식적으로 그런 생각과 행동을 하며 병에 속고 만다. 병이 나을까 봐 두려울 수가 있다니 아마 놀라울 것이다. 이럴 때는 다시 환자에게 이렇게 설명한다. "병이 죽을까 봐 두려운 마음이 드는 겁니다. 병이 죽고 내가 살아야 합니다. 두려워하지 마시고 이겨 내세요." 급성 고열을 앓는 사람도 앓을 때는 두려움에 휩싸이긴 마찬가지이다. 염증이 생기면 두려움이 생기고 뭔가 좋지 않을 거 같은 부정적인 예감과 생각을 만들어 낸다. 부정적인 생각은 나을 것이라는 희망이 사라지게 만들지만 그때 속고 염증세포의 뜻을 따르면 안 된다. 의사를 만나 그 두려움의 원인을 확인하고 이를 극복할 수 있는 방법을 선택해야 하는 것이다. 실제 치유는 자신의 부정적인 생각과 반대로 흘러가기 때문에 염증의 특징을 잘 알고 대처법을 알고 있지 못하면 병은 극복할 수 없다.

어떤 사람은 건강에 대한 조언을 하면 "치료를 하려고 왔지, 그런 얘기를 들으려고 온 것이 아니다." 라고 화를 내며 간다. 나이가 필자보다 훨씬 어린 사람 중에도 그런 경우가 있다. 병의 장악력이 대단한 걸로 봐서는 독한 질환이 의심되는 경우이다. 사실 앞으로 그 사람에게 펼쳐질 운명이 짐작된다. '장군 귀신이 든 것이다'는 표현이 이럴 때 어울린다. 의사에게 큰 소리치며 조언을 듣지 않고 온갖 나쁜 말로 발산을 해댄다. 옛날 무지하던 시절에는 병든 것을 '귀신이 들었다'고 하였다. 귀신이 들면 무의식적 상태에서 다른 사람들의 눈에 보기에 미친 것 같은 행동을 하게 된다. 진정한 자기에 의해 행동할 수 없고 새로운 영인 귀신에 휩싸이고 만다. 귀신이 바로 비정상적인 레벨의 '과립구'이며 별거 아닌 일에도 상식적으로 납득이 가지 않는 과한 행동을 할 때는 중병이 생기려는 때이다. 병이 날려는(주로 독한 염증) 미칠 거 같은 상태를 벗어나기 위해 말과 행동(화난 말이나 폭력)으로 발산하며 가까스로 모면하고 있는 것이다. 염증세포는 반드시 발산을 통해 줄어들 수 있다고 하였다. 그 발산이란 것은 염증적 특성을 지닌 행위를 하는 것도 포함한다. 폭발적인 화나 위협적 행위들이다. 이런 습성은 또, 하면 할수록 해소의 한 방편으로 발달한다. 마음속에 강한 스트레스가 있는데 이런 표현을 하지 않는다면 염증이나 암이 생길 것이 분명하다. 우스갯소리로 너무 답답하고 마음이 힘들 때 "암 생길 거 같다."라는 말이 어울린다. 염증의 표현 방식은 아픔과 통증, 고열이 되기도 하지만 사실 다른 방편이 더 많다. 모두 발산의 과정이다.

화내고 가는 사람들도 그렇다. 병을 치료하기 위해 왔는데 진정한 의사의 조언을 듣지 않는 것은 역설적 상황이다. 어떻게 된 것일까? 그 근원을 추적해 보면 이렇다. 비정상적인 수준까지 과립구가 증가한 것은 무리한 것을 이루기 위해 자신이 활력과 스피드를 올렸기 때문이다. 병이 치료되면 욕망을 이룰 수 없을 것 같아 두려우므로 진짜 의사를 만나면 신경 거슬려 하며 화를 내고 가는 것이다. 병든 사람도 굉장히 논리적이라는 사실이 놀라울 것이다. 이런 상황은 이성에 의해 잘 파악될 수 없다. 왜냐하면 발산해야 병의 발생을 피하고 생존을 이어갈 수 있기 때문이다.

장악력이 강한 중병을 가진 환자는 병이 치료되기를 바라지 않는다는 말을 주변에서 많이 한다. 진실은 무엇일까. 병이 치료되면 욕망을 이룰 수 없으니까? 욕망은 무리한 것이었으므로 원래 이루어질 가능성이 적은 것이었다. 이럴 때 건강한 사람은 현실을 받아들인다. 병이 악화되면 바랐던 것을 조금도 이루지 못하고 무의미하게 죽을 수 있다는 사실을 상기해야 한다. 죽을 때 실수한 것을 알고 후회한들 무슨 소용이 있는가. 조금이라도 이루기 위해 하나라도 천천히 집중해서 하는 것이 겸손하고 진정한 삶의 자세이다.

현대의 많은 사람들은 병 치료를 수단으로 생각하게 되었다. 우리 사회에 이런 풍조가 퍼져 나가고 있다는 사실은 무시할 수 없다. 빨리 조급하게 병을 치료하고 빨리 자신이 해야 할 일이 있는 곳으로 가려고 서두르는 사람이 많다. 아픈 것을 불편하게 생각하여 조기에 약을 먹고 시간을 아끼려 한다. 병을 치료하려면 돈을 더 들여야 하는 것인지, 더 큰 병원으로 가야 하는 것인지 고민한다. 병이 주는 의미는 생각하지 않고 치료만을 위해서 확실한 방법을 찾고 거래를 하는 것이다. 돈이 많이 드는 수술도 서슴지 않고 하며 수술대에 오르는 것이다. 이런 상황은 의료사고가 증가하는 데 기여하였다. 의사의 멱살을 잡으며 또 발산할 것이다. 이런 것이 의사의 운명이다. 병은 근본부터 제대로 치료하지 않으면 호시탐탐 기회를 노리며 가능성 있는 새로운 길이 나타나면 그 폭발적 특성을 드러내는 경향을 가지고 있다. 현재 우리 사회 전체가 이런 엄청난 폭탄들을 안고 있다. 필자는 의사로서 환자를 만날 때마다 보이는 부분은 시간이 걸리더라도 이야기하고 그 사람이 받아들일 준비가 되어 있지 않다고 판단되면 언제라도 사심 없이 포기한다. 이러다 보니 병자가 이상한 눈을 하며 일어나고 혹은 데스크에 이상한 소리를 하며 풀고 가는 경우가 많다. 놀라운 것은 간혹 그 사람을 다시 보면 그 사람들은 자신이 그런 행동을 한 것을 대부분 기억하지 못한다는 사실이다. 기억은 의식의 영역이어서 **무의식적으로 행동한 것은 기억에 남지 않기 때문이다. 길을 찾고자 한다면 자신의 기억에 의존하지 말고 타인의 이야기에 귀를 기울여야 한다.**

병 치료를 수단으로 생각하는 환자들은 병에 속고 있는 상태이다. 의사는 이런 환자를 조심해야 한다. 치료조차 병의 기회로 삼아 치료비를 받는 순간, 의사와 복잡한 악연이 생길 수도 있기 때문이다. 정신이 병에 장악되어 받아들이지 않고 진료 시 의사랑 부딪히며 약속도 잘 안 지켜 진료를 교란하기 일쑤다. 무의식적이고 때론 지능적으로 의사의 바른 행위를 방해하는 이런 환자는 결국 의사의 치료행위를 무력화시키고 병을 지속되게 만든다. 재발과 악화는 의사의 책임이다. 현대의 의료행위는 금전거래이기 때문에 이런 경우 의사는 환자의 속박에서 벗어나기 힘들게 된다. 환자는 새로운 문제를 하나 만드는 데 성공하게 되고 그 문제를 또 하나 해결하기 위해 여전히 분주히 나쁜 기운을 뿌리며 살게 될 것이다. 이런 습성을 갖고 사는 사람이 주위에 있으면 주변이 피해를 보는 것 같지만 사실 그 대가는 고스란히 자신의 몫이 된다. 가까이 있어 주어야 할 가족들은 반복적인 피해에 악연과 원한의 감정이 생겨 떠나고 모든 문제의 교집합인 자신은 그런 습성이 고착화되어 결국 중병으로 쓰러지게 될 것이다.

몸에 병조직이 존재하면 혈관의 특성을 염증적으로 만들고 이내 정신에 영향을 미쳐 조급함, 집착, 두려움, 불안함을 형성하게 되는 것이다. 증가된 과립구가 지속되며 돌고 돌다 머리에 쏠리면 두통이 생기기도 한다. 두통은 두뇌로 가는 혈관이 수축하며 산소가 줄어들 때 발생할 수 있는데 이때 산소가 적은 환경을 좋아하는 과립구는 두뇌 쪽에 분포가 증가하게 된다. 이어서 산소가 부족한 뇌에서는 긍정적인 특성보다는 부정적인 특성과 관련된 각종 물질들이 더 분비되게 될 것이다. 에너지가 부정적으로 흐르게 되는 과정이다. 염증을 일으키는 과립구는 우리 몸에서 상당 수준의 독립성과 자율성을 가지고 있는 이질적인 존재이다. 이런 존재는 '세균 조종'처럼 개체의 행동에 영향을 미칠 수 있다. 생명체의 특성에 따라 반산소적인 과립구가 혈관에서 증가된 상황에서는 평소 산소적인 인간의 특성이 바뀌어 조급함, 집착, 두려움을 무의식적으로 따르게 된다. 염증세포인 과립구가 많아지면 이질적인 그들의 특성이 개체를 지배하는 것이다.

1. 호흡 곤란, 신체 경직 또는 조임
2. 제어력 부족, 불안정함, 일부 신체의 떨림
3. 소화불량이 잘 나타남
4. 흥분적 성향, 화 또는 분노가 쉽게 일어남, 대화에 집중이 잘 되지 않아 기억 못함
5. 작업 수행 속도의 증가, 놀라운 업무 성과 달성
6. 부정적 생각, 조급함, 집착, 두려움
7. 염증 부위 통증에 대한 공포, 치료에 대한 공포와 회피 성향
8. 문제거리, 고민거리를 찾아다님
9. 부교감적 성향들의 약화
10. 사지 저림, 피돌림이 잘 안 됨
11. 밤에 잠이 잘 오지 않음, 얕은 잠을 주로 잠

3장

면역에 대한 지식

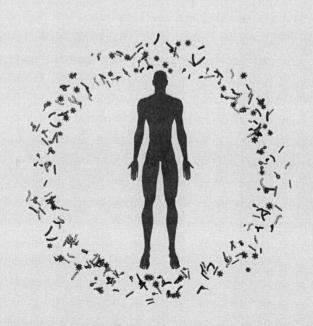

면역력을 좌우하는 기관,
흉선

현대 의학에 있어 면역 파트는 미지의 분야이다. "어떤 음식이 면역에 좋다더라?" 또는 "면역력이 약해서 어떤 병이 생겼다."라고 하듯이, 면역이라는 건 사실 그 실체가 모호하기만 하다. '뭔가, 우리 몸에 있는 좋은 것, 우리 몸을 지키는 힘' 쯤으로 생각되고 있는 것이다. "면역이 나빠서 그런 것 같다."라는 말들을 많이 한다. 몸이 아프거나 어딘가 힘이 없으면 면역이 나쁘다고 생각하는 것 같다. 일부 맞는 이야기이긴 하지만 아픈 것과 면역이 나쁜 것은 완전히 동일하지 않다.

아직도 많은 사람들은 면역력이 우리 신체의 어떤 '기관'에 의해 관장되는 것이란 것을 모르고 있다. **면역력을 좌우하는 첫째가는 장기는 바로 흉선(thymus)[12]이며 그 다음은 편도선이다.** 임파선 혹은 림프절이라고 하는 것도 면역과 관계된 기관이다.

⁣||||||||||||||||||||||||||||||||||||
12 290쪽 '사진 4' 참조.

신체의 기관은 진화론의 용불용설처럼 쓰면 쓸수록 발달하여 커진다. 편도선은 흉선의 기능이 약할 때 보조적으로 발달하는 것이므로 결국 **면역력을 올리려면 '흉선'이 작동하는 상황을 자주 만들어 주어야 한다.** '흉선이 발달한다'는 것은 생화학적으로 정말 복잡하기 이를 때 없는 면역 작용과 치유 작용의 능력이 모두 향상된다는 의미이다. 결론부터 이야기하면, 흉선을 자주 작동하게 하는 환경은 **소진과 부교감**에 있으며 그 실행법이 필자의 면역요법이다. 이 내용이 자연적 치유의 핵심이고 '기다림'의 가치와 매우 관련성이 높다. 독자 여러분은 책에서 말하는 여러 가지 원리들과 함께 잠을 포함한 부교감적 환경조성에 대해 특별히 관심을 기울이기 바란다. 또 면역요법은 매우 가치 있는 내용이다. 이는 '음식을 어떻게 먹고 언제 어떻게 쉬어야 하는가?'의 문제를 구체적으로 다루고 있다.

치과에서 여러 사람의 신경 염증들(치수염)을 치료해 보면 사람에 따라 낫는 시간이 다르다. 완전히 낫는 데 많은 시간이 걸리는 사람이 있고 금방 낫는 사람들도 있다. 이런 차이는 개별적인 면역력의 차이 때문에 발생한다. 여기까지 설명하면 현대를 사는 웬만한 상식을 지닌 사람들이 모두 이해할 수 있는 말이다. 그러나 실제로 '면역력의 차이'란 것이 진정 무엇을 말하고 있는 것인지 우리는 잘 모르고 있다. 보다 구체적으로 이해하기 위해 면역력에 대한 이해 부족으로 인한 문제가 발생하고 있는 경우를 예로 들어 생각해 보려 한다.

치과의 신경 치료는 늘 목적에 충실하게 이루어진다. 그 과정에서 복잡한 몸의 문제들의 표현이 나타날 수 있다. 이로 인해 완전히 나을 때까지 시간이 달라진다. 국소 부위를 치료하며 기다리지 못하면 재발이 일어날 수 있다. 재발은 염증 조직이 정상조직으로 치유되지 않고 다시 힘을 얻게 되는 것이다. 치아 주변의 염증 조직에서 힘이 완전히 빠질 때까지 가야 하는데 의사들은 환자가 다 나은 것인지 알 수 없다. 아픈 증상이 사라져도 다 나았을 수도 있고 덜 나았을 수도 있다. 현재 의료 수준으로는 잘 낫는 사람인지 아닌지 알 도리가 없다.

재발이 일어나면 어떻게 할까. 무조건 의사는 다시 치료를 시도해야 한다. 그런데 다시 치료하는 중에 우연히 나을 수도 있고 안 나을 수도 있다. 치유의 영역은 그동안 의사들의 것이 아니었다. 환자들은 이런 상황을 모른다. 의사들은 일상적인 치료행위를 하면 다라고 알고 있는데 환자 입장에선 모든 것을 알지 못하는 의사를 무능하다고 생각하여 재발이 일어나면 의사에 대한 신뢰를 잃고 만다. 바쁜 세상이므로 환자는 오랜 기간 진료하며 고생한 보상을 요구할지도 모른다. 이런 상황에서 모든 것은 의사의 책임이 되기 쉬운 것이 현실이다. 사실은 많이 잘못된 것이다. 의사는 배우지 못했을 뿐 잘못이 없다. 이런 문제 때문에 지금 우리 사회에는 의사들에 대한 상당한 불신이 형성되어 있다.

치료 행위를 대부분 환자의 의식하에 진행하는 치과에서는 환자가 의사를 감시하는 일이 흔하다. 신경치료 시 소독만 하는 경우 진료시간이 짧은 편이다. 의사가 별다른 긴 설명이나 시간을 들여 노력하는 행위가 없을 때에는 이런 질문을 하는 환자가 있다. "끝난 겁니까?" 바쁜 세상, 시간이 부족하다. 그런 상황에서 '어렵게 시간 맞춰 치료받으러 왔는데 이렇게 간단히 끝난단 말인가' 라는 생각에서다. 환자는 의사가 좀 더 열심히 진료하여 빨리 치료해 주길 원한다. 일단 의사의 성의가 없다고 생각하면 나중에 일어난 염증의 재발은 의사의 무성의 탓이 되고 만다. 소극적으로 '이 치과 잘못 왔다'고 생각하고 다음부터는 다른 병원으로 가기도 한다. 이렇게 신경이 잘 곤두서고 의심이 많은 사람들은 정신적으로 조금 문제가 있는 것이고 더 나아가 면역력에도 문제가 있는 사람들이다. 없던 염증도 생겨야 할 상황인데 당연히 재발이 잘 일어나게 된다. 세상은 복잡해졌고 법도 많아졌다. 자신의 안전을 지키기 위해, 그리고 부당함을 당하지 않기 위해 늘 메모리를 하고 있는 사람들이 많다. 환자의 계산으로는 가해자가 되고만 의사가 어떠한 설명을 하더라도 변명으로밖에 들리지 않고 환자는 편견에 빠져 소통할 수 없다. 이 얼마나 불행한 우리 시대의 자화상인가.

  사실 의사들도 이 문제에 대해 전혀 갈피를 못 잡고 있다. 이것은 필자가 염증을 발산의 원리를 알고 정확히 치료해 보면서 알게 된 사실이다. 완전히 낫지 않은 것인지, 느리게 낫는 것인지, 염증이 정신에 영향을 미친 것인지, 면역력이 약한 것인지 등을 알기까지 많은 공부가 필요했다. 이처럼 사람마다 치료 기간의 차이가 나는 것은 면역력 때문인데 **그것은 환자의 신체 상태(병 포함)나 무얼 먹고, 어떻게 생활하는지와 관련이 있는 부분이다.** 면역력의 차이가 파악할 수 없는 사생활의 차이에 의해 발생하는 것이니 당연히 의사가 그것을 알 수가 없다. 이런 부분들이 치유에 영향을 미치고 있으니 치료해도 잘 낫지 않는 것이다. 그렇다고 모든 치과 환자들을 입원하여 치료할 수는 없는 상황이다. 그러나 의학에 대한 진실이 획기적으로 더 밝혀지지 않는 이상 지금의 현실은 훨씬 많은 환자를 가두고 먹이며 치료해야 하는 상황이다.

　들어 보니 너무 복잡해 의학적으로 체계화하는 것이 불가능할 것 같은가? 단순한 진실이 하나 있다. 의사가 **염증을 발산의 원리에 의해 보다 정확히 치료하면, 시간의 차이가 있을 뿐, 중증이 아니라면 모든 염증이 치료 가능하다는 것이다.** 중증일 때는 그 순간을 약물을 통해 넘기고 충격이 적도록 발산을 시행하여야 한다. 우리는 염증이 발산을 통해 치유된다는 사실을 몰랐던 것이다. 이제 우리는 새로운 길로 진일보할 수 있다. 의사에게 치료받지 않아도 발산의 원리만 이해한다면 염증은 저절로 나을 수 있다. 이것이 옛날 병원이 없던 시절 가정에서 많은 염증들이 관리될 수 있었던 이유이다. 아픔을 견딘 것이다. 이런 낫는 법칙은 이미 존재하고 있었던 것이고 단순한 원리조차 몰랐으니 이것을 치료 시 고려하지 않았고 그 결과 많은 문제들이 생긴 것이다.

　면역에 대해 이해하기 위해 그냥 다음 내용들을 여러분이 알았으면 좋겠다. 면역력이 좋은 사람은 복잡한 문제나 불가능한 문제들을 피하는 경향이 있다. 그냥 **귀찮은 것이다.** 중병을 경험한 사람은 스트레스를 잊을 수 있고 귀찮을 수 있음이 얼마가 감사할 일인지 알게 된다. 또 **면역력이 좋은 사람은 믿음(타인에 대한 신뢰)이 있다.** 그는 '믿는 것이 낫다'거나 '믿을 만하다'며 근거를 갖고 믿고 있다고 생각하지만 사실 이유는 없다. 이런 것은 무의식적 믿음이다. 그냥 믿고 다른 이의 말을 듣고 따라 행동하며 다른 사람과 연대하게 되는 것이다. 사실 건강에 좋으면 마냥 무조건 좋기 때문에 무의식적으로 그렇게 행동하게 되는 것이다. 이 두 가지 특징은 모두 부교감적 상황들이다.

사람은 배우면 배울수록 알면 알수록 의심이 느는 것 같다. 의심은 병적인 것이고 면역적인 것이 아니다. 의심은 나쁘지만 의문을 갖는 것은 좋은 것이다. 의문은 자신에게 질문을 던지는 것이다. 진정으로 의문을 가지면 언젠가는 답을 찾을 수 있다. 모른다는 것은 불안하지만 안다는 것은 안정됨을 뜻하므로 좋다. 보편타당하게 알 수 있다면 위대한 의식이다. 이 책을 읽는 것도 병과 건강에 대해 알기 위함이다. 어떤 사람은 간단히 요약된 것을 찾을 것이다. 그 진실이 자신의 단순한 생각에 반하고 좀 거북하더라도 진실을 접한다는 것은 소중하다. 시간이 걸리더라도 언젠가는 때가 되면 진실을 토대로 바로 설 수 있기 때문이다. 그러나 인류가 발전하며 지식이 늘고 사람들이 알면 알수록 의심하게 되어 믿지 않게 되는 부작용이 발생하였다. 똑똑한 머리라는 것이 과립구의 증가에 의존하는 측면이 크기 때문이다. 면역적 관점에서 보자면 의문은 자신을 향하도록 해 제대로 알게 되거나 아예 바보처럼 믿거나 둘 중 하나를 선택하는 것이 나을 것이다. 그러나 점점 세상엔 믿는 바보가 존재할 수 없어졌다. 그러므로 우리는 보다 보편타당하게 알도록 계속 노력해야 한다.

면역에 대해 알고 보니 정말 재미있다. 사실 우리는 염증의 11가지 특징을 먼저 알아본 다음에 면역을 생각할 수 있다. 면역이란 게 염증과 떼려야 뗄 수 없는 불가분의 관계에 있기 때문이다. 앞서 설명한 대로 염증의 원인인 과립구가 증가하면 면역력의 기초인 임파구는 감소한다(시소관계). 이것도 B임파구가 증가하면 큰 소용은 없고 T가 증가해야 한다. 그래서 **면역력은** 더 실질적으로 말해 **흉선이 T임파구(T세포)를 생성하는 능력이다.** T임파구는 B임파구가 성숙의 단계를 거치며 특화된 임무들을 띠며 만들어지게 되는데 'B에서 T로 충분히 잘 변화시키는가'의 여부가 면역력을 좌우하게 된다. 면역기관인 흉선과 편도선이 바로 B를 가지고 T를 만드는 장소이다.

교감신경 (또는 의지)
우선의 원리

공교롭게도 면역력의 기초가 되는 B임파구는 염증 원인 세포인 과립구(G)와 같은 장소에서 만들어지고 있다. 그 장소는 뼛속에 있는 골수이다. 염증과 면역은 동시에 일어나는 상황이 아니므로 둘이 아무 구분 없이 마구 만들어질 리가 없다. 논문[13]에 의하면 G는 교감신경(활동과 관련된 신경)의 지배를 받고 B는 부교감과 교감 신경(소화와 휴식과 관련된 신경)의 동시 지배를 받는다고 하니 **G는 활동 시 혹은 평상시에 만들어진다고 보면 되고 B는 음식이 배에 차 있을 때 만들어진다**고 보면 된다. 그런데 이 원칙에 예외조항이 있다.

'G, 즉 **과립구 우선의 원칙**이 있어서 배가 부를 때도 비상이 걸려 교감신경이 작동하면 G가 만들어진다'라는 사실이다. 교감신경은 싸움 도주 신경으로 알려져 있고 적극적 활동 시에도 온몸을 지배한다. 부교감신경

|||||||||||||||||||||||||||||||||||||||||||||||||
13 자세한 내용은 유튜브 채널 <히포크라송> 동영상 참조.

은 먹고, 쉬고, 잘 때, 온몸을 지배하는 신경이다. 만약에 배불리 먹고 쉬고 있는데 갑자기 싸울 일이 생기면 소화를 억제한 채로 싸움을 먼저 하게 되는 것이다. 물론 배가 무거운 상태로 근육활동을 하는 것은 쉽지 않다. 처음엔 근육활동을 겨우 하게 되지만 이런 일이 빈번해지면 몸은 배탈로 빨리 버리고 가벼운 몸으로 잘 싸울 수 있게 변해가게 된다. 이것이 **자율신경에서 교감 우선의 원리**이다.

병과 관련해서 생각해 보면 과립구가 증가되어 있을 때는 당연히 면역력이 약해진다는 의미이다. 이 무슨 황당한 소리인가. 동문서답이 아닌가! 치아에 염증이 생겨 치과에 왔는데 당연히 과립구가 증가되어 있을 것이고 그런 상황이면 면역력이 약하다는 소리인데 그럼 치료가 당연히 잘 안 된다는 말이 될 것이다. **진정한 면역적 능력의 차이는 증가된 과립구를 털어 낼 때 발생한다.** 그래서 잘 털어 내지 못하면 낫지 않는 것이다. 과립구를 온몸의 활동으로 털어 내고 흥분이 가라앉으며 차분한 상태로 돌아와야 하는데 여기서 중요한 것이 능동적 의지, 즉 해야 할 일에 대한 개인의 생각이 좌우하게 된다. **능동적 의지가 면역력보다 우선시되어서이다.** 그만해도 된다고 생각하면 가라앉게 되는 것이고 해야만 된다고 생각하면 과립구의 증가가 지속되는 것이다. 그런데 이것이 습관화되어 자신도 금방 바꿀 수 있는 것이 아니다. 일에 대한 집착이 발생하기 때문이다. 정리하면 활동 의지가 강하여 과립구의 증가가 필요한 사람은 면역력이 떨어진 것이고 치유가 잘 안 일어난다고 이해하면 되겠다. 이런 상황에서 염증이 낫지 않는다고 약을 준 의사나 치료하는 의사를 탓하면 곤란하다. 이런 사람은 아직 환자가 되지 못한 '병자'이다. 해야 할 일이러한 설명들은 밝혀진 자연과학적 사실을 인문학적으로 설명하고 연결시켜 빈 공간을 메우는 필자의 역할을 보여 주는 것이다. 이런 스타일의 연구가 필요한 이유는 인간이 과학적으로 생겨 있지만 진화를 겪으며 완성되어져 가고 있기 때문이다.

이 연구에서 제일 중요한 것은 관찰이다. 몸의 현상을 세밀하게 읽어 내는 관찰이 기본이 되고 기존의 사실들과 연결시킴으로써 가능한 이론이 만들어진다. 이론적으로 완전하면 표본적인 소수에게 실험을 해보게 된다. 이로써 모든 사람에게 적용할 수 있는지(보편성), 개별적 차이를 어떻게 설명할 수 있는지를 확인하게 된다. 염증과 면역에 대한 그림은 이렇게 퍼즐을 맞추고 의미를 이해하여 살을 붙이는 과정을 통해 완성된 것이다. 이것은 진실의 토대 위에 새로운 진실들을 계속 쌓아가는 과정이다.

사람들은 그 하나하나에 대해 보다 확실한 실험적 검증을 원하며 '이런 게 가능할까' 의심하지만 그 결과는 최종 완성된 그림으로도 평가할 수 있다. 책에서 설명하는 많은 내용들은 최종 그림이다. 또 어떤 사람은 '의도한 그림을 만들어 내기 위해 불확실한 사실들을 끼워 맞춘 것이 아닐까' 하고 생각하지만 그렇게 한 것은 하나도 없었다. 과정의 원칙을 지킨 것이다.

실험적으로 밝혀진 사실들을 바탕으로 세밀한 관찰을 하며 진실의 토대 위에 계속 쌓아서 마지막에 나온 그림이다. 중간 과정에서 확실하지 않은 것은 언제나 규정하기를 보류하였고 그 시간의 제한을 두지 않았다. 나중에라도 상충됨이 발견되면 뒤늦게 다시 불확실한 것으로 분류되기도 한다. 시간이 지나고 다른 진실들이 정리되면 보류되었던 그 문제는 해결될 수 있었다. 편견 없이 하였고, 원하거나 바랐던 모양이 아닌데도 결국 좋은 그림이 나왔다. 그 사실이 신기하여 불교, 기독교 등 종교의 이야기와 계속 견주어 보았다. 닮은 점이 많았다. 그렇다면 결국 인간의 문제에 대한 해답은 이미 2천 년 전에 제시되어져 있었던 것이 된다. 그걸 인류는 문명을 쌓으며 많은 용어를 만들고 나서야 지금 제대로 이해할 수 있게 된 것이다.

고열 후 낫는 작용이 잘 때 일어난다는 사실, 중병이 나을 때는 몇 주간 잠이 많이 온다는 사실은 관찰에 의한 것이다. 이런 사실에서 출발하여 병을 무리한 활동으로 보고 낫는 것을 쉬는 것으로 보면 그것이 낮과 밤의 두 국면으로 나누어져 있었다. 또 과립구를 연구하며 필요악에 대한 문제까지 자연히 유추할 수 있었다. 많은 인문학적 원리가 과학적 사실, 염증과 면역에 대한 지식들과 일치되고 연결되었다. 이렇게 하여, 조금만 긴장해도 순식간에 바뀌는 자율신경의 원리나 복잡한 간의 작용까지 체계적으로 이해할 수 있었다. 인문학(humanities)이란 것은 인간을 기본으로 생겨났기 때문에 인체의 원리와 닮아 있었던 것이다. 지금 보는 것은 그동안 이해하지 못했던 유기적인 생명체의 실체이다.

을 하기 위해 의사를 찾은 사람은 병을 갖고 살려고 하는 '병자'여서 진정한 환자는 아니다. 더 이상 살 수 없다고 모든 희망을 잃고 의사를 찾아온 사람이 '환자'이다. 환자는 자신의 병으로 인해 근심(患)에 빠져 심각성을 느끼는 사람이다.

면역을 설명하는
12가지 특성★

면역력은 자율적으로 작동한다

개체가 생명을 지속하게 하는 힘이며 '모든 병'을 치유하는 능력이다. 염증이 적절히 조절되지 못하면 큰 부위의 조직 상실과 기능 장애의 후유증을 남길 수 있다. 그러나 그 조직은 치유된 것이며 전체 몸에 적절히 편입된 것이다.

과립구는 자율이 아닌 의지적으로 작동한다. 근육을 움직이려는 의지, 활동하려는 의지는 과립구라는 원시적인 세포를 통해 실현된다. 과립구는 대뇌의 의지, 감정, 생각과 연결되어 있다. 과립구는 교감신경과 연동하여 대뇌의 의지를 온몸에 실현시키는 수단이다. 이러한 능동적 의지는 면역 작용보다 우선한다. 자율적인 면역력은 의지에게 우선권을 주어 개체가 하고자 하는 일을 먼저 하고 기회를 봐서 작동하게 되는 것이다. 그러므로 **자율적인 면역이 발휘될 수 있도록 방해하지 않는 조건을**

만들어 주는 것이 중요하다. 개체의 무리한 의지는 과립구 증가를 지속시켜 독한 염증이나 암 조직이 유지되는 원인이다. 몸의 많은 병들이 정신과 연결되어 있다고 할 수 있다. 현대 의학으로 치료할 수 없거나 어려운 많은 병들이 실제로 그러하다.

두뇌의 의지는 교감신경이나 염증성 전달물질들을 통해 과립구를 자극한다. 과립구가 개체의 능동적 의지에 의하지 않고 증가하는 때도 있다. 우리가 통상 경험할 수 있는 '아플 때'이다. 아픈 것은 나의 의지가 아니며 원했던 것도 아니다. 그러나 우리가 증가된 과립구를 지속시키며 무리하게 일하며 살면 심하게 아픈 시기를 겪어야 한다. 물론 그것이 어떤 바이러스에 의한 것이라 할지라도 그것은 중요하지 않다. 아픈 것은 나의 지나친 의지와 무리함의 결과이다. 활동이 지속되며 면역력이 오랫동안 떨어지면 외부의 원인에 의해 과립구는 증가할 수 있고 염증은 강해진다.

'염증의 특징'에서 설명한 것처럼 과립구는 자극하는 것들에 의해서도 상승할 수 있다. 열이나 음식, 병원균들이 그것이다. 이것은 외부에 존재하는 능동적인 것들에 의한 자극이다. 따라서 외부의 의지라고 부를 수 있다. 결국 과립구는 능동적 자극 원인에 의해 의지적으로 작동하는 것이다.

면역은 휴식과 잠의 근원이 된다

사람은 과립구의 힘으로 활동하고 면역의 힘으로 휴식한다. 혈액 속의 과립구는 활동력을 일으키는 근원이 된다. 과립구가 증가하면 일의 속도는 빨라지고 지속력이 향상될 수 있다. 그러나 과립구 증가가 계속되거나 심해져 조절할 수 없는 상황에 이르면 염증이 발생하게 된다. 염증이 생겨도 감각적으로(교감신경과 대뇌의 연결을 끊는) 조절력을 발휘하면 최소한의 면역을 통해 잠깐씩 깊게 쉬며 욕심 많은 생활을 이어갈 수 있다. 그러나 보다 깊은 면역력이 발휘할 수 있는 시간을 계속 갖지 못한다면 염증은 더욱 강해져 생명을 위협할 수 있다. 염증은 일정 수준이상으로 강해지면 통제가 힘들다.

면역력은 과립구가 소진될 때 극적으로 반등한다

B임파구는 기본적인 면역으로 감각이 살아 있는 의식 있는 잠과 잠깐의 휴식과 관계있고 T임파구는 보다 구체적인 면역작용으로 시간이 멈춘 듯하고 의식을 완전히 잃은 깊은 잠과 관계있다. B세포가 증가하는 것은 주로 배가 불렀을 때이다. 이때는 피로감이 생기고 몸이 무거워진다. T임파구는 보다 강력하다. 건강한 사람의 **T임파구는 보통 하루에 두 번 강해진다. 늦은 오후 일하고 지쳐서 집으로 돌아올 때와 아침에 밥 먹기 전까지의 시간이다.** 이 시기에 에너지를 충분히 사용하여 소진

되었다면 T임파구가 극적으로 상승할 것이다. 면역기관인 흉선과 임파선들은 작동하고 면역의 강한 작용이 일어나게 된다. 몸에 처리할 것이 있다면 이때는 잠이 강하게 올 수 있다. 건강한 사람에 비해 병이 있는 사람은 과립구의 증가가 심하여 많이 높아져 있기 때문에 소진에 이르기 힘들다. 소진에 이르려고 하면 또 뭔가를 먹을 가능성이 높다.

살찌는 것은 의식을 잃는 깊은 잠과 관계있으며 대체로 면역에 좋다.

면역력은 염증의 반대쪽에 있는 힘이다

염증이 강해지면 면역력은 약해지고 면역력이 강할 때는 염증이 잘 안 일어난다. 염증과 면역을 대표하는 과립구와 임파구는 서로 반대되어 시소관계에 있다. 그러나 임파구 중에서는 B보다 흉선의 T가 늘어야 실질적인 면역력이 발휘될 수 있다. **염증과 면역은 순차적으로 연결되어 있어서 염증기 동안 면역력의 기초가 만들어지고 염증을 소진까지 잘 발산하면 그 결과로 면역력을 얻게 된다.** 다른 말로 표현하면, 국소 부위의 염증이 있다면 그것은 전신으로 발산하고 소진하여 끝이 나면 잠과 휴식을 통해 염증이 있었던 조직을 치유하게 되는 것이다. 중요한 점은 이런 과정이 잘 이어질 수 있어야 한다는 것이다.

활동 의지가 강할 때도 면역력은 약해진다. 반대로 면역력이 강하게 작동하며 회복될 때에는 잘 활동할 수 없다. 면역작용은 회복작용의 의미로 염증이 강할 때나 활동할 때는 회복작용이 일어나지 않는다. 서로 기간을 달리 하며 따로 노는 것이다.

그렇다면 염증이 생겼을 때 면역력이 약하다면 무엇을 근거로 치유할 수 있을까? 앞에 설명하였듯이 면역력의 진정한 의미는 흉선의 위축 여부라 할 수 있다. 과립구를 많이 쓰면서 살거나 염증이 오래 지속되면 흉선을 잘 쓰지 않게 되어 면역력이 떨어지게 된다. 잠시 움츠리지만 곧 반발하면 면역력이 좋은 상태라 할 수 있다.

면역기관도 사용하면 발달하고 사용하지 않으면 기능이 저하된다

활력이나 스트레스 넘치는 삶을 살면서 휴식과 깊은 잠(늦잠 포함)이 잘 이루어지지 않으면 몸이 점점 약해져 중병이 발생할 수 있고, 중병이 생기면 장시간 지속되면서 면역기관(주기관은 흉선)은 살짝 혹은 많이 위축된다. 면역력은 타고 나는 부분도 있으나 살면서 얼마나 사용하느냐에 따라 능력을 유지하느냐 아니면 위축되느냐의 여부도 달라진다. 흉선을 평상시 자주 사용한다는 말은 하루하루 피곤할 때까지 활동하고 충분히 깊게 자며 쉬는 것이다. 이런 규칙적인 생활을 하면 흉선의 능력이 좋아지고 유지된다. 이렇게 면역력이 좋은 사람은 중병이나 가벼운 병이 들어도 심하게 아프며 회복이 빠르다. 좋지 않은 생활 습관과 중병의 발생은 닭과 달걀의 관계와 같아서 전후가 없다. 좋지 않은 습관이 중병으로 이어지면 중병을 가진 사람이 좋지 않은 생활을 하게 된다.

요즘 같이 잘 먹고 잘사는 시대에는 온몸이 아픈 몸살, 전신 급성 염증도 염증의 발산과 흉선의 재강화를 위해 일어나는 경우가 많다. 이럴 때 면역력의 회복을 위해서는 염증을 억제하는 소염제 등을 남용하지 않도록 주의해야 한다. 우리는 감염(infection)이라고 불리는 병원균의 침입을 해결하기 위해 염증이 일어난다고 단순히 생각하지만 사실은 면역력은 계속 쓰지 않으면 약해지기 때문에, 반대로 감기 같은 가벼운 바이러스 감염은 불가피한 측면이 있다고 할 수 있다. 환경이 개선되고 의술이 발달하면서 위험한 전염병들은 줄었지만 그럼에도 불구하고 성장하는 아이들의 경우 독감, 어른의 경우 몸살은 한 번씩 꼭 찾아오게 되는 것이다.

정상적인 경우에는 걸리지 않지만 면역력이 약해진 기회를 틈타 감염이 발생하는 것을 '기회감염'이라고 부른다. 기회감염으로 인해 과립구의 세력이 너무 강해져 생명이 위험한 고비를 넘기기도 한다. 그러나 역설적이지만 사실은 **면역력의 회복을 위해 불가피하게 발생한 것이 바로 기회감염이다.** 병원에 중병으로 입원해 있는 사람은 몸이 약해진 경우가 많다. 이런 상태에서 감염이 일어나는 것이 기회감염의 대표적인 예다. 심각한 기회감염의 부위는 장염이나 폐렴이 많다. 사람은 기회감염이나 수술 부위의 감염, 즉 고열을 통해 과립구의 발산을 통한 소진의 결과, 면역력을 얻게 된다. 기회감염 시 에너지의 소진을 감안해 적절한 약 투여시점을 파악하는 것이 중요하다. 치료 시 이러한 사실을 잘 활용해야 생명과 발산의 두 가지를 모두 잡을 수 있다. 위급할 때 생명을 지키고 완화되면 발산에 더욱 충실해야 할 것이다.

장염이 발생하는 것은 음식을 중단시키는 것과 관련이 있고 폐에 염증이 잘 발생하는 것은 과립구가 많이 모여 있는 장소이기 때문이다. 병원은 기본적으로 깨끗한 환경에서 관리되지만 기회감염이 일어나는 이유는 몸에 과립구가 과다한 경우 어렵더라도 그 기회를 잡아야, 병조직을 만들고 염증을 터트릴 수 있기 때문이다. 염증이 터지면 끝나고 면역의 흉선이 작동될 기회가 온다.

면역력은 잘 먹으면 강해지나 계속 먹으면 약해지며 안 먹으면 강해지나 계속 안 먹으면 '매우' 약해진다

면역력은 잘 먹으면 강해지지만 계속 먹으면 약해진다. 또한 안 먹으면 강해지지만 계속해서 안 먹으면 '매우' 약해진다. 계속 먹으면, 즉 자주 먹으면 B세포와 과립구 G가 교대로 작용하며 강해지게 되어 T가 활동할 시간이 부족해진다. 평소 안 먹고 잘 못 먹으면 B가 잘 생기지 못해 T의 근원이 약해질 수 있다. 그러나 하루 한 끼 식사만 골고루 잘 먹으면 나머지는 안 먹을 때 면역력이 더 강해질 수 있다. 그래서 일반적으로 공복일 때 면역력이 강해진다. 요즘과 같이 영양이 풍부한 시절에는 **공복인 상태에서 저녁을 굶고 밤에 잠든다면 T는 극대화되기도 한다.** G의 활동 동안 생긴 흉선외분화 T가 있는 상태에서 잠들면서 흉선에서 T가 만들어지기 때문에 양적으로나 다양함에서 있어서 질 좋은 면역력이 만들어지기 때문이다. 그러나 계속 안 먹으면 면역력의 기초인 B세포가 잘 만들어질 수 없어 큰 문제가 된다. 또 중요한 것은 균형 잡힌 영양소의 섭취다. 사람들은 잘 먹는다. 그러나 자주 먹은 것은 문제이고 불균등한 식사를 하는 경우가 많다.

밤과 낮의 면역력은 먹은 것을 기초로 하여 만들어진다

저녁 식사를 먹으면 B세포가 만들어지고 배가 꺼지고 밤에 잠들면 흉선에서 B가 T로 충분히 전환되면서 면역력이 강해지며 치유가 일어난다. T는 복잡한 기능을 띤 특수 세포여서 몸의 상황과 필요에 따라 생성될 수 있다. 낮에 식사를 하면 B가 만들어지고 배가 꺼지고 활동하면 G가 증가하면서 B는 말초의 임파선들로 이동하여 흉선외분화 T세포가 된다. 이것은 낮의 면역력을 담당한다. 이런 것이 낮잠의 의미이다.

나으려고 할 때 염증이 강해지는 것은 간접적으로 좋은 면역력과 관계있다. 면역력이 좋은 사람은 염증을 빨리 끝내려고 하며 강렬한 염증의 힘에 불편을 겪을 수 있다. 활동의 무리함은 시소처럼 면역력을 약화시키고 면역의 '반발력'이 좋을 때는 염증은 강해지면서 빨리 털어 내려고 하게 된다. 만약 영양이 좋지 않아 건강이 나쁠 때는 염증이 충분히 강해지지도 못하고 오래 끌며 면역력은 더욱 약화될 수밖에 없다. 이럴 때 염증은 생명을 쉽게 앗아갈 수 있다. 이때는 병원의 도움이 중요하다.

면역력은 일반적으로 몸이 따뜻할 때 강해지나 너무 더워지면 좋지 않다★

면역력은 일반적으로 몸이 따뜻할 때 강해지지만 너무 더워져도 좋지 않다. 몸이 따뜻해지는 것은 옷이나 기온, 온수와 같은 외부 온도의 영향을 받는 것이다. 스스로 열이 나는 부분은 기본 베이스로 중요하게 보지 말자. 따뜻해지면 몸이 풀려 자율신경이 부교감으로 바뀌면서 과립구는 생성을 멈추고 임파구가 강해질 수 있다. 반대로 몸이 추울 때는 염증성, 과립구의 생성과 발산은 강해진다. 그러나 에너지 공급을 차단해 주면 언젠가는 염증이 끝이 나고 과립구는 줄어든다. 어느 정도 염증이 마무리 된 다음에는 영양소의 공급이 잘 이루어져야 한다.

몸이 따뜻하면 면역력이 강해지며 전신 염증이 약해질 수 있지만 큰 염증이 줄어들면서 국소 부위에 염증이 생기게 될 수도 있다. 이때 더운 신체부위에서 염증이 생기는 경우가 많다. 너무 더워질 때 과립구 소모가 적체되어 생기는 현상이다. 열이 적체되며 그쪽으로 잉여의 과립구들이 몰리는 것이다. 여기에는 과립구가 좋아하며 이동하는 세 가지 조건에서 열을 좋아하는 특성과 관련된다. 그래서 더울 땐 시원하게 해 주어야 한다. 가만히 생각해 보면 사람이 느끼는 좋고 싫음과 동일하다. **치유의 조건을 만드는 때에는 사람이 좋아하는 상황**-예를 들어 먹기 싫어하는 것, 어떤 음식이 먹고 싶은 것, 따뜻함과 시원함을 원하는 것-**을 어느 정도 받아들이는 편이다.** 거기에서 염증을 생성하거나 염증조직이 좋아하는 조건을 잘 걸러 내면 되는 것이다.

더운 곳에서 염증이 발생하는 현상은 먹고 배가 부를 때와 공복일 때가 확연하게 차이가 난다. 배가 많이 고프면 추울 수 있고 외부 온도가 상당히 높아져도 대체로 좋은 느낌이다. 그러나 배가 부를수록 더위는 더욱 심하게 느껴진다. 배가 부를 때는 일반적으로 부교감의 지배를 받지만 이것은 소화가 순조로울 때 얘기다. **배가 불러도 긴장감을 주는 조건에서는 소화가 중단되고 과립구가 증가할 수 있다**(앞서 설명한 대로 이것이 과식과 빈식, 소화불량을 통해 병조직이 성장하는 배경이었다). 그래서 배고픈 상태에서는 몸이 따뜻하면 염증은 점점 약해지고 과립구가 줄어들지만 몸에 에너지가 남을 때나 음식을 먹은 상태로 몸을 따뜻하게 하면, 특히 더운 신체 부위에서 염증이 쉽게 발생할 수 있다. **고로 음식을 잘 먹은 상태로 몸에 열을 가하지 않는 것이 좋고 공복 상태에서는 따뜻하게 하여 염증을 끝내고 면역적 치유 작용이 강해지도록 하여야 한다.** 만약 몸을 따뜻하게 하다 국소 부위에 염증이 발생하면 더 소진시켜 주면 된다. 상황에 따라 하루에 하는 속공법과 시간을 갖고 하는 지공법이 가능하다. 방법은 덜 먹거나 안 먹는 것, 추위를 느끼는 것과 활동하는 것, 운동하는 것 등이다.

면역력은 상승과 하강의 주기를 가지고 변화하며 남녀 간의 차이와 생애변동도 있다

면역력은 상승과 하강의 주기를 가지며 변화하고, 남녀 간 차이와 생애

변동도 있다. 일간변동(낮에는 과립구가 증가하면서 보통 면역력이 약하고 휴식할 때는 강해지고 밤에는 더 강해진다)과 주간 변동, 연간(계절) 변동은 염증 파트에서 과립구의 변동을 통해 이미 설명하였다. 염증기, 활동기와 반대로 면역력은 변화한다. 면역력은 계절에 따라 변화하며 약해지고 계속 재강화된다.

인간의 생애 중에서 어린이와 청소년의 성장기 때와 중년 이후에는 면역력이 약하므로 관리가 필요하다. 면역력은 20~30대 성인이 뛰어나고 그중에서도 특히 가임기 여성이 가장 뛰어나다.

여성의 생리(월경)

가임기 여성의 면역력이 좋은 이유는 달마다 생리를 통해 회복하기 때문이다. 매달 면역기관들이 특별 훈련을 하고 있는 셈이다. 생리가 일정하고 규칙적인 여성이 건강하며 불규칙하고 건너뛰는 여성들은 그렇지 못하다. 이들이 전통적으로 환자의 간호를 맡아 왔던 이유도 사실은 이 때문이다. 여성들은 매달 생리를 겪어서인지 '피가 난다'고 두려워하지 않는다. 여성들이 고열에 걸린 아이를 밤새 간호하여도 다음 날 전염이 되지 않는 것은 신기한 일이 아닐 수 없다. 성인 남성들이 한두 시간 뒤면 전염되는 것과 대조적이다.

달마다 하는 여성의 생리현상은 일종의 염증 반응이다. 생리가 일어날 때 여성은 강하게 발산하고 완전히 소진되며 충분한 회복의 시간을 갖게 된다. 과립구의 레벨은 한번 정해지면 지속되는 경향이 있다고 하였는데 가임기 여성들은 한 달에 한 번 그것을 초기화(리셋)하게 된다고 할 수 있다. 그래서 강렬하게 젊음을 발산하는 여성은 생리통이 심하다. 활동의 무리한 습성은 강력한 생리라는 염증작용을 만들어 내고 강한 통증으로 마무리하며 끝나는 것이다.

여성의 생리는 젊은 시절, 꽃과 같은 완전에 가까운 아름다움을 소유하고 발산한 대가라고 할 수 있다. 생리는 안에 있는 것을 밖으로 터트리는 것이다. 그 안에 있을 때 물 오른 듯 생동감 넘치는 젊음, 매끈하고 건강한 피부, 표정과 말에서 풍겨나는 열정적인 몸짓 등은 이성을 끌어들이는 매력이다. 이런 활동은 생리로 터지면서 아프면서 발산하고 휴식하고 다시 시작하는 것이다.

생리통이 심한 여성은 진폭이 큰 삶을 사는 사람이다. 점점 신경이 발달하고 예민해진다. 염증은 상체, 특히 머리 쪽에서 강하고 아래쪽에서 생리가 터지면 흩어지고 분산되면서 나을 수 있다. 낫는다는 것은 원점으로 되돌아간다는 의미이다. 이런 사람들은 젊을 때는 괜찮지만 중년에 도달하면 건강의 큰 위기를 겪게 된다. 사실 건강한 사람은 진폭이 적은 삶을 사는 사람이다. 진폭은 주관적이기 때문에 크게 올라가지 않더라도 만족할 수 있다. 기본적으로 삶의 진폭을 줄여야 한다.

생리가 시작되기 전에는 생리의 발산에 필요한 에너지가 장전된다. 염증 파트에서 설명한 것과 마찬가지이다. 이때 많이 먹지 않거나 굶으면 생리의 통증을 줄이는 데 도움이 된다. 생리할 때가 되었고 갑자기 고기가 당길 때 생리를 위한 것임을 느낀다면 이렇게 하라. 염증이 강해지려 할 때 먹지 않고 따뜻한 곳에서 푹 자고 쉬면 된다.

갱년기

여성의 갱년기는 젊음과 나이 듦의 큰 변곡점이다. 젊은 날, 상승하였던 과립구가 나이가 들며, 잘 가라앉지 않아 여러 가지 갱년기 증상이 나타나게 된다. 때마침 스트레스가 오면 암과 같은 중병도 발생하기 쉽다. 갱년기(폐경기)는 45세에서 55세 사이 정도로 원래 폐경이 오고 약 1년간의 기간을 가리킨다. 월경과 함께 강렬하고 진폭이 큰 삶을 살던 여성이 나이가 들어 폐경이 되면서 증가된 과립구를 발산하던 길을 잃게 된다. 이때 잘 가라앉히기가 어렵고 몸의 변화에 시간이 걸려 병이나 갱년기 증상에 나타나는 것이다. 큰 과립구 상승이 줄어들지 못하면 병이 발생하고 약간의 과립구 잉여가 줄어들지 않을 때 갱년기 증상들이 나타날 수 있다. 갱년기 증상들은 염증이 돌아다니는 특성에 따라 몸 이곳저곳을 옮겨 다니게 된다. 잉여의 과립구를 줄이는 방법과 방향성에 맞게 적극 실천하면 이런 위험의 시기를 빨리 이겨 낼 수 있을 것이다.

폐경에 대한 긍정적 시각이 필요하다고 생각한다. 폐경기는 여성의 인생을 위해서 출산으로부터 자유로워지는 때다. 여성이 나이가 들어갈 때 출산 시 건강상의 위험을 감안한 조치이다. 계속 출산을 해야 한다면 여성의 수명이 크게 감소할 것이며 나이 들어 나은 아이의 좋은 진화의 가능성도 줄어든다. 진화의 문제는 두 가지이다. 오랜 세월을 산 부모가 그 과정에서 몸 관리를 잘못하여 나쁜 유전자를 전달할 가능성이 증가하고, 에너지가 떨어지고 함께 할 수 있는 시간이 부족하여 자식에 대한 교육과 전수(after service)가 불리하다. 또 폐경기의 의미는, 평생 애를 낳기 위한 존재로 살아야 한다면 여성 자신의 인생의 의미가 퇴색되기 쉽다. 애를 낳는 존재가 아닌 중성적 존재로서 삶을 살며 자아를 실현할 수 있는 기회인 것이다. 이런 상황적 변화는 그들의 인생에 의외성을 부여하여 예상치 않은 선물을 가져다 줄 가능성이 높다. 젊었을 때는 애를 낳는 점과 생리현상의 불편감을 많이 느끼지만 막상 그것이 사라지는 갱년기에는 기뻐하는 것이 아니라 오히려 두려워하고 힘들어하는 사람이 많다는 것은 인간으로서의 한계를 느끼게 한다. 이런 과정을 이해하고 대처하는 데 책에서 설명한 내용들이 많은 도움이 될 것이다.

보다 근본적으로는 젊은 날의 완벽함과 진폭을 줄이는 것이 폐경 시 신체의 문제를 줄이는 데 도움이 된다. 폐경은 사실 갑자기 찾아오는 것은 아니다. 이르면 30대 후반, 보통 40세경부터 여성의 몸은 하강이 시작된다. 이럴 때 병을 겪고 치료받아도 오히려 건강이 나빠지는 사람들이 많다. 그때부터 몸을 잘 관리하고 적응해 나간다면 모든 것이 원만해질 것이다.

더 일할 수 없는 이유

무리가 이어지는 삶을 살지 못하는 사람은 흉선의 능력이 좋은 것이다. 다른 말로, 일할 때와 쉴 때가 분명한 사람이 면역력이 좋은 사람이다. 덜 쉬고 일하고자 하는 것은 욕망이다. 무리함이 저절로 스톱되고 쉴 때가 분명하게 나타나는 것은 흉선의 '반발력'이 좋은 상태로 건강과 젊음의 지표라 할 수 있다. 나이가 들면 스톱이 잘 안 되고 잠도 잘 잘 수 없어지기 쉽다.

육체노동을 해야 꿀잠을 잘 수 있듯이 반대로, 면역력이 좋아 잘 자고 잘 쉬면 일할 때도 반드시 잘하게 된다. 남들보다 집중해서 일할 수 있는 기간이 짧다고 생각하기 쉽지만 강도가 높을수록 그 기간이 짧아질 수 있다는 것을 생각해야 한다. 체력이 기본적인 수준보다 부족할 수는 있다. 그러나 면역력이 강한 건강의 바탕은 서둘러서는 이룩될 수 없다. 때가 될 때까지 기다려야 한다. 결국 하루 동안 할 일의 양과 잠과 휴식의 시간은 맞추어지게 된다. 잘 키워 나가면 나중에는 운동을 통해 체력까지 상승할 수 있다.

더 일할 수 없는 것은 피로한 상태이다. 우리는 피로를 힘든 것이며 그 원인은 근육의 젖산 때문이라고 알고 있다. 그러나 실제로는 면역작용(B or T)이 강할 때 우리가 느끼는 것이 피로감이다. 피로감이라는 게 사실 소중한 것이다. 일을 많이 해도 피로가 느껴지지 않으면 그건 중병의 발생을 예견케 하는 것이다. 젊은 사람들은 매일 밤늦게까지 피곤을 이겨내며 열심히 공부하고 생활을 해도 피곤하지 않은 상태가 되면 기뻐할지 모른다. 그러나 백혈병이 생길 수 있다. 병이라는 응집으로 연기된 피곤함은 결국 나중에 모두 다 겪어야 한다. 그러므로 빨리 이루려고 서둘러서는 안 된다.

강한 근육 운동을 하고 나서 피로한 것은 과립구가 소진되어 교감신경의 작용이 끝나고 부교감 신경이 작동하기 때문이다. 근육에서는 과립구가 소모되고 (근육의 외층 피부로) 땀이 배출되며 젖산이 쌓이게 된다. 좋은 피곤함은 땀(에크린샘)의 부교감이 열리고 젖산이 근육에 쌓일 때 나타난다.

성장과 면역력

체중 증가 시나 성인이 되기 전 성장 시엔 커진 체구에 맞게 임파구의 숫자가 늘어나야 한다. 이때는 흉선이 성장하여 면역력이 강해져야 한다. '면역력은 훈련(training)되어야 한다'는 말이 있는데 이때를 두고 하는 말이다. 흉선도 성장하는 것일까. 앞서 설명한 대로 사용할 때 커진다고 보면 된다. **'흉선을 사용한다'는 의미는 흉선이 작동할 수 있는 신체 조건을 만들어 주는 것이다.** 그 훈련은 피해갈 수 없다. 그것은 바로 발산의 아픔과 소진의 위기감이다. 힘든 경험을 한 만큼 값진 면역력이 얻어지는 것. 위기가 기회가 되고 안락함이 다시 위기가 되는 것, 그것은 삶의 과정이기도 하다.

만 4~6세 사이의 아이들이 꼭, 그리고 초등학생들이 가끔씩 고열 독감을 겪는 것은 다름 아닌 성장하기 위해 흉선을 강하게 훈련하는 과정이다. 흉선이 제대로 성장하지 못하면 편도선과 같은 이차 면역기관(두 번째로 크다)이 발달할 수 있다. 몸의 구석구석에 있는 많은 임파선들은 삼차 면역기관이다. 편도선이 발달하면 기도를 방해하여 성장이 잘 이루어지지 못한다. 흉선의 면역력이 약하니 작고 약하게 머물러야 하는 것이다. 성장과 발달을 위해 편도선을 작게 만드는 가장 좋은 방법은 흉선을 정상화시키는 것이다.

감기 몸살(온몸이 통증을 동반하며 아픈 것)이 생기는 것은 가을철처럼 과립구의 레벨을 바꿔야 하거나 무리함이 연속되고 휴식이 부족해지면서 발생할 수 있다. 몸살이 오면 다 털어 내고 쉬는 동안 흉선은 다시 강해진다. 면역력은 이처럼 주기적으로 변화하는 것이어서 최대한 좋게 유지하더라도 계절적인 변화는 어쩔 수 없다. 건강한 사람에게도 감기나 컨디션 난조가 올 수 있다.

면역은 기다렸다가 반등하는 특성이 있다

염증력이 우선권을 가지지만 죽음에 이를 정도가 아니라면 면역력은 계속 눌려 있다가 (달리 말하면 병이 잘 낫지 않다가) 결국 최종적인 때가 되면 반등하며 강해진다. **억눌렸다 한번 반등하면 강하게 나타나는 것이 면역의 중요한 특성 중 하나이다.** 참으로 면역은 겸손하지 않을 수 없다. 이러한 사실은 중병이 발생할 때 극명하게 나타난다. 하지만 일상적으로 가벼운 몸살이 오는 것이나 가벼운 감기를 통해서도 면역력은 적절히 반등하고 있다. 면역력이 좋은 사람은 매일 반등할 것이고 많이 눌렸다가 반등하는 것은 중병, 즉 조직이 크거나 독한 병이 발생했던 것이다.

끝까지 갔다가 반환점을 돌고 면역력이 반발하여 조직의 치유가 시작될 때에는 병이 낫는 치유기 동안 면역력이 강력하여 염증이 발생하기 어려운 점이 있다. 염증이 발생하기 어렵다는 것은 그만큼 부교감의 힘이 강하다는 의미이다. 구체적으로 정신이 잘 안 차려지고 일을 빠른 속도로 하기 어렵다, 일을 잘하기 어렵다는 의미도 된다. 심한 운동을 하고 나서 이틀간 온몸이 쑤시는 것처럼 아플 때는 일하기도 어렵고 무리하기는 더더욱 어렵다. 모두 낫고 나면 천천히 먹고 싶어지고 소화가 되면서 잘 활동할 수 있고 다시금 무리할 수도 있다. 우리 몸의 입장에서 병이 낫는 것은 우선시되는 면역적 회복 상황이다. 조건이 되면 병조직부터 없애려 할 것이다. 면역력이 반등하면서 회복 작용이 한번 시작되면 당분간은 새로운 병이 생길 걱정은 하지 않아도 된다.

면역이 너무 늦게 반등하는 것은 자칫 큰 걸 잃을 수 있는 문제이다. 자아의 입장에서 주의해야 할 부분이다. 그것은 그 사람이 무언가에 대해 얼마나 지속적으로 추구하고 있는가에 달려 있다. 그 사람의 끈기와 욕망이 어느 정도 선에서 포기하게 된다면 반등할 수 있지만 만약 허락하지 않는다면 죽음에 이를 때까지 반등하지 못할 수도 있다. 이럴 경우 죽음은 영원한 휴식, 안식이다.

타고난 흉선의 면역력이 강한 사람은 통증이나 염증의 기간이 강렬하고 짧다. 면역의 반등작용이 강하고 반발력이 좋은 것이다. 반면 약하게 타고난 사람은 염증 작용이나 낫는 작용이 조심스럽게 진행되어 더디고 불명확한 특성이 있다. 염증작용과 치유작용이 함께 나타나 만성화되기 쉬우며 염증이 이어져 끝나지 않았기 때문에 더 깊은 문제가 발생하게 된다. 이것은 특히 **사람의 성격과도 관계**(닭과 달걀의 관계처럼 쌍방향의 관계)가 있는데 바로 다가올 아픔을 두려워하여 강하게 터트리지 않고 참는 성격이다. 참는다는 것은 정신적 태도의 문제이다. 참으면 염증과의 단절(교감신경의 연결 해지)이나 정신적 호르몬의 방출이 일어나, 염증의 몸 전체에 대한 영향력이 약화된다. 영원히 참고 넘길 수 있는 것이면 다행이지만 이는 바람직하지 않다. 염증과 치유(면역) 사이의 경계가 불명확해지기 때문이다. 이렇게 **사람의 참는 성격적 특성은 면역이 기다렸다가 반등하는 것과 관련이 있다.**

좀 단순한 성격을 가진 사람이 있다. 그냥 심하게 아파도 견디고 피부가 가려우면 긁는 사람이다. 뭔가 자연스러운 동물적 감각을 지닌 사람이다. 이런 사람은 염증의 작용은 강렬하고 잘 나아 건강한 경우가 많다. 염증이 오래가면(나으며 바로 발생하며 커지거나 좀 줄기도 하며 염증이 끝나지 않는 것) 염증관련 장기가 발달하고 과립구의 세력 및 증가하는 특성이 강해져서 중병이 발생할 가능성이 높아지는 것이다. 건강한 삶을 위해서 성격적 문제도 생각해 볼 대목이다.

'참는다'와 '아프다'

'참는다'는 말은 매우 상대적인 용어이다. 의사가 치료하면서 환자에게 '참으세요.' 라고 하면 이런 반응들이 나타난다. 신음하고 온몸으로 힘듦을 표현하며 참는 사람, 인간이 참을 수 없는 것까지도 아무 표현 없이 참아 내는 사람 등이 있다. 참을 수 없는 고통까지 참아 내는 사람은 정신적 단계가 높은 사람이다. 이런 것은 정신과 몸과의 연결을 끊는 명상과 관계있다. **환자가 느끼는 통증은 매우 주관적이다.** 작은 통증도 크게 느껴지기도 하고(이런 경우 보통 '엄살이 심하다'고 하는데 통증신경이 발달한 경우이다), 강력한 통증이 예상되는데도 괜찮다고 하는 사람이 있다. 의사가 치료할 때 참으라고 하는 것은 조금 아픈 것에 지나친 반응을 내지 않도록 하기 위함이다.

환자의 '아프다'는 표현에도 두 가지가 있다. 살짝만 아파도 두려워하여 심하게 표현하는 사람이 있고 최대한 참다가 심하게 아파야 조용히 아프다고 표현하는 사람이다. 아프다는 것도 주관성이 상당히 개입되는 상대적인 용어이다. 우리나라에는 보통은 참을 수 없는 것까지 참아 내는 사람들이 상당수 존재한다. 그래서 치료 중에 '참으세요.' 라고 말을 하는 게 참 조심스럽다. 마취가 가능할 때는 심하게 아픈 것을 참기보다 마취를 선택해야 하기 때문이다. 환자가 큰 고통을 받기를 바라지는 않지만 그래도 끔찍해도 참아야 하는 경우에는 참도록 말할 수밖에 없다는 게 의사의 입장이다.

사람이 태어나면 초반에는 면역력이 대체로 좋다. 그러나 염증이 강하게 표현하고 낫고를 반복하다 보면 참는 능력이 생겨나게 된다. 염증과 통증이 잦아졌을 때 타인에게 피해를 주지 않고 함께 살기 위해서는 표현을 줄일 수밖에 없다. 이렇게 참다 보면 매우 높은 단계의 통증까지 참을 수 있는 능력이 생기게 된다. 참을 수 있다고 끝난 것은 아니다. **높은 단계의 통증이 자주 발생하고 있다는 사실도 중요하다.** 의사는 이를 판별할 필요가 있다. 이에 따라 우리 몸은 변화하여 신경은 더 예민해지고 염증성이 발달하여 중병의 가능성이 있기 때문이다.

염증의 아픔과 더 커질 것, 피나는 것 등이 두려워 가령 피부염이 있을 때 긁지 않고 참는 것은 문제다. 이것은 염증파트에서 설명한 발산을 연기하는 것이 됨으로써 나을 수 있는 기회를 미루는 문제를 만들게 된다. 주변 사람에게 아픔을 표현하는 것이 부담되거나 부끄러워, 혹은 체면상 참는 것도 문제다. 표현을 하더라도 확실히 발산시켜 빨리 낫도록 만들어야 한다. 이 책을 통해 방향성을 확실히 알게 된다면 이제 발산을 두려워할 필요가 없다.

우리 몸에 있는 병조직은 그만큼의 과립구를 품고 있는 것이다. 그 양은 병조직의 크기에 비례한다. 이를 **인터벌(간격) 에너지**라 부를 수 있다. **영양공급을 중단한 상태에서 해당 병조직의 인터벌 에너지는 다 터트리고 발산시켜야 한다.** 그 뒤에 치유작용이 시작될 수 있다.

면역은 미루어 놓은 숙제와 같다

과립구 우선의 상황이 종료되면 억눌렸던 면역력은 반등하여 **해야 할 일을 순서대로 처리해 나간다.** 밤만 되면 급한 것부터 순차적이고 지속적으로 해 나간다. 만약 낮에도 절대안정하며 푹 쉰다면 밤에 할 일들은 빨라질 것이다. 심한 중병이 나을 때는 급하게 해야 할 일이 한 달 가까이 되기도 한다. 염증의 조직량이 많을 때는 그 조직을 처리하는 데 시간이 많이 걸리기 때문이다. 병이 나은 뒤에 해야 하는 일도 있다. 건강을 향해 달려가는 과정이다.

전체적인 관점에서 면역 작용이 하는 일은 남아 있는 숙제(공부포함, 해야 할 과제의 의미)에 비유할 수 있다. 주로 밤에 잠을 잘 때마다 꾸준히 숙제를 하게 된다. 보통 공부를 할 때는 급한 숙제부터 빠르게 하고 나머지는 천천히 지속적으로 해 나갈 것이다. 건강이라는 우수한 성적에 이르기까지 계속 달려간다. 길을 잘못 들어 정체되거나 반대로 가게 되더라도 면역의 방향은 다시 건강을 향하게 된다.

영양소가 필요할 때는 음식을 먹고 싶어지고 또 얼마 뒤 잠을 자며 치유 작용을 한다. **깊게 자는 동안 낫는다는 의미이다.** 매일 깊은 잠을 자며 시간이 허락하는 대로 낫게 된다. 숙제를 해결할 수 있는 환경, 즉 싸울 일이나 스트레스가 없는 환경이 도래하면 깊은 잠을 자면서, 즉 **의식을 잃게 해 놓은 상태에서 우리 몸은 중대한 면역기능을 수행한다.** 응급하고 강한 면역 작용이 필요한데 인간의 의식이 방해가 되기 때문이다. 그러니 **정신을 잃는다고 지나치게 놀랄 필요는 없다.** 숨을 쉬며 깊이 자는 것이면 괜찮다(만약 심장이 정지하여 맥박이 없고 싸늘하다면 심폐소생술을 시행하여야 한다).

'정신줄 놓지 마!' 라는 말이 있다. 그러나 건강을 위해서는 정신줄을 놓을 줄 알아야 한다. '행여 내가 괜찮을까' 걱정되어 계속 확인하려고 해서는 안 된다. 자신이 관심 갖고 있는 문제가 계속 생각나고 좋은 방법이 계속 떠오르더라도 버리고 잊어야 한다. 일을 포기하지 못하는 이런 상태는 쉴 수 없는 상태이며 스트레스가 있는 상태이다. 이런 상태에서는 나을 수 없다. 중요한 것은 자신의 선택이다. 잊고 나을 것인지, 생각하며 일을 계속할 것인지. 결론은 하나다. 일은 나중에 해도 늦지 않고 아무 문제없다.

면역력의 작용이 미루어지다 마지막에 반등하는 것은 처음에 설명하였던 면역의 자율적인 특성에 기인한다. 우리 몸은 의지가 우선적으로 작용하도록 만들어져있다. 그래서 염증과 활동이 면역적 치유와 휴식보다 우선하게 된다. 면역은 어쩔 수 없이 시간이 날 때마다, 자율의 기회가 주어질 때마다 해야 할 일을 할 수밖에 없는 것이다.

숙제를 처리하는 면역작용은 심지어 1년 넘게 2~3년 동안 나타난다. 염증을 자주 겪으며 달고 살고 과업에 쫓기면서 오래 살아온 사람들의 경우이다. 숙제를 처리하는 것이 몇 해가 걸리는 이유는 사계절이 바뀔 때 몸이 한 단계 올라설 수 있기 때문이다. 중병을 회복하고 나면 살아오며 겪었던 다양한 부위의 염증들을 거슬러 올라가며 염증 호발 부위의 길이 닫히고 막히는 작용이 이어진다.

면역이 작동할 수 있는 상황이 펼쳐지면 우선순위에서 밀려 있던 면역 작용은 시작된다. **심하게 억눌린 경우에는 성인에게도 고열이 나타난다.** 고열은 면역적 숙제가 많아 생명이 위태로울 때 강하게 반발하면서 나타나는 것이다. **막바지가 가벼운 배탈이다.** 막바지라 함은 달리 말해 면역이 비교적 양호한 상태를 의미한다. 또 배탈은 먹은 에너지를 버릴 수 있기 때문에 가장 효과적인 염증이라 하였다(다만 배탈 중에서도 식은땀과 강한 통증을 동반하는 심각한 것은 중간과정이므로 제외한다). 이런 과정을 갈 때, 몸 관리를 하며 기다리지 못하고 약으로 중단하면 숙제는 중단되고 만다. 그러나 잘못하여 조금 후퇴하더라도 괜찮다. 병에서 건강까지 가는 과정을 알게 되면 방향을 알기 때문에 다시 가면 되기 때문이다.

면역적 기회가 늘어나면서 자신과 평생 함께한다고 알려진 토착 바이러스에도 대항력을 갖추게 된다. 건강적인 면에서 많은 변화가 예상되는 상황이다. 건강의 회복도는 제대로 된 방향으로 꾸준한 관리를 통해 계속 단계가 올라가게 되는 것이다. 이 과정은 **사계절이 지나가며 몸은 새로워지며 더욱 단단해져간다.** 염증과 면역은 평생 반복되는 과정이기도 하다. 그렇다고 **면역적 회복을 미루어서는 안 된다.** 무엇보다 진정한 삶을 위해 건강은 무엇보다 우선적으로 쟁취되어야 한다. 모든 사람은 건강한 상태에서 일을 하며 살아야 한다. 그래서 정상적으로 상황을 판단할 수 있고 바르게 노력할 수 있다.

염증과 면역의 등락이 자주 깊게 생기면 위험하고 좋지 않다. 이것을 줄이려면 **음식을 자주 먹는 습관을 고치고 마음을 수련하며 삶의 진폭을 줄여 열정을 불사르는 것을 경계하는 것이 좋다.**

중병의 회복을 몇 차례 이루고 해가 가며 일차적 건강을 이룬 후에도 남은 문제는 있다. 과립구가 잘 증가하여 염증발생의 위험이 높고 독한 과립구의 모세포(엄마세포-딸세포를 많이 만들 수 있다)가 존재하는 문제이다. 건강한 몸은 신체에 해당하고 독한 과립구는 혈액의 성질이라 다른 의미를 지니는 것이다. 진정한 건강을 이루기 위해서는 혈액의 성질까지 정상이 되어야 한다. **몸은 염증이 발생하는 장소이며 과립구는 발병의 원인, 잠재력에 해당한다.** 독한 과립구가 잘 증가하는 사람은 그에 걸맞은 또 다른 위험이 닥칠 수 있다. 예를 들면 건선(피부의 난치병)과 같이 생명의 위험은 없으나 흉측한 것에서부터 갑작스런 암의 발생까지이다. 이런 일이 생기더라도 병의 코스를 읽고 면역요법을 적절히 시행하며 독한 과립구까지 약화시키면 온전한 건강을 이룰 수 있다.

근육의 피로가 면역력 회복에 도움이 된다

육체적 활동을 강하게 하면 땀이 나고 근육이 피로해지면서 깊은 잠에 도움이 된다. 깊은 잠을 자는 것은 T세포가 증가하는 좋은 면역의 상황임에 틀림없다. 그것은 **근육 활동이 과립구를 큰 폭으로 감소시키거나**

에너지의 소진에 이르게 할 수 있기 때문이다. 활동이란 회복의 전제이면서도 사람은 눈을 뜨고 있으면 활동하게 되어 있으므로 거의 무의식적이거나 자동적으로 일어난다고도 볼 수 있다. 그래서 일반인은 즐기면서 하게 되는 경우가 많고 운동을 통해 건강의 향상을 도모하고 싶은 몸이 약한 사람은 조금 더 많은 사실을 알 필요가 있다.

근육의 피로를 만드는 방법에는 대표적으로 노동과 운동이 있다. 운동에는 무산소 운동과 유산소 운동이 있다(둘을 완전히 분리해서 운동할 수 있는 것은 아니다. '대체로'라는 의미이다). 노동도 마찬가지로 두 가지가 가능하다. 유산소 운동을 하면 에너지를 효율적으로 소모하도록 해 지구력이 부족한 사람은 향상되는 장점이 있다. 그러나 **과도한 유산소 운동이나 지속적인 노동은 만성 피로의 가능성을 높일 수 있다.** 무리함이 생기면 만성병의 발생도 당연히 증가한다. 목적이 모호한 운동보다는 성과를 이룰 수 있는 지속적 노동이 문제가 되는 경우가 많다.

무산소 운동은 에너지가 소진되지 않은 상황에서 과립구의 감소에 유리하다. 궁극적으로 과립구 감소가 중요하므로 그것이 가능하다면 에너지의 소진은 의미가 줄어든다. **산소가 달리는, 강한 육체적 운동을 단속적으로 하면 과립구의 충분한 감소를 통해 면역적 회복의 잠을 이루어내는 데 도움이 된다.** 또 염증파트에서 설명한 것처럼 근육의 발달을 통해 과립구의 분포 범위가 늘리면 작은 과립구 증가를 다룰 수 있는 수단이 될 수 있다. 근육으로 많은 혈류가 가고 골격근이 활동할 때는 교감적 상황이지만 근육의 외층에 있는 피부 땀샘에서 땀이 나며 지치는 것은 부교감적 상황이다.

면역력은 스트레스가 적은, 여유 있고 좋은 환경에서 강해질 수 있다

어떤 생명체가 타에게 미움을 받는다면 그 생명체는 생존할 수 없다. 그 방법은 스트레스를 통해 이루어진다. 스트레스가 독한 과립구를 발달시키기 때문이다.

'여유 있고 좋은 환경'에서, 여유란 마음의 여유도 말하지만 공간과 시간적 여유를 모두 포함한다. 너무 좁은 거처에서는 스트레스를 받아 건강하게 살기 힘들다. 너무 시간이 없어 바빠도 병이 날 수 있다. 그러나 현실적인 공간과 시간이 부족하더라도 그것은 마음먹기에 따라 조금은 달라질 수 있는 것이다. 이는 마음을 바꾸는 상담과 수련이 스트레스를 완화하고 병을 치료할 수 있음을 의미한다.

만성질환이
낫지 않는 이유

신장염, 간염, 비염, 천식, 아토피, 지루성 피부염, 치주염에 이르기까지 신체의 일정 부위에 (급성)염증이 발생하고 그것이 만성화되면 염증조직이 형성된 채로 완전히 낫지 않고 상당 기간 지속된다. 암만큼 독하다는 건선과 한선염(아포크린 땀샘에 발생한 건선 유사 질환이다)도 마찬가지이다. 이런 만성질환이 발생하면 붉은 병소를 형성하여 3개월, 6개월을 넘어 1년, 10년에 이르도록 낫지 않는 경우가 많다. 염증이라는 덫에 걸리면 빠져나오기가 쉽지 않다는 의미이다. 희귀질환인 한선염의 경우 신체를 휘감는 힘이 매우 강하다. 희귀질환을 거론하면 일반인들에게 생소함을 더할지도 모르나 앞서 말한 다른 질환들과 크게 다르지 않다. 각 질환들마다 작은 차이가 있을 뿐이다. 신체의 어딘가에 있고 전체를 위해 뭔가 의미를 지니는 하나의 염증일 뿐이다.

낫지 않는다? 그 이유를 치료를 받지 않아서 그렇다고 생각할지 모르나 **현대 의학에서 이런 만성 염증들은 불치의 병이다.** 이 중 일부는 면역 억제 요법을 쓰기도 한다. 면역을 억제한다는 것이 사실은 잘못된 말인데 현대 의학이 중간에 놓인 큰 문제를 하나 처리하지 못해 이렇게 비뚤어지게 발전하고 말았다. 면역 억제 요법은 골수에서 면역세포인 과립구를 잘 만들어 내지 못하도록 무력화시키는 방법이다. 이때 임파구도 모두 무력화된다. 과립구를 단순히 지키는 세포로만 바라보면 과립구에 대한 진실은 영원히 알 수가 없다. 염증의 특성 파트에서 설명하였듯이 과립구는 염증 현상의 원인 세포이고 이질적인 특성을 가지고 있으며 활력에도 관계되는 다중적 특성을 지니고 있다. 과립구를 억제하면 염증들은 약해질 수 있다. 그러나 이것은 면역을 억제하는 것이 아니라 염증의 원인세포를 억제하는 것이다. 염증이란 것도 사실은 몸을 지키기 위한 작용의 일부이다. 염증을 통해 면역력을 얻게 되기 때문이다. 그러나 염증에는 조건이 붙는다. 염증의 시기를 충분히 기다리지 못하면 염증은 더 강해지며 다시 재발하게 된다는 사실이다.

만성 염증 조직은 아파지며 강해질 때 염증을 띠는 것이지, 평상시엔 낫지 않고 있는 염증의 자취이고 흔적이다. 정상적이라면 낫고 재생되어야 할 조직이 치유가 되지 않는 이유는 면역이 약해졌기 때문이다. 과립구의 면역이 아니라 B임파구를 T임파구로, 구체적 임무를 띠게 하는 곳인 흉선의 면역이다. 염증으로 불타 손상된 세포들, 암과 같은 이상 세포들은 흉선의 세포독성(cytotoxic) T세포가 작동하면 처리될 수 있다. 다양하고 많은 임파선들의 면역이라고 생각할 수도 있지만 흉선 외 나머지 임파선이 강해지는 것은 바람직하지 않다. 가슴의 심장 근처 따뜻한 곳에 위치한 면역의 중추인 흉선이 중요하다. 만성 염증이 낫지 않는 이유는 면역이 약해졌기 때문이라고 하였다. 면역이 약해진 근본적인 이유는 염증의 원인이 되는 과립구가 지나치게 강해졌기 때문이다. 만성 염증이 낫지 않는 것은 염증의 발산이 덜 끝났기 때문이다. 지나치게 강해진 과립구가 모두 발산하며 소진에 이르러야 한다. 과립구가 강해지면 면역력은 시소처럼 기울어지게 된다. 그런데 과립구가 줄어들기만 한다고 면역력이 강해지지는 않는다. 만약 **과립구가 줄어들고 면역력이 정상으로 회복될 수 있다면 만성질환은 시간이 지나면서 저절로 낫게 된다**. 이것이 우리 몸이 만들어진 방식이며 원리이다. 암을 포함한 다양한 만성 질환, 치료가 어려운 질병들이 조건들을 충족시켜 주면 나을 수 있다는 것은 새로운 희망이 아닐 수 없다. 앞으로 그에 대한 구체적인 방법을 풀어 나갈 것이다.

한 사례로, 김 씨(남, 29세)는 오른쪽 아래 어금니(47번 치아)의 심한 충치로 인한 통증으로 신경치료에 들어갔다. 처음 치료한 후에 아팠던 것이 호전되었으나, 두 번째 치료에서는 염증이 고개를 들었다. 치료한 후에 때운 것이 약간 높았던지 그것에 자극을 받은 염증은 강력한 통증을 일으켰다. 환자는 진통제를 여러 알 먹어도 안 되어 다시 병원을 찾았다. 교합을 조정하고 막은 것을 열어 완압하고 시간이 지나자 점점 염증의 진노는 사그라들었다. 환자는 젊고 건장한 체격의 직장인이었는데 아침 일찍 일어나서 밤늦도록 힘든 공사장 일을 하는 사람이었다. 젊고 흉선의 면역력이 좋을 때는 하나의 염증이 발생하였을 때 그 기회를 이용해 그동안 쌓인 피로의 발산이 강하게 일어나기도 한다. 신경치료를 해보면 아프지 않게 낫는 사람도 있지만 통증이 강하게 고개를 드는 경우도 있다. 이럴 때 강하게 아픈 것은 약으로 억제하려 해도 잘 안 된다. 그만큼 아픔의 발산이 쌓인 피로를 풀고 면역력 회복을 위해 절실하기 때문이다. 이럴 때 환자들은 왜 아픈지 의아해 한다. 치료가 잘못되었나 생각하기도 한다. 그러나 강하게 아프면서 에너지를 발산하는 때가 곧 온몸이 나을 수 있는 좋은 기회가 된다. 발동이 걸린 염증은 2~3일 후 많이 감소될 것이다. 많이 아프지 않다면 약을 먹지 않는 것이 확실히 낫는 데 도움이 된다.

의학의 관행대로 약을 쓸 수도 있다. 약을 3일간 먹고 조신하게 지내면 염증은 줄어들 가능성이 높다. 그러나 아침부터 저녁까지 무리한 삶을 계속 살아야 한다면 약을 먹어서는 염증은 완전히 낫지 않고 만성화되어 재발의 씨앗이 될 수 있다. 면역의 요구를 거부하면 좋았던 면역력이 약해지면서 염증의 발산이 잘 안 된 상태에서도 무리한 활동을 할 수 있게 될 것이다.

깊은 잠과
얕은 잠★

염증의 특성 파트에서 백혈구의 주종을 이루고 있는 과립구(G), B임파구, T임파구, 이렇게 세 종류의 우세 여부에 따라 하루가 세 가지 국면(phase)으로 구성되어 있다고 하였다. 하루는 세 가지 국면으로 구성되어 있는 이유는 매일 면역력이 회복되도록 하기 위해서다.

G가 강할 때는 일하고 활동할 때이고, B세포는 식사를 포만감 있게 했을 때 증가하며 얕은 잠을 자거나 휴식할 때 강하다. T세포는 면역력에서 중요하며 **강할 때는 소화가 끝나고(공복인 상태), 오감을 잃은 깊은 잠을 잘 때(deep sleep and relaxation)이다.** 누구나 하루 동안에 이 세 국면이 존재해야 건강할 수 있다. 주로 **부족한 것은 깊은 잠을 자는 것이며 중병이 발생하면 깊은 잠이 사라진다.** 밤에 잘 때 저녁에 먹은 음식이 소화되고 G가 증가되지 않고 계속 자면서 T가 증가할 때 세 번째 국면이 일어나게 된다. 이 세 가지는 자율신경과 관련이 있는데 G는 교감신경, B와 T는 부교감신경이다.

교감신경은 '싸움-도주(fight and flight)'와 관계 되며 부교감신경은 '소화-휴식(rest and digestion)'과 관계있다고 알려져 있다. 일상생활에서 이해하기 쉽게 세 가지 국면을 설명하면 싸움-도주(일, 활동, 운동), 소화-휴식, 이완과 깊은 잠의 세 가지이다. **잠을 자는 것도 부교감 신경과 관련된다. 얕은 잠과 깊은 잠 모두 부교감이지만 사실 이것은 세 국면의 관점에서 보면 둘은 엄연히 다른 것이다.**

우리는 배불리 먹었을 때 노곤해지며 잠이 심하게 오는 것을 종종 경험한다. **먹었을 때 잠이 오는 상황은 살이 찌는(요요하는) 경우와 급한 휴식을 취하는 경우, 두 가지이다.** 급한 휴식은 보통 영양소의 공급을 기다리고 있던 얕은 수준의 치유작용이다. 두 경우 모두 1~2시간이 지나면 깰 수 있다. 인류가 생존한 이후 낮에는 늘 할 일이 있었고 교감신경이 주로 작동해 왔기 때문에 잠에서 깨게 되는 것이다. 밤이라 하더라도 과립구가 증가된 상태, 병적 상태에서는 소화가 끝나고 나면 G가 증가하면서 쉽게 깰 수 있다. 낮과 밤에 상관없이 깨어 있는 것은 G와 관련이 있다. 이때, **살이 찌는 때는 견딜 수 없는 졸음이 오는데 이는 깊은 잠에 해당하고 포만감 있게 먹은 뒤에 오는 휴식 같은 짧은 잠은 얕은 잠에 해당한다.** 그러나 이 얕은 잠은 보통 **만성피로**가 있는 사람에게는 깊게 느껴진다. 그만큼 잠이 절실했기 때문이다.

인류는 어두운 밤에는 주로 잠을 잤다. 그런 습관이 몸에 남아 밤에는 과립구의 활동이 잠잠해진다. 밤잠의 습관은 그와 관계된 여러 호르몬이 돕는다. 잠을 잔다는 것은 활동하려는 과립구들을 잠재우는 것이다. 얕은 잠이 한두 시간 지나면 깰 수 있다고 하였지만 밤일 경우, 자면서 소화를 끝내고 이어서 계속 잠을 자는 경우가 많다. 이는 과립구가 정상인 건강한 상태에서 나타나는 상황이다.

일반적으로 밤에 잠들 때 소화가 덜 된 경우가 많다. 잠들어도 소화를 진행해야 한다. **소화력이 좋다는 것은 영양소의 적체현상이 잘 생기지 않는다는 의미**를 갖고 있다. 영양이 과다하거나 교감신경이 강하여 적체가 되면 밤에 소화가 지연되게 된다. 영양소가 갈 곳이 없으면 소화가 더뎌진다는 뜻이다. 그래서 일반적으로 시원한 곳에서 활동을 하며 움직이면 소화가 잘 된다. 시원한 곳에서 몸의 체온을 유지하기 위해 에너지가 흐르기 때문이다. 또 간의 살찌는 능력이 좋아 살로 저장이 일어날 때도 영양소가 흐르게 되어 소화가 잘된다. 잠을 잘 때 더워서 이불을 차고 자는 것도 소화를 도우며 간의 살찌는 능력이 좋은 사람은 소화력이 좋아 밤에 소화를 일정 시간 안에 끝낼 수 있다. 그러나 병약자는 증가된 과립구로 인해 교감신경이 작동하면서 소화에 장애가 생기게 된다. 일정시간 안에 끝낼 수 없다는 의미이다. 늦어도 새벽 즈음 소화가 끝나고 깊은 잠에 들어가야 하는데 문제가 발생한다. 영양이 과립구 생성으로 흐르면서 잠을 깊이 잘 수 없고 잘 깰 수 있으며 일찍 일어나게 된다.

배가 부를 때에 오는 얕은 잠에 대해 다시 생각해 보자. 배가 부르다는 것은 배에 긴장감이 흐르고 할 일이 있는 상태이다. 배에 음식이 있고 소화를 할 때는 오감이 살아 있다. 오감은 활동하는 데도 필요하지만 먹을 때도 필요하다. 더구나 만성염증이나 암이 있는 사람은 활동량이 많아 그것을 보충하기 위해 과식 혹은 폭식하는 경향이 있다. 게다가 교감신경이 강하여 소화는 지연되어 길어진다. 뱃속에 음식물이 있으면 B세포가 증가되고 이런 상태에서는 깊게 잠을 잘 수 없다. 이런 상태로 하루가 끝나버리면 면역력의 핵심적 기능을 담당하는 T세포의 작용 시간은 줄거나 사라질 수 있다. 자주 쓰지 않으면 면역의 중추이자 T세포를 만드는 곳인 흉선은 위축되고 약화된다.

병약자는 이런 상태의 잠의 비중이 높다고 보면 된다. 그래서 병에 가까운 사람과 병자와 약자는 밤잠이 줄어드는 경우가 흔하다. 그런데 깊은 잠을 못 자고 얕게 쉬며 사는 삶은 쫓기는 삶이요, 급박한 삶이란 점을 생각해야 한다. 자신이 원한 것은 아니지만 교감신경을 작동시킨 것은 자신의 잘못이다. 무리한 활동을 이어가는 것이므로 끊어 주어 제대로 쉴 수 있도록 해야 하는 것이다.

면역은 믿음을 통해
달성될 수 있다★

면역력을 발휘하는 기본이 되는 **깊은 잠은 '안전(safety)과 믿음(faith, 타에 대한 신뢰의 의미)'이 전제될 때 가능하다.** 이런 바탕 속에서 교감신경의 긴장이 풀릴 수 있기 때문이다. 이 부교감은 '휴식과 소화'의 부교감과 다르기 때문에 **'지침과 이완(tiredness and relaxation)'의 부교감이라 할 수 있다. 안전감이란 것은 2차적으로 집안에서의 안락함, 포근함과도 관계된 부분이다.** 그래서 집안의 인테리어나 수면환경이 보조적으로 영향을 미칠 수 있다.

싸워야 할 일이 있거나 걱정이 있는 사람은 깊은 잠을 잘 수가 없다. 가령 오늘 밤에 누가 쳐들어 와 전쟁이 일어날지 모른다고 생각한다면 항상 긴장하고 있어야 할 것이다. 그러나 전쟁이 여러 날 계속되면 완전히 지쳐서 이완되고 깊은 잠이 들 수도 있다. 만약 이때 적이 쳐들어온다면 크게 패할 수밖에 없을 것이지만 깊게 자서 개운함은 있을 것이다. 그러므로 깊은 잠을 자려면, 사실과 상관없이 안전하다는 생각으로 느긋해져야 한다. '오늘밤 적은 쳐들어오지 않는다'고 생각하거나 누군가가 대신 지켜주면 안전감을 느낄 수 있다. 실제로 그러하면 좋고 실제와 상관없이 자신이 그렇게 믿고 있으면 깊게 잠을 잘 수 있다.

병과 싸울 때 중요한 것은 깊은 잠이다. 그러므로 그 사람의 마음속에 안전할 거란 생각과 지켜주는 누군가에 대한 믿음이 필요하다. 결국 **중요한 것은** 어떻게 생각하느냐 하는, **생각의 차이**이다. 건강한 사람은 믿음이 있지만 병든 사람은 자신만을 믿을 뿐이다. 믿음이란 병든 사람이 면역력을 회복시키기 위해 필요한 위대한 의식에 속한다.

어릴 적 고열을 앓을 때도 부모의 보살핌 속에 아이는 고열을 이겨 내고 끝내 잠들게 된다. 사실 부모의 믿음의 끈이 병을 극복하는 데 중요한 역할을 했던 것이다. 중병을 극복하고 건강하게 사는 사람은 사람이 달라진 경우가 많다. 이들은 한결같이 **세상이나 다른 사람을 어떻게 하려고 하지 않고 있는 그대로 받아들인다.** 그건 소통이 되는 상황으로 바뀐 것이다. 자신만을 믿고 그에 따라 행동하는 것은 단절이다. 타에 대한 믿음이 생기고 견고해지는 것이며 자신의 생각대로 타인을 바꾸려는 억지스러움이 아니라, 다양한 상황들을 있는 그대로 인정하며 자연스러워졌다고 할 수 있다. 결국 필요한 것은 타에 대한 신뢰와 믿음이다. 자신을 믿는 게 아니라 나 주변을 둘러싸고 있는 '타'를 믿는 것이다. 여기서 **'타'는 환자를 돌보는 의사가 될 수 있고, 자식을 간호하는 부모, 배우자의 보호, 좋은 이웃의 보살핌, 신의 가호 등이 될 수 있다.** 우리는 안전하다는 의식을 안락한 가정이나 함께 하는 친구, 그리고 포근한 집에서도 찾을 수 있다. 그러나 아무리 그런 것들이 다 존재하더라도 **자신을 놓고**

타를 잡는 것은 자신의 선택이고 생각의 변화가 필요한 부분이다. 정신적으로 염증조직과의 질긴 교감신경적 연결을 끊게 하는 것이며 면역과 생명이 자율적으로 움직이게 하는 것이다.

면역력은 생명을 지속하게 한다. 살아있는 모든 사람은 이 힘이 남아 있기 때문이다. 가정을 이루고 부모가 되면 자신의 힘으로 가족들을 지키며 살아가게 된다. 이러다 보면 정작 자신은 타에 대한 신뢰가 결핍될 수 있다. 자기를 지키는 것이 자아가 아니라 타적 존재로부터 지킴을 허락할 수 있어야 한다. 여기서 타는 궁극적으로 사회나 자연을 의미한다. 인간이 모여 이루는 사회나 모든 동식물이 속한 대자연(우주 포함)이다. 이 사실은 모든 생명은 생명들이 모여 이룬 자연과 사회의 보호를 받는다는 의미이다. 이것이 궁극적인 타이다. 면역을 작동하게 하고 생명을 가능케 하여 우리를 지켜주는 존재이다. **개개의 생명은 혼자서는 존재할 수 없고 모든 생명은 서로 연결된 것이다.** 대자연과 타인은 실제로 우리를 보호하고 있다. 사실이든 상관없이 믿으면 된다고 하였지만 우리의 생명을 지켜주는 거대한 존재는 실재하고 있는 것이다.

타에 의한 면역력을 허락하는 것은 결국 자신의 몫이고 타와 연대하고 타를 믿을지의 결정은 자신이 선택하는 것이다. 자신을 놓으면 교감신경이 풀리고, 교감신경이 풀리면 소화도 이루어지고 깊은 잠을 잘 수 있게 된다. 병이 낫는데도 이것이 중요하다. **결정적인 순간, 우리는 둘 중 하나는 잡아야 한다.** 자신을 잡거나 타를 잡는 것이다. 타를 잡기 위해 자신에게 필요한 것은 믿음이다.

믿음이라는 것은 우리나라에서 상당히 종교적인 용어이다. 그럼에도 불구하고 의학서적에서 이 단어를 사용하는 것은 면역과 관계된 가장 좋은 단어이기 때문이다. 믿음이란 말은 영어로 'belief(신념, 신뢰)'라고 하지만 사실 'faith(신뢰)'가 더 어울린다. 'belief'는 자신의 마음속에 있는 신념, 신의 존재에 대한 믿음의 의미가 강하지만, 'faith'는 신을 포함한 타에 대한 '신뢰, 연대'의 의미가 있다.

지치고 에너지가 소진되면 사람은 쓰러지게 되고 이완된 상태로 잘 자고 일어나면 면역력은 회복될 수 있다. 이런 과정에서 믿음의 존재는 잘 보이지 않는 부분이다. 그러나 환자의 모습을 보면 믿음의 존재 여부에 따라 상당히 달라짐을 알게 된다. 병적 세력이고 이질적인 과립구에 영향을 받고 있는 자신의 생각을 고집하며 병이 살 수 있는 궁리를 할 것인지, 아니면 자신에 대한 집착을 포기해야 한다는 사실을 깨닫고 자기 바깥에 있는 대상을 믿고 따르며 행동으로 옮기면 병이 빨리 낫게 된다. 자신이 믿는 신에게 기도하며 견디거나 자신과 분리될 수 있는 명상을 하는 사람은 병의 회복에서 확실히 유리한 위치를 잡을 수 있다.

한 사례로, 김 씨(여, 49세)는 아래쪽 작은 어금니를 뽑았었다. 원래 치과 공포증이 있고 발치가 난이도가 높아 시간이 걸리는 경우였다. 장시간의 발치 중에 환자는 혼자만의 불안과 스트레스에 시달리는 것 같았다. 3일치 약을 처방했음에도 불구하고 일주일 뒤 내원 때, 드라이 소켓(dry socket)[14]이 생겨 있었다. 드라이 소켓은 발치 후에 염증이 생긴 상황이다.

---

14 발치된 구멍이 정상적으로 피로 차지 않고 구멍이 난 것처럼 비어 있어 말랐다는 표현을 쓴 것으로 심한 통증이 간헐적으로 발생한다.

뽑을 때 긴장을 너무 많이 한 탓이다. 긴장으로 과립구가 상승하였고 그
것이 발치된 상처부에 염증으로 자리 잡은 것이다. 스트레스로 인한 과
립구 상승이라 그런지 드라이 소켓은 잘 낫지 않고 오래가기도 한다.

마취를 하고 브릿지 준비작업도 하고 염증조직을 가볍게 소파하는 치
료를 계획하였다. "마취하고 발치된 부위를 치료하는 게 좋겠어요." 환자
는 "아플 것 같은데요." 라고 말하며, 다시 공포가 증가되려고 하고 있었
고 의사인 나와 동떨어져 가는 느낌이었다. 먼저 환자와의 대화가 필요하
였다. 어려운 치료를 할 때 항상 부탁하는 것이 의사인 나를 믿고 따라
오도록 하는 설득 작업이다. 모두가 그렇게 생각할 것이다. 치료를 위해
의사에게 온 환자라면 누구나 의사를 따라 올 마음일 거라고. 그러나 염
증이 있는 환자는 두려움과 불안에 사로잡혀 혼자 동떨어져 있는 경우
가 많다.

힘든 발치라 시간은 많이 걸렸지만 아주 온순히 이루어졌음에도 염증
이 발생한 것은 환자의 믿음이 부족하고 치료 중 고립이 심하다는 생각
이었다.

"치료 잘 받는 분이셨다면 그냥 툭툭 강하게 하며 좀 더 빨리 뽑았을
것입니다. 그러나 환자분의 마음에 맞추어 정말 세밀하게 기다리며 치료
했습니다."

환자들은 치료가 무섭고 두렵지만 참고 견뎌야 한다는 생각을 많이
한다. 그런 마음을 의사가 이해하고 있고 그것을 치료에 반영하고 있다
는 사실은 새삼스러운 느낌을 준다. 의사의 의도는 함께 가자는 것이다.
"치료할 때 마음을 열고 의사인 저를 따라 오셔야 합니다." 의사는 어두

운 밤길을 가고 있는 환자를 위한 안내자이다. 이 멘트는 염증이 안겨다 준 두려움에 제압된 환자의 의식에게 구조의 밧줄을 던지는 것과 같다.

"염증이 낫고 생기고는 단순한 문제로 갈리게 됩니다. 의사를 믿고 따르면서 치료의 힘든 순간을 잘 넘기면 염증이 낫고, 혼자서 견디며 스트레스를 받으면 염증이 생기는 겁니다. 똑같은 상황인데 '믿고 안 믿고'에 따라 달라지는 거죠. 마취하면 생각보다 아프지 않을 겁니다. 살살 할게요." 아무리 어린 환자라 하더라도 이렇게 의사는 환자의 신뢰를 얻어 내야 그들의 몸에 작은 치료라도 할 수 있다. 치료하는 과정에서 환자가 긴장하면 속도를 늦추고 환자에게 놀라지 말고 숨을 쉬도록 주문한다. 그렇게 하면 어느새 환자는 의사를 따라 열심히 진료를 받는다. 치료에 대한 전망이 밝았다. 환자는 의사를 마음에 그리고 함께 움직이고 있었다.

핵심정리 ▶ **면역력이 좋은 사람의 특징★**

1) 믿음이 있다.

2) 하루 중 먹고 싶지 않을 때가 있다.

3) 마음이 차분하고 긍정적이다. 겉으론 차분해 보여도 부정적이고 우울한 사람은 면역력이 나쁜 것이다.

4) 서두르지 않는다. 인내심과 축적 가능한 여유가 있다. 면역은 미룰 수 있는 기다림과 관계있다.

5) 제어력이 있다. 행동의 속도가 갑자기 빨라지지 않는다.

6) 하루 중 귀찮을 때가 있다. 문제를 생각하고 싶지 않아 한다.

7) 더 자고 싶어 한다. 부교감적 특성이 자주 나타난다.

플라시보
효과

주사를 맞거나 약을 먹으면 나을 거라는 환자의 믿음 때문에 가짜 약도 효과를 낼 수 있다. 이것을 위약 효과 또는 플라시보 효과라 한다. 환자의 마음에 드는 스타일의 의사를 만나면 치료 효과가 좋다. 이것도 플라시보 효과이다. 신뢰감을 가질 수 있는 의료기관, 의사의 스타일도 치료 효과에 영향을 미치는 것이다. 환자의 입장에서야 믿음이 가는 의료기관과 의사를 선택하면 되겠지만 **의사의 입장에서 중요한 문제는 자신에게 찾아온 환자의 마음에 들고 믿도록 만드는 상담법이다. 물론 환자가 지금 만난 의사를 인연으로 생각하고 믿는 것이 더 중요하다.** 그 의사가 믿을 만한 구석이 없더라도 말이다. 이런 관계 속에서 병을 극복하는 좋은 결과를 예상할 수 있다.

믿으면서 치료를 받으면 정신적으로 긍정적 효과를 일으켜 나을 가능성이 높아진다. 물론 그 과정에서 대뇌에서 긍정적 호르몬의 분비가 일어난다. 믿음을 갖게 되면 병에 의한 집착, 의심, 그것을 이어가고자 하는 음식 섭취 등이 **병을 가진 자신에 의해서가 아닌 '타'에 의해 조절되고 영향을 받게 되어 병이 나을 가능성이 높아진다.** 이 과정에서 병에 의해 무의식적으로 영향을 받고 있는 자신을 믿지 않고 타를 믿는 것은 병적 상황과는 다른 호르몬의 분비를 만들어 내 병의 세력과 정신적 교감을 끊는 원인이 된다. 타에 대한 신뢰와 믿음은 자신에 대한 염증적 집착과는 반대되는 것이므로 치료에 긍정적 효과를 일으킬 수 있다. 그러나 비정상적인 병의 세력을 잘 컨트롤하더라도 다른 변수들, 그러니까 환자의 생활의 문제와 의사의 적시 치료가 잘 맞아떨어지지 않으면 플라시보 효과만으로 치료될 수는 없다.

환자의 신뢰는 주관적인 생각의 바탕 위에서 이루어진다. 환자가 이미 알고 있는 사실들과 좋아하는 성향이 영향을 미친다. 약을 먹으면 나을 수 있다고 믿게 된 것은 세상에서 듣고 배운 상식 때문이다. 환자가 약을 믿었기 때문에 정신적 변화를 일으켜 가짜 약도 효과를 나타낸 것이다. 옛날 주술적 치료 행위가 효과를 나타낼 수 있었던 것도 그 시대 사람들이 믿을 수 있는 수준과 맞았기 때문이다. 일정 이상 교육을 받은 현대인에게 주술을 한다면 잘 통하지 않을 것이다--그 예로, 이런 경우가 있다. 아기 동자 귀신이 든 사람을 옥황상제 귀신의 영을 든 사람이 몰아내는 것은 마치 기싸움과 비슷하다. 더 큰 에너지를 발산하는 사람이 존재하는 상황에서 자신이 발산할 수 있는 상황이 안 된다는 것을 알고 발산을 포기하는 경우이다. 이런 치료 효과에 대해서는 재고해 볼 문제지만 결국 믿음이 전제되지 않고서는 불가능하다.

음식을 조절하고 발산을 시키고 소진하면 염증이 나을 수 있다고 하는 것은 새로운 사실이다. 어떤 의사가 만약 약을 쓰지 않고 수술을 하지도 않고 염증을 치료할 수 있다고 말한다면 환자와의 신뢰는 형성되기 힘들다. 이런 경우 환자를 믿도록 만드는 것은 매우 어렵다. 비록 극단적인 경우지만 이런 이야기는 환자의 믿음에 대한 묘한 문제를 보여주고 있다.

의사는 아무래도 환자가 알고 믿고 있는 범위를 넘어선 사실을 아는 사람이다. 그들은 의료상식의 수준을 넘어 생각하고 환자의 모습을 밖에서 객관적으로 보고 환자에게 알려 줄 수 있는 사람이다. 이럴 때 경험적으로 환자의 병세를 느끼고 환자의 조급함에 호응하지 않는 전략을 쓰기도 한다. 이런 경우 환자는 의사가 자신의 병을 신속하게 치료하지 않고 자신이 원하는 일을 하지 못하도록 강요하고 있다고 생각할 수도 있다. 환자는 자신의 마음에 들지 않는 의사를 믿지 못하게 되어 새로운 의사를 찾아 떠날 수도 있다.

갈팡질팡하는
병자들

의사는 환자에게 설명을 잘해주어야 한다. 의사가 무슨 치료를, 왜 하는지 설명을 하는 것은 중요하다. 치료를 받는 환자는 알 권리가 있기 때문이다. 그러나 환자의 궁금증은 지나친 경우가 많다. 의문을 넘어 의심하고 자신이 직접 해결책을 찾기 위해 자료를 모으기 시작한다. 자신이 치료에 대한 판단을 내리기 위해서이다. 학구적 자세로 의사의 머릿속에 있는 내용을 다 알기를 원한다. 궁금증은 끊이지 않는다. 치료원리와 개념들, 타당성, 성공 확률까지 작은 치료를 할 때도 하나하나 다 설명을 해도 환자는 더 알기를 원한다. 하지만 치료의 원리에 대한 것은 의사의 소관이며 모든 것을 다 설명해도 경험이 없는 환자들이 이해하는 것은 불가능하다.

치료실에서 환자에게 설명한 내용들을 재차 확인해 보면 기억하지 못하는 경우가 상당히 많다. 그 이유는 환자가 의사의 이야기만 듣는 것이 아니라 의사가 왜 이렇게 생겼는지, 성격은 어떤지, 이해가고 믿음이 가는 스타일인지 평가하느라 바쁘기 때문이다. 의사가 돈을 벌기 위해 그런 치료를 권하는지까지 판단한다. 혹시나 그런 뉘앙스를 풍겨 걸려들면 바로 아웃이다. 환자가 의사에게 궁금증을 갖고 물어보는 과정에서 의사의 믿지 못할 부분을 찾기 위해서라는 사실은 충격적일 것이다. 그런 사람에게 차분히 여유 있게 의사답게 설명을 해주면 궁금증을 해결하여 후련해하지 않는다. 여전히 치료를 주저하며 머뭇거릴 뿐이다. 어떤 환자가 치아가 아파서 왔는데 편의상 예전에 찍어 두었던 엑스레이에 있는 치아를 가리키며 설명했는데 의사가 촬영 날짜를 모르고 잘못 판독했다고 생각하여 불신하고 바로 일어난 사람도 있었다.

치과에서 의사 따로 환자 따로인 대표적인 설명이 발치의 필요에 대한 설명이다. 발치가 필요하다고 말했을 때 발치를 하는 경우는 적다. 잇몸의 심한 염증으로 인한 치조골의 손상을 막기 위해 최종적으로 발치를 선택하고 이야기하여도 그 말에 따라 바로 치료하는 사람은 열에 한 명 정도뿐이다. 머지않은 장래에 빼는 사람까지 치면 반 정도 될까 모르겠다. 환자는 치료를 원한다. 그럼 나는 분명히 설명한다. "발치가 옳은 치료입니다. 다른 가능한 치료는 염증 증상을 줄이는 응급 치료뿐입니다. 아픔이 사라지고 좀 나아지더라도 씹을 수 있을 정도까지 회복되지는 않을 것입니다."

때론 응급 치료도 못하는 경우도 있다. 의사의 행위 후에 증상이 악화될까 두렵기 때문이다(사실 이 부분에 대해 완전히 판단하는 것은 의사도 사람이기 때문에 불가능하다). 치아가 붙어 있는 힘이 너무 약하여 잘못 건드리면 그날, 최후의 염증이 발생할 수도 있다. 환자들은 28개의 치아에 대해 동일한 긍정적 변화를 기대한다. 돈을 냈기 때문이다. 그러나 염증이 돌고 도는 상황에서 스케일링 후에 한 곳에 염증이 강해지는 것은 쉽게 나타날 수 있는 현상이다. 모든 주의 사항을 다 이야기하기는 벅차다. 믿지 못하는 사람들이 많은 현실에서 의료를 한다는 것은 의사 입장에서 매우 위험한 일이다. 환자 입장에서도 결과가 좋지 못함은 자명하다. 플라시보 효과가 없기 때문이다. 돈을 낸 환자들은 그 결과를 모두 의사에게 돌려세우지만 믿지 못하는 환자들을 모두 상담술로 돌려세워 라포(유대감)를 형성하는 것도 벅차다.

우리나라 사람의 대부분은 이런 정확한 설명을 좋아하지 않는다. 감정적 위로를 원하기 때문이다. 그러나 감정적 위로를 하려다가 치아를 빼지 않아도 치료될 것처럼 오해를 하게 만들어서는 안 된다. "치료를 해드리겠다."는 의사의 말은 환자의 입장에서 다양하게 갖다 붙여질 수 있다. 당장 빼지 않는 응급 '치료'가 아닌 다시 재생 가능한 치료로 오해할 수도 있다. 감정적 위로를 원하면서도 해석은 객관적이고 분석적으로 받아들여 이득의 관점에서 생각하는 것이다. 환자의 소박한 바람은 대체로 비슷하여 씹을 수 있기만 하면 된다. 그러나 환자는 아픈 증상이 해소되길 원하고 치아를 당장 빼지 않길 원하는 것을 넘어 다시 씹을 수 있길 원하고 잘못된 세월 모두를 되돌리기를 원한다. 씹을 수 있기만의 의미에 돈을 최대한 아끼고 싶다는 의미까지 포함하기도 한다. 주로 젊었을 때 고생을 많이 하고 참으며 돈을 모아 온 분들이다. 이렇게 환자가 감정적이 되면 아전인수로 해석하는 경우가 많다. 그것을 방지하려면 의사는 정확한 분석적 설명을 할 수밖에 없다. 정확한 설명과 설명한 대로 치료되는 것만으로도 상당히 뛰어난 의술이다. 그럼에도 병자는 의사를 탐탁지 않게 생각하고 고마워하지 않는다. 의사가 자신의 감정을 봐주지 않아서이다. 이러한 병자의 생각과 의도는 '사특하다' 할 수 있다. 이런 복잡한 상황으로 인해 의료는 분업화되어 있다. 의사는 냉철하게 판단하고 시술하며 정확한 설명을 하는 역할을 맡는다. 감정적 위로나 간호의 영역은 옆에서 의사를 도우며 보고 있는 제3자인 간호사의 몫이다. 또 의사와 환자의 대화가 복잡하게 얽히면 이를 제3자가 확실히 정리해줌으로써 중증의 환자를 바른 길로 인도하여 치료하는 데 결정적 역할을 하게 된다.

오해할 만한 의료 상황이 일어나더라도 환자의 행동 방법은 간단하다. 스케일링 후에 염증이 생기면 '내 잇몸이 안 좋아서 그런가 보다' 생각하고 다시 의사를 찾아 치료받으면 된다. 스케일링 한 후 치아가 시리고 흔들거림이 심해지면 역시 '내 잇몸이 안 좋아서 그런가 보다' 생각하고 치료를 더 받으면 된다. 스케일링을 잘못해서 많은 피해가 발생했다고 생각하여 따지거나 환불을 요구하는 것은 가혹하다. 여러 이유로 병원을 바꾸는 것도 옳지 않다. 여러 경험을 통해 우여곡절 끝에 환자의 치료 정보를 더 알게 된 의사에게 치료받는 것이 낫다. 다수의 환자들이 치과를 쉽게 생각하지만 **플라시보 효과의 원인이 되는 신뢰감을 형성하기 위해서는 우여곡절을 겪어야 하고 허심탄회한 대화에 이르러야 한다.** 뭔가 들킨 거 같고 불편하고 복잡한 감정이 있는 의사에게 다시 찾아가야 한다. 복잡한 것을 피하고 싶으면 자신이 단순해져야 한다. 복잡한 사람은 복잡한 과정을 통해 소통될 수 있는데 그런 것을 피하려고 해서는 안 된다.

믿음이 없어진 현실로 인해 많은 의사들이 현장에서 어려움을 겪고 있다. 그래서 일부는 광고나 TV 출연을 통해 권위를 얻으려고 노력하게 되었다. 바닥에서 의료를 해 보면 이렇게 힘든 것이 사실이지만 유명한 권위 있는 의사가 있는 병원, 내로라하는 대학 병원들에서는 상황이 완전히 달라진다. 환자는 치료 원리에 대해 거의 묻지 않는다. 치료가 타당성을 갖는 이유를 설명해 보라고 이야기하지 않는 것이다(사실 이런 환자는 믿지도 않을 병원을 잘못 온 것이다). 묻는 것이라고는 정말 고민되는 판단이 필요할 경우나 언제까지 치료해야 하는지, 치료는 잘 되었는지 정도이다. 열심히 노력하고 있는 의료진에게 정말 조심스럽게 물어보는 이야기가 '왜 아직 낫지 않는지' 정도이다. 이에 대한 답은 "낫지 않는 이유는 아직 과립구가 줄어들지 않고 있기 때문"이다. 그 원인을 찾아 조절하거나 상담하면 된다. 권위 있는 의사 선생님을 혹여 성가시게 하지 않으려고 애쓰며 지시하고 시키는 것을 받아들이고 행하기 바쁘다.

시대가 발전하고 바뀌어 병원도 광고를 해야 하고, 전문 병원으로 훌륭한 시설을 갖춘 큰 병원들로 환자들이 모이고 있다고 생각들을 하지만 사실은 그렇지 않다. 환자가 엄청 기다리는 병원이 생존할 수 있는 것은 저수가 때문이며 환자가 지나치게 많은 병원에서는 당연히 제대로 된 진료를 하기 힘들다. 3차 의료기관의 객관적인 장점이 분명히 있긴 하지만 그런 추세로 가는 근본 원인은 인지도 높은 병원, 대형 병원들이 플라시보 효과를 누릴 수 있기 때문이다. 알고 보면 불신이 낳은 시대상인 것이다. 작은 병원들은 부작용의 가능성을 설명하는 것에 부담을 느낀다. '사실적, 분석적으로' 부작용을 설명하면 '감정적으로' 환자는 심각하게 생각하여 자신이 무시할 만한 어떤 점이라도 발견되면 불신하기 쉽기 때문이다. 이런 환자의 쏠림 속에서 대형 병원들도 경쟁하여, 오히려 그 속에서 의료를 하는 사람들은 비정한 현실에 내몰리기는 마찬가지이다. 그 피해는 당연히 환자의 몫이다. 그러므로 이런 의료 상황은 누구도 승자가 될 수 없는 것이고 잘못된 것이다. 환자가 바뀌어야 한다. 의사를 피할 수 있고 선택할 수 있는 상황에서는 병자는 평생 병을 키우며 도망 다닐 수도 있다.

지금까지 설명한 환자의 불신은 사실 병적 특징과 무관치 않다. 염증의 특성에서 설명한 바대로 병자는 조급함, 불안감, 불신, 집착이 있다. 이것은 사실 병자의 원래 성격이 아니라 염증의 특성일 뿐이다. 병자는 자신의 살 궁리를 스스로 찾으며 판단하지만 보다 객관적인 '타'를 믿고 따르지 않는다. 환자는 병을 통해 이득을 얻을 게 있는 사람이므로 그의 판단은 크게 봐선 틀린 경우가 대부분이다. 치과 치료 현장에서만 봐도 염증이 있을 때 환자의 상태와 비교하면 치료된 후엔 사람이 판이하게 달라진다. 병든 환자를 바르게 인도하고 치료하기 위해 경험이 많은 의료진이 힘을 합쳐 노력해야 한다.

필자는 환자마다 상담을 굉장히 중시한다. 외과 파트인 본래 치과의 모습과는 많이 다른 형태여서 생소해 하는 환자도 있다. 환자가 병원을 찾아온 것은 그들의 몸과 마음에 든 병을 치료할 수 있는 절호의 기회이다. 그래서 기회를 엿보며 순차적으로 또 환자의 반응에 따라 속도를 조절하면서, 치과 치료를 하는 동안 필요한 설명은 다 하려고 노력한다. 그 설명이 환자의 마음에 들어 변화되는 경우가 많지만 아니어도 어쩔 수 없다. 비록 그 환자가 떠날지라도 의사의 확신에 찬 말 한마디가 나중에 환자를 구원할 결정적 기억을 남길 수도 있다. 아쉽게도 많은 사람들이 이런 설명의 특별함을 느끼지 못한다.

의사가 가르치는 것을 싫어하는 사람이 많다. 환자가 젊으면 자신의 자유를 방해해서 싫어하고 나이 들면 듣는 것 같아도 자신이 추구하는 것에 정신이 소모되어 상대를 보지 못하고 기억하지 못하는 경우가 많다. 그들은 주로 행위적 치료를 받기를 원한다. 약과 시술(수술)로 치료되지 않는 환자의 비율은 점점 늘어나고 있다. **의사는 권유하고 가르치는 것을 넘어 명령해야 한다.** 그것이 처방(prescription)에 담긴 원래 의미이다. 애초에 처방은 약에만 해당되는 것이 아니었다. 의사의 말이 얼마나 절대적인 것인지 알아야 한다. 그것이 환자를 병에서 구하고 생명을 지키기 때문이다. 생활을 상담할 때는 추리를 하여 환자의 허구를 낱낱이 찾아내어야 한다. 그것은 두 가지, 무지(몰이해)와 불신이다. 환자는 의사를 만났을 때 믿어야 하고 의사의 말을 명령이라 생각하고 이해되는 대로 최선을 다해 지키고 따라야 한다.

자신의 외부에 있는 다른 존재를 믿는 것은 자신의 범위를 넘어서는 곳에 닿는 것이다. 병든 자신에게는 믿을 수 있는 근거가 없다. 병을 키우려고 하는 것인지, 낫고자 하는 것인지 도무지 판단할 수 없다. 진정 **믿는다는 것은 상대의 말의 바탕 위에서 혹은 그에 판단에 근거하여 자신의 차후 행동들을 하는 것이다.** 기억하지 못하면 믿었다고 할 수 없다. 믿었으면 행동할 수 있는 방법을 최선을 다해 찾았을 것이다. 당신이 병들었다면 당신을 위해 서 있는 타를 발견해야 한다. 의료진은 환자가 느끼든, 그렇지 못하든 간에 정성과 마음을 담아 진료한다. 치료 중에 환자가 불필요한 고통을 받지 않도록 마음을 쓴다. 병이 있는 환자의 작은 변화를 관심 있게 지켜보며 환자의 마음에 들도록 노력을 기울인다. 이런 사실을 환자가 느끼게 되면 신뢰감은 싹틀 수 있다. 그 신뢰를 바탕으로 환자와 함께 병, 즉 염증과 암을 치료할 수 있다.

(면역상승에 대한 이야기를 담은 다음 책을 기대해 주세요.)

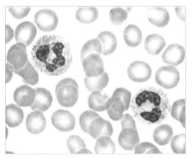

사진 1
적혈구 사이에 있는 과립구. 과립구는 백혈구의 다수(60%)를 차지하는 혈구세포이다.

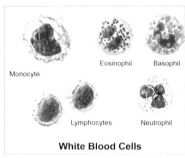

사진 2
백혈구의 종류. 오른편에 있는 세 종류가 과립구이다. 그중 호중구(neutrophil)가 가장 흔한 형태이다.

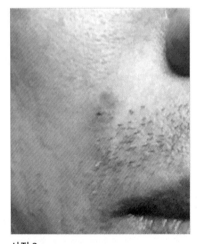

사진 3
얼굴에 생긴 건선(이 건선은 건드리면 아프고 독했다. 독하다는 것은 신경을 뻗치며 몸에 대한 장악력이 큰 것을 일컫는다. 비슷하게 생겨도 독한 것이 있고 독하지 않은 것이 있다. 또 독해도 건드리면 아픈 것이 있고, 독하여도 사람에 따라 아프지 않은 것도 있다. 독한 것은 마치 큰 통증을 주는 대상포진과 비슷하다).

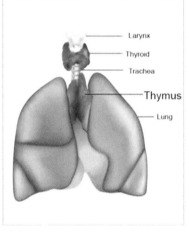

사진 4
폐 사이에 있는 흉선(thymus)의 모습.